생약학문제집

한국생약학교수협의회 편저

東 明 社

머 리 말

생약학 교과서가 개정되면서 수재된 품목과 내용이 크게 달라졌고, 앞서 개정된 약용식물 교과서도 내용이 사뭇 달라졌다. 새 교과서로 한 해를 강의하고 나서 약학도라면 반드시 알아야 할 내용에서부터 알아두어야 할 내용까지를 전국의 생약학 교수들이 품목별로 선정하여 이 연습문제집을 만들었다. 이 문제집에서는 생약학은 물론 기초약학으로서의 약용식물학과 천연물화학 그리고 응용약학으로서의 본초학까지를 다루고 있다.

생약학은 용부별로 거의 모든 생약을 다루었고, 교과서에서 나타내지 않고 강의 때에만 언급되는 내용은 앞에 간추린 지식의 형태로 제시함으로써 이해를 돕도록 했다. 생약명, 기원, 내부형태학적인 특징, 대표 성분, 약리, 확인시험, 응용 등은 전체에서 골고루 선정하였다. 답 항에는 많이 언급되는 학명이나 과명 그리고 성분명 등을 자주 등장하게 하여 생약학의 내용에 익숙해지도록 하였다. 생약의 성분에 대해서는 천연물화학에서 논하는 내용을 이해할 수 있도록 대표적인 구조식을 제시하고 그 구조식의 특징으로부터 식물의 성분이나 그것에 준한 생약을 찾아낼 수 있도록 하였다. 약용식물학은 교과서의 전반에 걸친 내용을 문제로서 제시함으로써 문제집만을 공부하더라도 약용식물 전체의 내용을 알아볼 수 있도록 하였으며, 본초학의 경우는 약학대학에서 다루는 본초학의 내용을 총론과 각론으로 나누어 꼭 알아야 할 내용들을 짚어볼 수 있도록 하였다.

연습문제집을 한 번 바꾼다는 것은 자주 있을 수 있는 일이 아니다. 그 동안 몇 번에 걸쳐 새 문제집이 나오기는 했지만 그것은 대폭적인 개정이 아니라 몇 개를 추가하고 삭제하는데 그쳤을 뿐이고 이번처럼 새로운 문제로 모두 바꾼 적은 없는 것으로 안다. 그러므로 이 문제집은 학생들 뿐 만이 아니라 교수들까지도 그 내용에서 낯설게 느껴지는 경우가 많을 것이다. 그러나 이 문제집은 생약학은 물론 약용식물학과 본초학까지도 교과서의 차례에 맞추었기 때문에 학기 초부터 문제집을 옆에 두고 공부한다면 요점이 되는 내용을 쉽게 파악할 수 있는 장점을 가지고 있다.

이 문제집과 함께 생약학과 그 관련과목에 대하여 무한한 사랑을 느끼기 바란다. 끝으로 이 문제집이 나올 수 있도록 좋은 문제를 내 주신 여러 교수들에게 서로 감사함과 동시에 출판에 협조해 주신 동명사에도 심심한 사의를 표한다.

2007년 2월 28일

한국생약학교수협의회 회원 일동

차 례

제1장 생 약 학

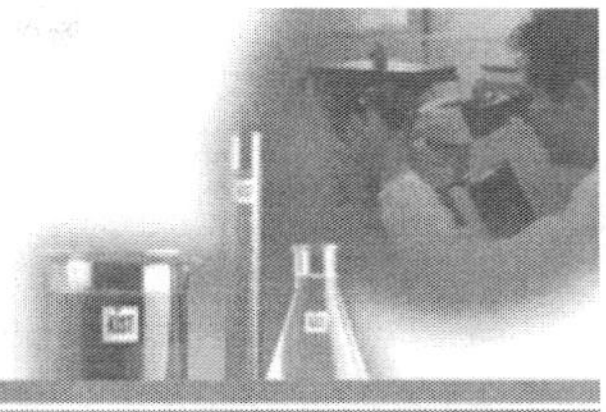

제1장 생 약 학

제1절 근류 생약

1 갈근의 라틴생약명은?

① Asari Radix
② Gentianae Radix
③ Sanguisorbae Radix
④ Puerariae Radix
⑤ Osterici Radix

2 갈근의 학명은?

① *Pueraria lobata*
② *Nuphar japonicum*
③ *Poncirus trifoliata*
④ *Pilocarpus jaborandi*
⑤ *Poria cocos*

3 분갈(粉葛)의 기원식물인 감갈등(甘葛藤)의 학명은?

① *Pueraria lobata*
② *Magnolia denudata*
③ *Thea sinensis*
④ *Piper nigrum*
⑤ *Pueraria thomsonii*

[제1절] 1. ④ 2. ① 3. ⑤

4 갈근의 isoflavonoid 성분으로 가장 알맞은 것은?

㉠ daidzein
㉡ genistein
㉢ formononetin
㉣ glycyrrhizin

① ㉠, ㉡, ㉢
② ㉠, ㉢
③ ㉡, ㉣
④ ㉣
⑤ ㉠, ㉡, ㉢, ㉣

5 이 약의 횡단면을 현미경으로 보면 사부에는 결정세포열을 수반하는 섬유속이 많다. 이 생약은?

① 갈근
② 계피
③ 생강
④ 반하
⑤ 인삼

6 갈근의 성분 중 해열, 진경작용과 관련이 있는 성분은?

① daiazein
② starch
③ soyasaponin 1
④ umbelliferone
⑤ arbutin

7 다음 중 갈화의 Latin 생약명을 고르시오?

① Puerariae Flos
② Sophorae Flos
③ Loniceare Flos
④ Croci Stigma
⑤ Inulae Flos

8 다음 중 갈화의 과명을 고르시오.

① Rosaceae
② Polygalaceae
③ Leguminosae
④ Saxifragaceae
⑤ Oleaceae

4. ① 5. ① 6. ① 7. ① 8. ③

9 갈화해성탕으로 대표되는 갈화의 효능으로 가장 알맞은 것은?

① 강장 강정
② 항암
③ 발한 해열
④ 숙취제거
⑤ 소염진통

10 감초의 Latin 생약명은?

① Puerariae Radix
② Glycyrrhizae Radix
③ Osterici Radix
④ Sophorae Radix
⑤ Trichosanthis Radix

11 감초의 영명은?

① licorice root
② pueraria root
③ platycodon root
④ angelica root
⑤ derris root

12 감초의 학명은?

① *Glycyrrhiza uralensis*
② *Pueraria lobata*
③ *Liriope platyphylla*
④ *Datura tatula*
⑤ *Zingiber officinale*

13 다음 중 감초의 과명을 고르시오.

① Sapindaceae
② Labiatae
③ Rhamnaceae
④ Asclepiadaceae
⑤ Leguminosae

14 감초의 triterpene계 주성분은?

① glycyrrhizin
② liquilitrin
③ formononetin
④ isoliquiritrin
⑤ licoricidine

9. ④ 10. ② 11. ① 12. ① 13. ⑤ 14. ①

15 glycyrrhizin의 가수분해산물로서 가장 적절한 것은?

㉠ isoliquiritin
㉡ glycrrhetic acid
㉢ formononetin
㉣ gluculonic acid

① ㉠, ㉡, ㉢
② ㉠, ㉢
③ ㉡, ㉣
④ ㉣
⑤ ㉠, ㉡, ㉢, ㉣

16 감초나 감초추출물을 오래 복용하면 부종, 저칼륨혈증, 근수축이상 등 hyperaldosterone 증을 유발할 수도 있다. 그 원인 성분은?

① glycyrrhizin
② liquritin
③ emetine
④ scopolamine
⑤ lycorine

17 강활의 Latin 생약명은?

① Osterici Radix
② Bupleuri Radix
③ Linderae Radix
④ Sanguisorbae Radix
⑤ Paeoniae Radix

18 강활의 학명은?

① *Uncaria sinensis*
② *Santalum album*
③ *Adonis amurensis*
④ *Rubus coreanus*
⑤ *Ostericum koreanum*

19 강활의 과명은?

① Zingiberaceae
② Gramineae
③ Rutaceae
④ Umbelliferae
⑤ Nymphaeaceae

15. ③ 16. ① 17. ① 18. ⑤ 19. ④

20 중국강활의 학명은?

① *Notopterygium incisum* ② *Rhamnus purshiana*
③ *Sophora flavescens* ④ *Cassia obtusifolia*
⑤ *Myristica fragrans*

21 다음 중 강활의 적응증은?

① 해열진통 ② 사하이뇨
③ 보신강장 ④ 협심증치료
⑤ 건위소화

22 다음 중 고삼의 라틴생약명은?

① Sophorae Radix ② Valerianae Radix
③ Tuba Radix ④ Notoginseng Radix
⑤ Scrophulariae Radix

23 고삼의 학명은?

① *Atractylodes japonica* ② *Rhamnus purshiana*
③ *Sophora flavescens* ④ *Cassia obtusifolia*
⑤ *Myristica fragrans*

24 고삼의 과명은?

① Umbelliferae ② Campanulaceae
③ Aristolochiaceae ④ Leguminosae
⑤ Compositae

25 고삼의 지표성분은?

① matrine ② bergapten
③ qunidine ④ betaine
⑤ higenamine

20. ① 21. ① 22. ① 23. ③ 24. ④ 25. ④

26 matrine의 성분계열은?

① quinozoldine alk. ② benzylisoquinoline alk.
③ phenanthrene alk. ④ indol alk.
⑤ imidazol alk.

27 고삼의 효능은?

㉠ 고미건위 ㉡ 해열진통
㉢ 기생충구제 ㉣ 진해거담

① ㉠, ㉡, ㉢ ② ㉠, ㉢
③ ㉡, ㉣ ④ ㉣
⑤ ㉠, ㉡, ㉢, ㉣

28 고삼의 확인반응에 이용되는 시약은?

① Dragendorff 시액 ② $SbCl_3$ 시액
③ Liebermann-Burchard 시액 ④ $FeCl_3$ 시액
⑤ Carr-Price 시액

29 괄루근의 라틴생약명은?

① Trichosanthis Radix ② Puerariae Radix
③ Gentianae Radix ④ Sanguisorbae Radix
⑤ Linderae Radix

30 다음 중 괄루근의 기원으로 알맞은 것은?

① *Areca catechu* ② *Elettaria cardamomum*
③ *Saururus chinensis* ④ *Trichosanthes kirilowii*
⑤ *Zanthoxylum piperitum*

26. ① 27. ② 28. ① 29. ① 30. ④

31 괄루근의 성분은?

① glycyrrhizin
② gentiopiroside
③ trichosanthin
④ ginsenoside
⑤ sanjoinine A

32 괄루근의 혈당강하 성분은 어느 것인가?

① trichosanthic acid
② cucurbitacin I
③ trichosanthin
④ trichosan A
⑤ decursin

33 trichosan A의 성분계열은?

① flavonoid
② alkaloid
③ coumarin
④ iridoid
⑤ glycan

34 괄루근은 임부에는 금기이다. 그 원인 성분명은 어느 것인가?

① trichosanthin
② rutin
③ imperatorin
④ menthol
⑤ ailanthone

35 괄루근의 효능은?

㉠ 해열
㉡ 소종
㉢ 지갈
㉣ 지사
㉤ 보양

① ㉠, ㉡, ㉢
② ㉠, ㉢
③ ㉡, ㉣
④ ㉣
⑤ ㉠, ㉡, ㉢, ㉣

31. ③ 32. ④ 33. ⑤ 34. ① 35. ②

36 길경의 라틴생약명은?

① Platycodi Radix
② Sophorae Radix
③ Osterixi Radix
④ Paeoniae Radix
⑤ Scrophulariae Radix

37 길경의 학명은?

① *Cinnamomum camphora*
② *Glycine max*
③ *Matricaria chamomilla*
④ *Rhamnus purshiana*
⑤ *Platycodon grandiflorum*

38 길경의 과명은?

① Campanulaceae
② Lauraceae
③ Simaroubaceae
④ Rosaceae
⑤ Lardizabalaceae

39 길경의 성분은?

① syringaresinol
② eleutheroside E
③ platycodin D
④ ginkgetin
⑤ amygdalin

40 platycodin D의 성분계열은?

① cyanogenic glycoside
② alkaloid
③ lignan
④ saponin
⑤ anthraquinone

41 길초근의 라틴생약명은?

① Valerianae Radix
② Achyranthis Radix
③ Polygalae Radix
④ Rauwolfiae Radix
⑤ Rehmaniae Radix

36. ① 37. ⑤ 38. ① 39. ③ 40. ④ 41. ①

42 길초근의 학명은?

① *Cinnamomum cassia*
② *Datura tatula*
③ *Cimicifuga heracleifolia*
④ *Smilax china*
⑤ *Valeriana fauriei*

43 길초근의 과명은?

① Liliaceae
② Palmae
③ Valerianaceae
④ Saxifragaceae
⑤ Compositae

44 길초근의 성분은?

① armepavine
② kukoamine
③ gastrol
④ kessyl alcohol
⑤ tsnshinone

45 valepotriate에 속하는 것으로 가장 알맞은 것은?

㉠ valtrate
㉡ didrovaltrate
㉢ acetovaltrate
㉣ kessyl alcohol

① ㉠, ㉡, ㉢
② ㉠, ㉢
③ ㉡, ㉣
④ ㉣
⑤ ㉠, ㉡, ㉢, ㉣

46 길초근의 용도는?

① 진정제
② 이뇨제
③ 진해제
④ 건위제
⑤ 강장제

42. ⑤ 43. ③ 44. ④ 45. ① 46. ①

47 단삼의 라틴생약명은?

① Salviae Militiorrhizae Radix ② Gentianae Scabrae Radix
③ Senegae Radix ④ Curcumae Longae Radix
⑤ Gycyrrhizae Radix

48 단삼의 학명은?

① *Salvia militiorrhiza* ② *Cornus officinalis*
③ *Rubus coreanus* ④ *Cuscuta chinensis*
⑤ *Akebia quinata*

49 단삼의 과명은?

① Cucurbitaceae ② Labiatae
③ Convolvulaceae ④ Ranunculaceae
⑤ Cyperaceae

50 단삼의 성분은?

① tanshinone ② decursin
③ trichosanthin ④ chrysophanol
⑤ atractylon

51 단삼의 성분 중 관상동맥 확장 작용이 있는 것은?

㉠ tanshinone I ㉡ lithospermic acid
㉢ cryptotanshinone ㉣ shikonin

① ㉠, ㉡, ㉢ ② ㉠, ㉢
③ ㉡, ㉣ ④ ㉣
⑤ ㉠, ㉡, ㉢, ㉣

47. ① 48. ① 49. ② 50. ① 51. ②

52 tanshinone의 성분계열은?

① isoquinoline alk.
② diterpene alk.
③ phenanthrene alk.
④ phenarhraquinone
⑤ naphthoquinone

53 단삼의 적응증은?

① 협심증
② 피부진균증
③ 화상
④ 습진
⑤ 탈모

54 당귀의 라틴생약명은?

① Angelicae Gingantis Radix
② Angelicae Dahuricae Radix
③ Angelicae Decursivae Radix
④ Angelicae Tenuissimae Radix
⑤ Angelicae Radix

55 당귀의 학명은?

① *Angelica pubescens*
② *Angelica laxiflora*
③ *Angelica dahurica*
④ *Angelica gigas*
⑤ *Anglelica megaphylla*

56 참당귀의 지표성분은?

① falcarindiol
② decursin
③ scopoletin
④ butylphthalide
⑤ ligustilide

57 당귀의 적응증은?

① 보혈강장
② 구충제
③ 방향성건위
④ 발기부전
⑤ 진해거담

52. ③ 53. ① 54. ① 55. ④ 56. ② 57. ①

58 다음 중 사물탕의 조성은?

① 인삼, 백출, 복령, 감초
② 계지, 작약, 생강, 생강, 감초
③ 마황, 계지, 행인, 감초
④ 황기, 인삼, 백출, 복령, 감초
⑤ 당귀, 천궁, 숙지황, 작약

59 일당귀의 기원식물은?

① *Angelica dahurica*
② *Angelica gigas*
③ *Angelica acutiloba*
④ *Angelica sinensis*
⑤ *Angelica pubescens*

60 일당귀의 지표성분은?

① decursin
② decursinol
③ ligustilide
④ marmesin
⑤ tanshinone

61 일당귀의 성분인 ligustilide의 성분계열은?

① coumarin
② phthalide
③ lignan
④ terpenoid
⑤ flavonoid

62 일당귀나 중국당귀에는 함유되어 있고 참당귀에는 함유되어있지 않은 성분계열은?

① alkaloid
② flavonoid
③ coumarin
④ phthalide
⑤ lignan

63 당삼(黨蔘)의 라틴 생약명은?

① Codonopsis Pilosulae Radix
② Platycodi Radix
③ Scrophulariae Radix
④ Sophorae Radix
⑤ Cynanchi Wilfordii Radix

58. ⑤ 59. ③ 60. ③ 61. ② 62. ④ 63. ①

64 당삼(黨蔘)이 속한 과명은?

① Euphorbiaceae
② Leguminosae
③ Campanulaceae
④ Araliaceae
⑤ Compositae

65 강장약으로 비위허약에 의한 식욕부진, 설사, 사지무력, 피로 등에 쓰는 생약은?

① 당삼(黨蔘)
② 당귀(當歸)
③ 천궁(川芎)
④ 연교(連翹)
⑤ 대극(大戟)

66 대극(大戟)의 라틴 생약명은?

① Tuba Radix
② Aucklandiae Radix
③ Tiglii Semen
④ Euphorbiae Pekinensis Radix
⑤ Cynanchi Wilfordii Radix

67 대극(大戟)의 diterpenoid 성분은?

① shikonin
② hypaconitine
③ ginkgolide
④ tanshinone
⑤ ingol

68 대극(大戟)의 주 용도는?

① 발한제
② 진통제
③ 준하제
④ 청열제
⑤ 건위제

64. ③ 65. ① 66. ④ 67. ⑤ 68. ③

69 데리스근의 라틴 생약명은?

① Tuba Radix
② Aucklandiae Radix
③ Tiglii Semen
④ Euphorbiae Pekinensis Radix
⑤ Cynanchi Wilfordii Radix

70 데리스근의 과명은?

① Ranunculaceae
② Leguminosae
③ Campanulaceae
④ Araliaceae
⑤ Liliaceae

71 데리스근의 주 용도는?

① 건위제
② 진통제
③ 사하제
④ 청열제
⑤ 살충제

72 데리스근의 살충 성분은?

① rotenone
② matrine
③ veratramine
④ pyrethrin
⑤ nicotine

73 독활(獨活)의 라틴 생약명은?

① Notoginseng Radix
② Acanthopanacis Cortex
③ Kalopanacis Cortex
④ Araliae Continentalis Radix
⑤ Cynanchi Wilfordii Radix

74 독활(獨活)의 과명은?

① Ranunculaceae
② Leguminosae
③ Campanulaceae
④ Araliaceae
⑤ Liliaceae

69. ① 70. ② 71. ⑤ 72. ① 73. ④ 74. ④

75 독활(獨活)이 주로 함유하고 물질의 성분군은?

① benozoquinone ② alkaloid
③ flavonoid ④ monoterpene
⑤ diterpene

76 독활(獨活)의 주 용도는?

① 소화 건위 ② 발한 진통
③ 사하 축수 ④ 청열 사화
⑤ 정장 지사

77 독활(獨活)의 기원 식물은?

① *Saposhnikovia divaricata* ② *Aucklandia lappa*
③ *Aralia cordata* ④ *Lindera strychnifolia*
⑤ *Dioscorea japonica*

78 목향(木香)의 라틴 생약명은?

① Aucklandiae Radix ② Acanthopanacis Cortex
③ Linderae Radix ④ Araliae Continentalis Radix
⑤ Achyranthis Radix

79 목향(木香)의 과명은?

① Ranunculaceae ② Leguminosae
③ Umbelliferae ④ Compositae
⑤ Liliaceae

80 목향(木香)의 세포독성 성분인 costunolide의 성분 계열은?

① monoterpene ② sesquiterpene
③ diterpene ④ sesterterpene
⑤ triterpene

75. ⑤ 76. ② 77. ③ 78. ① 79. ④ 80. ②

81 목향(木香)의 주용도는?

① 방향성 건위제
② 진통제
③ 지사제
④ 청열사화제
⑤ 진해 거담제

82 목향(木香)의 기원 식물은?

① *Saposhnikovia divaricata*
② *Aucklandia lappa*
③ *Aralia cordata*
④ *Lindera strychnifolia*
⑤ *Dioscorea japonica*

83 방풍(防風)의 라틴 생약명은?

① Aucklandiae Radix
② Pulsatillae Radix
③ Saposhinikoviae Radix
④ Araliae Continentalis Radix
⑤ Achyranthis Radix

84 방풍(防風)이 속한 과명은?

① Ranunculaceae
② Leguminosae
③ Umbelliferae
④ Compositae
⑤ Liliaceae

85 방풍의 기원식물은?

① *Saposhnikovia divaricata*
② *Glehnia littoralis*
③ *Peucedanum japonicum*
④ *Lindera strychnifolia*
⑤ *Stephania tetrandra*

86 해방풍의 기원식물은?

① *Saposhnikovia divaricata*
② *Glehnia littoralis*
③ *Peucedanum japonicum*
④ *Lindera strychnifolia*
⑤ *Stephania tetrandra*

81. ① 82. ② 83. ③ 84. ③ 85. ① 86. ②

87 식방풍의 기원식물은?

① *Saposhnikovia divaricata*
② *Glehnia littoralis*
③ *Peucedanum japonicum*
④ *Lindera strychnifolia*
⑤ *Stephania tetrandra*

88 방풍에 함유된 chromone계 성분으로 가장 알맞은 것은?

㉠ cimifugin
㉡ ledebouriellol
㉢ 5-O-methylvisamminol
㉣ hamaudol

① ㉠, ㉡, ㉢
② ㉠, ㉢
③ ㉡, ㉣
④ ㉣
⑤ ㉠, ㉡, ㉢, ㉣

89 방풍(防風)에 확유된 cimifugin 과 hamaudol의 성분 계열은?

① coumarin
② sesquiterpene
③ flavonoid
④ chromone
⑤ alkaloid

90 방풍(防風)의 주효능은?

㉠ 발한 해열
㉡ 진해 거담
㉢ 소염 진통
㉣ 사하

① ㉠, ㉡, ㉢
② ㉠, ㉢
③ ㉡, ㉣
④ ㉣
⑤ ㉠, ㉡, ㉢, ㉣

91 백두옹(白頭翁)의 라틴 생약명은?

① Aucklandiae Radix
② Pulsatillae Radix
③ Saposhinikoviae Radix
④ Araliae Continentalis Radix
⑤ Achyranthis Radix

87. ③ 88. ⑤ 89. ④ 90. ② 91. ②

92 백두옹(白頭翁)이 속한 과명은?

① Ranunculaceae ② Umbelliferae
③ Leguminosa ④ Compositae
⑤ Liliaceae

93 백두옹(白頭翁)의 함유 성분으로 강력한 심장독이 있는 성분은?

① ranunculin ② decursin
③ anemonin ④ nodakenin
⑤ pulsatillic acid

94 백두옹(白頭翁)의 함유 성분으로 암세포주에 세포독성이 있으며, 혈관신생작용을 억제하는 것은?

① ranunculin ② limonin
③ anemonin ④ deoxypodophyllotoxin
⑤ pulsatillic acid

95 백두옹(白頭翁)의 주효능은?

① 구풍, 건위 ② 자양, 강장
③ 지혈, 지사 ④ 발한, 진통
⑤ 진해, 거담

96 백두옹(白頭翁)의 기원 식물은?

① *Angelica dahurica* ② *Aucklandia lappa*
③ *Aralia cordata* ④ *Lindera strychnifolia*
⑤ *Pulsatilla koreana*

92. ① 93. ③ 94. ④ 95. ③ 96. ⑤

97 백두옹(白頭翁)에 함유된 deoxypodophyllotoxin의 성분 계열은?

① coumarin
② lignan
③ flavonoid
④ chromone
⑤ alkaloid

98 백미(白薇)의 라틴 생약명은?

① Rehmanniae Radix
② Pulsatillae Radix
③ Cynanchi Atrati Radix
④ Gypsophilae Radix
⑤ Achyranthis Radix

99 백미(白薇)가 속한 과명은?

① Ranunculaceae
② Umbelliferae
③ Leguminosae
④ Compositae
⑤ Asclepiadaceae

100 백미(白薇)가 함유하고 있는 steroid glycoside 성분은?

① ranunculin
② decursin
③ atratoside A
④ nodakenin
⑤ pulsatillic acid

101 백미(白薇)의 주 효능은?

① 구풍, 건위
② 자양, 강장
③ 지혈, 지사
④ 해열, 이뇨
⑤ 진해, 거담

102 백미(白薇)의 기원 식물은?

① *Cynanchum atratum*
② *Aucklandia lappa*
③ *Aralia cordata*
④ *Lindera strychnifolia*
⑤ *Pulsatilla koreana*

97. ② 98. ③ 99. ⑤ 100. ③ 101. ④ 102. ①

103 백부근(百部根)의 라틴 생약명은?

① Stemonae Radix
② Pulsatillae Radix
③ Cynanchi Atrati Radix
④ Gypsophilae Radix
⑤ Achyranthis Radix

104 백부근(百部根)이 속한 과명은?

① Ranunculaceae
② Umbelliferae
③ Leguminosae
④ Stemonaceae
⑤ Asclepiadaceae

105 백부근(百部根)이 함유하고 있는 alkaloid 성분은?

① ranunculin
② stemonine
③ atratoside A
④ nodakenin
⑤ pulsatillic acid

106 백부근(百部根)의 주 효능은?

① 자양, 강장
② 구풍, 건위
③ 지혈, 지사
④ 해열, 이뇨
⑤ 진해, 살충

107 다음 중 백지의 라틴생약명은?

① Scutellariae Radix
② Astragali Radix
③ Ginseng Radix Alba
④ Angelicae Dahuricae Radix
⑤ Gentianae Scabrae Radix

108 다음 중 백지 기원식물의 학명은?

① *Rehmannia glutinosa*
② *Angelica dahurica*
③ *Astragalus membranaceus*
④ *Scrophularia buergeriana*
⑤ *Bupleurum falcatum*

103. ① 104. ④ 105. ② 106. ⑤ 107. ④ 108. ②

109 백지의 성분은?

① eugenol
② carthamin
③ catechin
④ papaverine
⑤ byakangelicin

110 백지의 성분 중 byakangelicol로 대표되는 성분 계열은?

① 1, 2-hydroxyanthraquinone
② isoflavonoid
③ benzylisoquinoline alk.
④ furanocoumarin
⑤ pyranocoumarin

111 다음 중 백지의 적응증은?

① 방향성 건위약
② 대장성 하제
③ 구풍제
④ 해열진통제
⑤ 진정제

112 다음 중 광감작작용이 있어 백반증의 개선 목적으로 사용되고 있는 것은?

① decursin
② stemonine
③ ginsenoside
④ psoralen
⑤ imperatorin

113 삼칠의 라틴생약명은?

① Scutellariae Radix
② Achyranthis Radix
③ Bupleuri Radix
④ Asari Radix
⑤ Notogingseng Radix

114 삼칠의 기원식물의 학명은?

① *Panax ginseng*
② *Angelica dahurica*
③ *Panax notoginseng*
④ *Scrophularia buergeriana*
⑤ *Asarum heterotropoides*

109. ⑤ 110. ④ 111. ④ 112. ④ 113. ⑤ 114. ③

115 삼칠에 함유된 지혈성분은?

① dencichine ② geraniin
③ agrimonin ④ aescin
⑤ icariin

116 삼칠의 활혈작용을 나타내는 dammarane계 성분은?

① notogingsenoside R1 ② gastrodin
③ torachrysone ④ tanshinone 1
⑤ saikosaponin

117 삼칠의 주효능은?

① 지혈 ② 해열
③ 진정 ④ 혈당 강하
⑤ 강압

118 다음 중 세네가의 기원식물의 학명은?

① *Polygala senega* ② *Angelica dahurica*
③ *Astragalus membranaceus* ④ *Scrophularia buergeriana*
⑤ *Bupleurum falcatum*

119 다음 중 세네가가 속하는 과명은?

① Amaranthaceae ② Polygalaceae
③ Umbelliferae ④ Liliaceae
⑤ Polygonaceae

120 세네가의 triterpenoidal saponin계 성분은?

① saikosaponin ② loganin
③ ginsenoside ④ soyasaponin
⑤ senegin Ⅰ-Ⅳ

115. ① 116. ① 117. ① 118. ① 119. ② 120. ⑤

121 다음 중 세네가의 적응증은?

① 방향성 건위약
② 대장성 하제
③ 진해거담제
④ 고미건위제
⑤ 진정제

122 세네가의 물추출액의 자외선흡수스펙트럼은 317nm 부근에서 흡수 극대를 나타낸다. 그 원인 구조는?

① ρ－methoxycinnamic acid
② gentianin
③ platycodin D
④ nigakilactone D
⑤ catalpol

123 세네가의 성분은?

① alliin
② scopolamine
③ silybin
④ methylsalicylate
⑤ lobeline

124 이 생약 분말의 수용액을 강하게 흔들면 지속성인 거품이 생기고, 그 ethylether ex.는 $FeCl_3$시액에 의해 홍자색을 나타낸다. 이 생약은?

① Polygalae Radix
② Senegae Radix
③ Ipecacuanhae Radix
④ Platycodi Radix
⑤ Ginseng Radix

125 다음 중 세신의 라틴생약명은?

① Scutellariae Radix
② Achyranthis Radix
③ Bupleuri Radix
④ Asari Radix
⑤ Gentianae Scrbrae Radix

121. ③ 122. ① 123. ④ 124. ② 125. ④

126 다음 중 세신의 기원식물의 학명은?

① *Polygala senega*
② *Angelica dahurica*
③ *Astragalus membranaceus*
④ *Scrophularia buergeriana*
⑤ *Asarum heterotropoides*

127 다음 중 세신이 속하는 과명은?

① Aristolochiaceae
② Polygalaceae
③ Umbelliferae
④ Liliaceae
⑤ Polygonaceae

128 다음 중 세신의 적응증은?

① 방향성 건위약
② 대장성 하제
③ 해열진통제
④ 고미건위제
⑤ 진정제

129 다음 중 전초에 신장독성을 유발할 수 있는 발암성 물질이 있어 사용에 주의를 요하는 생약은?

① Scutellariae Radix
② Achyranthis Radix
③ Bupleuri Radix
④ Asari Radix
⑤ Gentianae Scabrae Radix

130 다음 중 신장독성을 유발하는 것으로 알려진 식물유래 발암성 물질은?

① myristicin
② asarin
③ aristolochic acid
④ papaverine
⑤ gingerol

126. ⑤ 127. ① 128. ③ 129. ④ 130. ③

131 다음 중 속단의 라틴생약명은?

① Scutellariae Radix
② Achyranthis Radix
③ Dipsaci Radix
④ Asari Radix
⑤ Notogingseng Radix

132 다음 중 속단의 기원식물의 학명은?

① *Dipsacus asperoides*
② *Angelica dahurica*
③ *Panax notoginseng*
④ *Scrophularia buergeriana*
⑤ *Asarum heterotropoides*

133 다음 중 속단이 속하는 과명은?

① Araliaceae
② Dipsacaceae
③ Umbelliferae
④ Liliaceae
⑤ Polygonaceae

134 한속단의 성분명은?

① piperine
② lobeline
③ lamalbid
④ menthol
⑤ thymol

135 한속단의 라틴생약명은?

① Cimicifugae Rhizoma
② Daturae Folium
③ Alli Bulbus
④ Phlomidis Radix
⑤ Santali Albi Lignum

136 한속단의 과명은?

① Labiatae
② Umbelliferae
③ Zingiberaceae
④ Leguminosae
⑤ Polygalaceae

131. ③ 132. ① 133. ② 134. ③ 135. ④ 136. ①

137 다음 중 시호의 라틴생약명은?

① Scutellariae Radix
② Astragali Radix
③ Bupleuri Radix
④ Angelicae Dahuricae Radix
⑤ Gentianae Scabrae Radix

138 다음 중 시호의 기원식물의 학명은?

① *Achyranthes fauriei*
② *Angelica dahurica*
③ *Astragalus membranaceus*
④ *Scrophularia buergeriana*
⑤ *Bupleurum falcatum*

139 다음 중 시호가 속하는 과명은?

① Leguminosae
② Zingiberaceae
③ Umbelliferae
④ Liliaceae
⑤ Polygonaceae

140 다음 중 시호의 지표성분은?

① saikosaponin a
② loganin
③ ginsenoside
④ senkyunolide
⑤ soyasaponin

141 시호의 약리활성으로 가장 적절한 것은?

㉠ 해열
㉡ 진정 진통
㉢ 항염증 항궤양작용
㉣ 간세포보호작용

① ㉠, ㉡, ㉢
② ㉠, ㉢
③ ㉡, ㉣
④ ㉣
⑤ ㉠, ㉡, ㉢, ㉣

137. ③ 138. ⑤ 139. ③ 140. ① 141. ⑤

142 다음 중 시호의 항염증 작용과 관련이 있는 성분은?

① saikosaponin
② loganin
③ ginsenoside
④ saikodyne
⑤ soyasaponin

143 다음 중 용담의 라틴생약명은?

① Scutellariae Radix
② Astragali Radix
③ Bupleuri Radix
④ Angelicae Dahuricae Radix
⑤ Gentianae Scabrae Radix

144 다음 중 용담의 기원식물의 학명은?

① *Bupeurum falcatum*
② *Angelica dahurica*
③ *Astragalus membranaceus*
④ *Scrophularia buergeriana*
⑤ *Gentiana scabra*

145 다음 중 용담이 속하는 과명은?

① Leguminosae
② Gentianaceae
③ Umbelliferae
④ Liliaceae
⑤ Polygonaceae

146 다음 중 용담의 secoiridoid계 성분은?

① gentisin
② gentianin
③ gentiopicroside
④ gentisic acid
⑤ genistein

142. ① 143. ⑤ 144. ⑤ 145. ② 146. ③

147 용담의 약리활성으로 가장 적절한 것은?

㉠ 건위
㉡ 항염증
㉢ 해열
㉣ 항부정맥

① ㉠, ㉡, ㉢
② ㉠, ㉢
③ ㉡, ㉣
④ ㉣
⑤ ㉠, ㉡, ㉢, ㉣

148 다음 중 용담의 건위작용과 관련이 있는 성분은?

① saikosaponin
② loganin
③ ginsenoside
④ gentiopicroside
⑤ soyasaponin

149 다음 중 용담과 동일한 용도로 사용될 수 있는 생약은?

① Scutellariae Radix
② Astragali Radix
③ Bupleuri Radix
④ Angelicae Dahuricae Radix
⑤ Gentianae Radix

150 다음 중 우슬의 라틴생약명은?

① Scutellariae Radix
② Achyranthis Radix
③ Bupleuri Radix
④ Angelicae Dahuricae Radix
⑤ Gentianae Scabrae Radix

151 다음 중 우슬의 기원식물은?

① *Achyranthes fauriei*
② *Angelica dahurica*
③ *Astragalus membranaceus*
④ *Scrophularia buergeriana*
⑤ *Bupleurum falcatum*

147. ① 148. ④ 149. ⑤ 150. ② 151. ①

152 다음 중 우슬이 속하는 과명은?

① Amaranthaceae
② Gentianaceae
③ Umbelliferae
④ Liliaceae
⑤ Polygonaceae

153 다음 중 우슬의 지표성분은?

㉠ inokosterone
㉡ liquiritin
㉢ ecdysterone
㉣ valerianone

① ㉠, ㉡, ㉢
② ㉠, ㉢
③ ㉡, ㉣
④ ㉣
⑤ ㉠, ㉡, ㉢, ㉣

154 다음 중 우슬의 효능은?

① 건위
② 진토
③ 항염증
④ 해독
⑤ 진정

155 다음 중 곤충 변태 호르몬을 함유하는 생약은?

① Scutellariae Radix
② Achyranthis Radix
③ Bupleuri Radix
④ Angelica Dahuricae Radix
⑤ Gentianae Scabrae Radix

156 다음 중 오약의 라틴생약명은?

① Scutellariae Radix
② Linderae Radix
③ Bupleuri Radix
④ Asari Radix
⑤ Notogingseng Radix

152. ① 153. ② 154. ③ 155. ② 156. ②

157 다음 중 오약이 속하는 과명은?

① Araliaceae
② Labiatae
③ Umbelliferae
④ Liliaceae
⑤ Lauraceae

158 다음 중 오약의 적응증은?

① 방향성 건위
② 고미건위
③ 강장
④ 고미건위
⑤ 진정

159 CP에 수재된 강황의 라틴생약명은?

① Curcumae Longae Rhizoma
② Curcumae Radix
③ Curcumae Rhizoma
④ Zedoariae Rhizoma
⑤ Curcumae Longae Radix

160 강황의 지표성분으로 가장 알맞은 것은?

㉠ yakuchinone
㉡ turmerone
㉢ 6-gingerol
㉣ curcumin

① ㉠, ㉡, ㉢
② ㉠, ㉢
③ ㉡, ㉣
④ ㉣
⑤ ㉠, ㉡, ㉢, ㉣

161 강황의 효능으로 가장 알맞은 것은?

㉠ 혈소판응집억제작용
㉡ 간세포보호작용
㉢ 이담작용
㉣ 소염작용

① ㉠, ㉡, ㉢
② ㉠, ㉢
③ ㉡, ㉣
④ ㉣
⑤ ㉠, ㉡, ㉢, ㉣

157. ⑤ 158. ① 159. ① 160. ③ 161. ⑤

162 강황의 효능으로 가장 알맞은 것은?

㉠ 항암작용 ㉡ 항균작용
㉢ 이담작용 ㉣ 소염작용

① ㉠, ㉡, ㉢
② ㉠, ㉢
③ ㉡, ㉣
④ ㉣
⑤ ㉠, ㉡, ㉢, ㉣

163 울금의 라틴생약명은?

① Curcumae Longae Rhizoma
② Curcumae Radix
③ Curcumae Rhizoma
④ Zedoariae Rhizoma
⑤ Curcumae Longae Radix

164 아출의 라틴생약명은?

① Curcumae Zedoariae Rhizoma
② Curcumae Radix
③ Curcumae Rhizoma
④ Zedoariae Rhizoma
⑤ Curcumae Zedoariae Radix

165 울금이 속하는 과명은?

① Zingiberaceae
② Oleaceae
③ Rosaceae
④ Rutaceae
⑤ Rhamnaceae

166 강황의 가루에 2% 붕산액을 넣으면 진한 적갈색을 나타낸다. 그 원인물질은?

① curcumin
② borneol
③ curcumene
④ 1, 8-cineol
⑤ α-terpineol

162. ⑤ 163. ⑤ 164. ④ 165. ① 166. ①

167 currey powder의 기원식물은?

① 강황
② 작약
③ 후박
④ 후추
⑤ 행인

168 아출의 성분에 해당하는 것은?

① solanine
② curzerenone
③ morusin
④ quinine
⑤ morphine

169 다음 중 덩이줄기를 약용부위로 쓰는 것은?

㉠ 강황
㉡ 생강
㉢ 아출
㉣ 울금

① ㉠, ㉡, ㉢
② ㉠, ㉢
③ ㉡, ㉣
④ ㉣
⑤ ㉠, ㉡, ㉢, ㉣

170 다음 중 덩이뿌리를 약용부위로 쓰는 것은?

㉠ 강황
㉡ 생강
㉢ 아출
㉣ 울금

① ㉠, ㉡, ㉢
② ㉠, ㉢
③ ㉡, ㉣
④ ㉣
⑤ ㉠, ㉡, ㉢, ㉣

171 원지의 기원식물은?

① *Polygala tenuifolia*
② *Polyporus umbellatus*
③ *Poncirus trifoliata*
④ *Prunus armeniaca*
⑤ *Psoralea corylifolia*

167. ① 168. ② 169. ① 170. ④ 171. ①

172 원지가 속하는 과명은?

① Polygalaceae
② Ranunculaceae
③ Apocynaceae
④ Araliaceae
⑤ Boraginaceae

173 원지의 지표성분은?

① onjisaponin
② saikosaponin
③ ginsenoside
④ platycodin D
⑤ glycyrrhizin

174 원지의 주된 효능은?

㉠ 거담작용
㉡ 진해
㉢ 소염
㉣ 진정

① ㉠, ㉡, ㉢
② ㉠, ㉢
③ ㉡, ㉣
④ ㉣
⑤ ㉠, ㉡, ㉢, ㉣

175 위령선의 라틴생약명은?

① Clematidis Radix
② Rauwolfiae Radix
③ Gentianae Radix
④ Linderae Radix
⑤ Bupleuri Radix

176 위령선의 과명은?

① Ranunculaceae
② Rosaceae
③ Scrophulariaceae
④ Leguminosae
⑤ Polygonaceae

172. ① 173. ① 174. ⑤ 175. ① 176. ①

177 물고기의 가시가 목에 걸렸을 때 쓰는 생약은?

① 원지 ② 감초
③ 위령선 ④ 복령
⑤ 괄루근

178 은시호의 라틴생약명은?

① Gypsophiliae Radix ② Bupleuri Radix
③ Asari Radix ④ Pulsatillae Radix
⑤ Angelicae Radix

179 은시호의 과명은?

① Caryophyllaceae ② Apocynaceae
③ Umbelliferae ④ Aristolochiaceae
⑤ Compositae

180 중국약전에 수재된 은시호의 라틴생약명은?

① Gypsophiliae Radix ② Stellariae Radix
③ Asari Radix ④ Pulsatillae Radix
⑤ Bupleuri Radix

181 인도사목의 과명은?

① Apocynaceae ② Ranunculaceae
③ Araceae ④ Zingiberaceae
⑤ Liliaceae

182 인도사목의 용부는?

① 심재 ② 변재
③ 수피 ④ 뿌리
⑤ 가지

177. ③ 178. ① 179. ① 180. ② 181. ① 182. ④

183 인도사목의 학명은?

① *Rauwolfiae serpentina*
② *Rabdosia japonica*
③ *Rehmania glutinosa*
④ *Rhamnus frangula*
⑤ *Rheum palmatum*

184 인도사목의 효능은?

㉠ 사하
㉡ 진정
㉢ 해열
㉣ 혈압강하

① ㉠, ㉡, ㉢
② ㉠, ㉢
③ ㉡, ㉣
④ ㉣
⑤ ㉠, ㉡, ㉢, ㉣

185 인도사목에 함유된 β-carboline ester alkaloid는?

㉠ Pilocarpine
㉡ recinnamine
㉢ shikonin
㉣ reserpine

① ㉠, ㉡, ㉢
② ㉠, ㉢
③ ㉡, ㉣
④ ㉣
⑤ ㉠, ㉡, ㉢, ㉣

186 교감신경 말단의 catecholamine을 축출 고갈시킴에 의해 지속적인 혈압강하를 발현시키는 성분은?

① quinidine
② ephedrine
③ synephrine
④ reserpine
⑤ higenamine

183. ① 184. ③ 185. ③ 186. ④

187 항부정맥작용이 있으며 뇌혈관중추의 작용을 완화시키는 인도사목의 성분은?

① quinidine
② ajmaline
③ synephrine
④ reserpine
⑤ higenamine

188 인삼의 학명은?

① *Panax ginseng*
② *Panax japonicus*
③ *Panax quinquefolia*
④ *Panax notoginseng*
⑤ *Acanthopanax senticosus*

189 인삼에 함유된 20(S)-protopanaxatriol계 성분과 가장 가까운 것은?

㉠ ginsenoside R_{g1}
㉡ 중추억제
㉢ 피로회복
㉣ C_3-OH에 당이 붙음

① ㉠, ㉡, ㉢
② ㉠, ㉢
③ ㉡, ㉣
④ ㉣
⑤ ㉠, ㉡, ㉢, ㉣

190 인삼에 함유된 polyacetylene계 성분은?

① ginsenoside R_0
② ginsenoside R_{b1}
③ ginsenoside R_{g1}
④ panaxynol
⑤ panaxa A

191 기원식물의 화서가 산형화서인 것은?

① 고삼
② 빈랑자
③ 창출
④ 인삼
⑤ 용담

187. ② 188. ① 189. ② 190. ④ 191. ④

192 홍삼의 제법은?

① 인삼의 뿌리를 잔뿌리를 제거하고 그대로 찐 것이다.
② 인삼의 뿌리로 가는 뿌리와 코르크층을 제거하여 찐 것이다.
③ 인삼을 구증구폭한 것이다.
④ 인삼을 발효한 것이다.
⑤ 인삼의 뇌두를 제거하여 발효한 것이다.

193 ginsenoside의 성분계열은?

① steroid saponin ② flavonoid glycoside
③ lignan ④ dammarane glycoside
⑤ phloroglucinol

194 다음 중 근경을 약용부위로 하는 것은?

① *Panax quinquefolium* ② *Panax ginseng*
③ *Panax notoginseng* ④ *Panax japonicus*
⑤ *Panax sessiliflorum*

195 자근의 라틴생약명은?

① Lithospermi Radix ② Polygalae Radix
③ Clematidis Radix ④ Sanguisorbae Radix
⑤ Rehmanniae Radix

196 자근의 기원식물은?

① *Lithospermum erythrorhizon* ② *Leonurus japonicus*
③ *Ligustrum lucidum* ④ *Lilium lancifolium*
⑤ *Liriope platyphylla*

192. ① 193. ④ 194. ④ 195. ① 196. ①

197 자근의 과명은?

① Boraginaceae
② Umbelliferae
③ Rubiaceae
④ Leguminosae
⑤ Liliaceae

198 자근에서 항진균작용과 육아형성촉진 작용이 있는 것은?

① shikonin
② lithospermic acid
③ lithosperman A
④ emodine
⑤ ligustilide

199 shikonin의 성분계열은?

① lignan
② anthraquinone
③ hydroquinone
④ naphthoquinone
⑤ phenanthraquinone

200 작약의 라틴생약명은?

① Paeoniae Radix
② Moutan Cortex Radicis
③ Polygalae Radix
④ Achyranthis Radix
⑤ Bupleuri Radix

201 작약의 학명은?

① *Paeonia lactiflora*
② *Periploca sepium*
③ *Pharbitis nil*
④ *Phellodendron amurense*
⑤ *Phlomis umbrosa*

202 작약의 지표성분인 paeoniflorin이 속하는 성분계열은?

① monoterpene glycoside
② flavonoid
③ phenol glycoside
④ anthraquinone
⑤ tannin

197. ① 198. ① 199. ④ 200. ① 201. ① 202. ①

203 작약의 성분 중 진정, 진경 혈압강하, 항경련작용 등이 있는 대표적인 성분은?

① paeoniflorin
② paeonol
③ gallotannin
④ polysaccharide
⑤ sugar

204 작약의 효능은?

① 구충, 살충
② 진통, 보혈
③ 해열, 지갈
④ 소화
⑤ 완하

205 바디나물 또는 백화전호의 뿌리는?

① Angelicae Decursivae Radix
② Cnidii Rhizoma
③ Bupleuri Radix
④ Angelicae Koreanae Radicis Cortex
⑤ Angelicae Dahuricae Radix

206 전호의 학명은?

㉠ *Angelica acutilova*
㉡ *Angelica decursiva*
㉢ *Angelica koreana*
㉣ *Peucedanum praeruptrum*

① ㉠, ㉡, ㉢
② ㉠, ㉢
③ ㉡, ㉣
④ ㉣
⑤ ㉠, ㉡, ㉢, ㉣

207 전호의 성분은?

㉠ *Angelica acutilova*
㉡ *Angelica decursiva*
㉢ *Angelica koreana*
㉣ *Peucedanum praeruptrum*

① ㉠, ㉡, ㉢
② ㉠, ㉢
③ ㉡, ㉣
④ ㉣
⑤ ㉠, ㉡, ㉢, ㉣

203. ① 204. ② 205. ① 206. ③ 207. ③

208 지유(地楡)의 과명은?

① Ranunculaceae
② Rhamnaceae
③ Rosaceae
④ Rubiaceae
⑤ Rutaceae

209 지유(地楡)의 기원 식물은?

① *Sanguisorba officinalis*
② *Solanum nigrum*
③ *Scrophularia buergeriana*
④ *Sinomenium acutum*
⑤ *Strophanthus kombe*

210 지유(地楡)의 주 효능은?

① 강심 이뇨
② 고미 건위
③ 강장 강정
④ 수렴 지혈
⑤ 진해 거담

211 지유(地楡)에 함유된 sanguiin H-6의 성분 계열은?

① ellagitannin
② triglyceride
③ triterpenoid
④ alkaloid
⑤ coumarin

212 지황(地黃)의 과명은?

① Sapindaceae
② Schisandraceae
③ Scrophulariaceae
④ Solanaceae
⑤ Stemonaceae

213 지황(地黃)의 기원 식물은?

① *Cyperus rotundus*
② *Fritillaria thunbergii*
③ *Gardenia jasminoides*
④ *Rehmannia glutinosa*
⑤ *Trichosanthes kirilowii*

208. ③ 209. ① 210. ④ 211. ① 212. ③ 213. ④

214 숙지황의 지표성분은?

① mannitol
② rehmannioside A,D
③ catalpol
④ stachyose
⑤ 5-hydroxymethyl-2-furaldehyde

215 지황에는 많으나 건지황과 숙지황에는 상대적으로 적은 성분은?

① stachyose
② 5-hydroxymethyl-2-furaldehyde
③ catalpol
④ manninotriose
⑤ sucrose

216 catalpol의 성분계열은?

① sesquiterpenoid
② diterpenoid
③ Iridoid
④ polyalcohol
⑤ caffeoyl glycoside

217 다음 중 육미환의 조성 생약에 속하는 것은?

① 당귀
② 황기
③ 인삼
④ 녹용
⑤ 숙지황

218 천초근(茜草根)의 라틴 생약명은?

① Osterici Radix
② Pulsatillae Radix
③ Rubiae Radix
④ Trichosanthis Radix
⑤ Valerianae Radix

214. ⑤ 215. ① 216. ③ 217. ⑤ 218. ③

219 꼭두서니과에 속하는 생약은?

① Astragali Radix
② Mume Fructus
③ Myristicae Semen
④ Rubiae Radix
⑤ Smilacis Rhizoma

220 천초근에 함유된 색소물질은?

① alizarin
② carthamin
③ crocin
④ capsanthine
⑤ indigo

221 칼룸바가 속한 과명은?

① Menispermaceae
② Polygonaceae
③ Umbelliferae
④ Araliaceae
⑤ Apocynaceae

222 칼룸바에 함유된 limonoid 성분으로 가장 알맞은 것은?

① matrine
② palmatine
③ nigakilactone D
④ columbin
⑤ swertiamarin

223 칼룸바의 효능은?

① 구충
② 소염
③ 건위
④ 해열
⑤ 혈압강하

224 토근(吐根)의 과명은?

① Ranunculaceae
② Rhamnaceae
③ Rosaceae
④ Rubiaceae
⑤ Rutaceae

219. ④ 220. ① 221. ① 222. ④ 223. ③ 224. ④

225 토근(吐根)의 기원 식물은?

① *Uragoga ipecacuanha*
② *Amomum villosum*
③ *Saururus chinensis*
④ *Perilla frutescens*
⑤ *Agrimonia pilosa*

226 토근(吐根)의 주 용도는?

㉠ 거담제
㉡ 아메바성 이질 치료제
㉢ 최토제
㉣ 혈압강하제

① ㉠, ㉡, ㉢
② ㉠, ㉢
③ ㉡, ㉣
④ ㉣
⑤ ㉠, ㉡, ㉢, ㉣

227 Snelling 반응에 양성인 생약은?

① Cassiae Semen
② Coicis Semen
③ Lobelliae Herba
④ Ipecacuanhae Radix
⑤ Vincae Folium

228 토근의 성분으로 가장 적합한 것은?

㉠ emetine
㉡ evodiamine
㉢ cephaeline
㉣ cinchinidine

① ㉠, ㉡, ㉢
② ㉠, ㉢
③ ㉡, ㉣
④ ㉣
⑤ ㉠, ㉡, ㉢, ㉣

229 emetine과 cephaeline의 성분 계열은?

① tropane alkaloid
② piperidine alkaloid
③ pyrrolidine alkaloid
④ indole alkaloid
⑤ isoquinoline alkaloid

225. ① 226. ① 227. ④ 228. ② 229. ⑤

230 토근의 주요 산지는?

① 일본
② 중국
③ 러시아
④ 브라질
⑤ 유럽

231 파극천(巴戟天)의 라틴 생약명은?

① Gypsophilae Radix
② Ipecacuanhae Radix
③ Morindae Radix
④ Linderae Radix
⑤ Polygoni Multiflori Radix

232 파극천(巴戟天)의 과명은?

① Ranunculaceae
② Rhamnaceae
③ Rosaceae
④ Rubiaceae
⑤ Rutaceae

234 하수오(何首烏)의 라틴 생약명은?

① Morindae Radix
② Ipecacuanhae Radix
③ Scrophulariae Radix
④ Linderae Radix
⑤ Polygoni Multiflori Radix

235 하수오(何首烏)의 기원 식물은?

① *Polygonum multiflorum*
② *Arisaema amurense*
③ *Areca catechu*
④ *Rubus coreanus*
⑤ *Citrus unshiu*

236 하수오의 용도는?

① 강심이뇨약
② 고미건위약
③ 해열진통약
④ 보혈강장약
⑤ 진해거담약

230. ④ 231. ③ 232. ④ 234. ⑤ 235. ① 236. ④

237 하수오(何首烏)에 함유된 성분은?

㉠ physcion
㉡ emetine
㉢ lecithin
㉣ astragaloside

① ㉠, ㉡, ㉢
② ㉠, ㉢
③ ㉡, ㉣
④ ㉣
⑤ ㉠, ㉡, ㉢, ㉣

238 다음 중 Bornträger 반응으로 확인이 가능한 것은?

㉠ Achyranthis Radix
㉡ Xanthii Fructus
㉢ Amomi Fructus
㉣ Polygoni Multiflori Radix

① ㉠, ㉡, ㉢
② ㉠, ㉢
③ ㉡, ㉣
④ ㉣
⑤ ㉠, ㉡, ㉢, ㉣

239 현삼(玄蔘)의 라틴 생약명은?

① Astragali Radix
② Scrophulariae Radix
③ Scutellariae Radix
④ Paeoniae Radix
⑤ Gentiane Scabrae Radix

240 현삼에 들어있고 뇌신경보호작용이 있는 성분은?

① buergeriside A1
② lecithin
③ aescin
④ silybin
⑤ icariin

241 황금(黃芩)의 과명은?

① Leguminosae
② Labiatae
③ Lauraceae
④ Logniaceae
⑤ Liliaceae

237. ② 238. ④ 239. ② 240. ① 241. ②

242 황금(黃芩)의 기원 식물은?

① *Alisma orientale* ② *Akebia quinata*
③ *Curcuma zedoaria* ④ *Torilis japonica*
⑤ *Scutellaria baicalensis*

243 황금(黃芩)의 용도는?

① 소염, 해열약 ② 건위, 소화약
③ 강심이뇨약 ④ 축동약
⑤ 통경약

244 황금(黃芩)에 함유된 flavonoid 화합물은?

㉠ wogonin ㉡ rutin
㉢ baicalin ㉣ naringin

① ㉠, ㉡, ㉢ ② ㉠, ㉢
③ ㉡, ㉣ ④ ㉣
⑤ ㉠, ㉡, ㉢, ㉣

245 다음 중 황기의 기원식물의 학명은?

① *Rehmannia glutinosa* ② *Paeonia lactiflora*
③ *Astragalus membranaceus* ④ *Scrophularia buergeriana*
⑤ *Bupleurum falcatum*

246 다음 중 황기가 속하는 과명은?

① Leguminosae ② Zingiberaceae
③ Gramineae ④ Liliaceae
⑤ Polygonaceae

242. ⑤ 243. ① 244. ② 245. ③ 246. ①

247 다음 중 황기의 적응증은?

① 진토 ② 구충
③ 강장 ④ 진정
⑤ 항염

제2절 근경류

1 다음 중 건강의 기원식물의 학명은?

① *Zingiber officinale* ② *Paeonia lactiflora*
③ *Astragalus membranaceus* ④ *Scrophularia buergeriana*
⑤ *Bupleurum falcatum*

2 다음 중 건강의 신미성 성분은?

① piperidine ② capsaicine
③ piperine ④ 6-gingerol
⑤ zingiberine

3 건강의 6-gingerol의 생리활성은?

㉠ 해열 ㉡ 진통
㉢ 소염 ㉣ 위운동억제

① ㉠, ㉡, ㉢ ② ㉠, ㉢
③ ㉡, ㉣ ④ ㉣
⑤ ㉠, ㉡, ㉢, ㉣

4 한방에서 반하의 독성을 경감시키기 위해 보료로 사용되는 것은?

① 생강 ② 강황
③ 황기 ④ 감초
⑤ 대황

247. ③ [제2절] 1. ① 2. ④ 3. ⑤ 4. ①

5 다음 중 노근의 라틴생약명은?

① Allii Bulbus
② Astragali Radix
③ Alli Radix
④ Phragmitis Rhizoma
⑤ Zingiberis Rhizoma

6 다음 중 노근이 속하는 과명은?

① Leguminosae
② Zingiberaceae
③ Gramineae
④ Liliaceae
⑤ Polygonaceae

7 다음 중 대산의 라틴생약명은?

① Allii Bulbus
② Astragali Radix
③ Allii Radix
④ Curcumae Longae Radix
⑤ Zingiberis Rhizoma

8 다음 중 대산의 기원식물명은?

① *Zingiber officinale*
② *Paeonia lactiflora*
③ *Allium sativum*
④ *Scrophularia buergeriana*
⑤ *Bupleurum falcatum*

9 다음 중 대산이 속하는 과명은?

① Leguminosae
② Zingiberaceae
③ Gramineae
④ Liliaceae
⑤ Polygonaceae

10 다음 중 대산의 주성분은?

① alliin
② capsaicin
③ gingerol
④ piperine
⑤ shogaol

5. ④ 6. ③ 7. ① 8. ③ 9. ④ 10. ①

11 다음 중 대산의 자극성 강한 냄새의 원인 물질은?

① 6-gingerol ② capsaicin
③ gingerol ④ piperine
⑤ allicin

12 다음 중 대황의 라틴생약명은?

① Allii Bulbus ② Rhei Rhizoma
③ Allii Radix ④ Curcumae Longae Radix
⑤ Zingiberis Rhizoma

13 다음 중 대황의 기원식물의 학명은?

① *Zingiber officinale* ② *Paeonia lactiflora*
③ *Astragalus membranaceus* ④ *Scrophularia buergeriana*
⑤ *Rheum palmatum*

14 다음 중 대황의 주 성분의 계열명은?

① anthraquinone ② isoflavonoid
③ triterpeneoid saponin ④ steroidal saponin
⑤ alkaloid

15 대황에 들어있는 dianthrone glycoside는?

① rhaponticin ② aloe-emodin
③ rhatannin ④ sennoside
⑤ chromone

16 다음 중 신선한 대황이 복통을 유발시키는 원인 물질은?

① anthrone ② anthraquinone
③ stilbene ④ tannin
⑤ flavonoid

11. ④ 12. ② 13. ⑤ 14. ① 15. ① 16. ①

17 다음 중 채취 후 1년 이상 경과한 생약을 사용해야 하는 것은?

① Allii Bulbus
② Rhei Rhizoma
③ Allii Radix
④ Curcumae Longae Radix
⑤ Zingiberis Rhizoma

18 다음 중 steroidal saponin을 함유하고 진해, 거담 및 자양, 강장약으로 사용되는 것은?

① Allii Bulbus ② Astragali Radix
③ Liriopis Tuber ④ Curcumae Longae Radix
⑤ Zingiberis Rhizoma

19 다음 중 맥문동의 기원식물의 학명은?

① *Liriope platyphylla* ② *Paeonia lactiflora*
③ *Astragalus membranaceus* ④ *Scrophularia buergeriana*
⑤ *Bupleurum falcatum*

20 다음 중 맥문동이 속하는 과명은?

① Leguminosae ② Zingiberaceae
③ Gramineae ④ Liliaceae
⑤ Polygonaceae

21 다음 중 맥문동의 주된 효능은?

① 방향성 건위약 ② 대장성 하제
③ 구풍제 ④ 진해거담약
⑤ 진정제

17. ② 18. ③ 19. ① 20. ④ 21. ④

22 ophiopogonin A를 함유하는 생약은?

① 대황 ② 노근
③ 모근 ④ 맥문동
⑤ 자실

23 다음 중 모근의 기원식물은?

① *Liriope platyphylla* ② *Paeonia lactiflora*
③ *Astragalus membranaceus* ④ *Imperata cylindrica*
⑤ *Bupleurum falcatum*

24 다음 중 모근이 속하는 과명은?

① Leguminosae ② Zingiberaceae
③ Gramineae ④ Liliaceae
⑤ Polygonaceae

25 다음 중 모근의 주된 효능은?

① 진정 ② 진통
③ 진해 ④ 이뇨
⑤ 지갈

26 모근의 triterpene계 성분은?

① catalpol ② arundoin
③ molindolide ④ baicalein
⑤ wogonin

27 다음 중 반하의 기원식물의 학명은?

① *Liriope platyphylla* ② *Pinellia ternata*
③ *Astragalus membranaceus* ④ *Imperata cylindrica*
⑤ *Bupleurum falcatum*

22. ④ 23. ④ 24. ③ 25. ④ 26. ② 27. ②

28 다음 중 반하가 속하는 과명은?

① Leguminosae
② Zingiberaceae
③ Gramineae
④ Araceae
⑤ Polygonaceae

29 다음 중 반하의 성분은?

① gomisin A
② homogentisic acid
③ sinomenine
④ atractylon
⑤ lilioside

30 다음 중 자극작용이 심하여 반드시 법제하여 사용해야 되는 생약은?

① Allii Bulbus
② Pinelliae Tuber
③ Liriopis Tuber
④ Imperatae Rhizoma
⑤ Zingiberis Rhizoma

31 다음 중 천남성과 생약은?

① Allii Bulbus
② Pinelliae Tuber
③ Liriopis Tuber
④ Imperatae Rhizoma
⑤ Zingiberis Rhizoma

32 다음 중 진정, 진토, 거담작용이 있는 생약은?

① Allii Bulbus
② Pinelliae Tuber
③ Liriopis Tuber
④ Imperatae Rhizoma
⑤ Zingiberis Rhizoma

33 다음 중 방기의 라틴생약명은?

① Allii Bulbus
② Pinelliae Tuber
③ Liriopis Tuber
④ Imperatae Rhizoma
⑤ Sinomeni Caulis et Rhizoma

28. ④ 29. ② 30. ② 31. ② 32. ② 33. ⑤

34 다음 중 방기의 기원식물의 학명은?

① *Sinomenium acutum*
② *Paeonia lactiflora*
③ *Astragalus membranaceus*
④ *Scrophularia buergeriana*
⑤ *Bupleurum falcatum*

35 다음 중 방기가 속하는 과명은?

① Leguminosae
② Zingiberaceae
③ Gramineae
④ Liliaceae
⑤ Menispermaceae

36 다음 중 방기의 성분은?

① emetine
② catalpol
③ arecoline
④ cimicifugin
⑤ sinomenine

37 방기의 성분인 sinomenine의 성분계열은?

① coumarin
② isoflavonoid
③ phenanthrene alk.
④ triterpenoidal saponin
⑤ steroidal saponin

38 다음 중 부종, 관절수종 등에 대한 소염진통약으로 사용되는 생약은?

① Allii Bulbus
② Pinelliae Tuber
③ Liriopis Tuber
④ Imperatae Rhizoma
⑤ Sinomeni Caulis et Rhizoma

39 다음 중 방기의 항염증 작용과 관련이 있는 성분은?

① gomisin A
② homogentisic acid
③ sinomenine
④ atractylon
⑤ lilioside

34. ① 35. ⑤ 36. ⑤ 37. ③ 38. ⑤ 39. ③

40 Stephaniae Tetrandrae Radix의 성분은?

① phaeoniflorin ② catalpol
③ curcumin ④ tetrandrine
⑤ platycodin D

41 방기의 지표성분인 sinomenine의 효능은?

① 히스타민유리억제 ② 항바이러스
③ 항진균 ④ 구충
⑤ 중추신경흥분

42 다음 중 백출의 기원식물로서 가장 알맞은 것은?

㉠ *Atractylodes macrocephala* ㉡ *Atractylodes lancea*
㉢ *Atractylodes japonica* ㉣ *Atractylodes chinensis*

① ㉠, ㉡, ㉢ ② ㉠, ㉢
③ ㉡, ㉣ ④ ㉣
⑤ ㉠, ㉡, ㉢, ㉣

43 다음 중 창출의 기원식물로서 가장 알맞은 것은?

㉠ *Atractylodes macrocephala* ㉡ *Atractylodes lancea*
㉢ *Atractylodes japonica* ㉣ *Atractylodes chinensis*

① ㉠, ㉡, ㉢ ② ㉠, ㉢
③ ㉡, ㉣ ④ ㉣
⑤ ㉠, ㉡, ㉢, ㉣

44 백출의 효능은?

㉠ 강압 ㉡ 안태
㉢ 지혈 ㉣ 방향성건위

① ㉠, ㉡, ㉢ ② ㉠, ㉢
③ ㉡, ㉣ ④ ㉣
⑤ ㉠, ㉡, ㉢, ㉣

40. ④ 41. ① 42. ② 43. ③ 44. ③

45 다음 중 백출의 성분은?

① atractylon
② senegin Ⅱ
③ atractylodin
④ gastrodin
⑤ arecoline

46 백출의 확인시험에 사용되는 정색제는?

① vanilline-HCl
② gentiana violet
③ $FeCl_3$
④ 표백분
⑤ turmeric powder

47 창출의 기원식물은?

㉠ 삽주
㉡ 모창출(茅蒼朮)
㉢ 당백출(唐白朮)
㉣ 북창출(北蒼朮)

① ㉠, ㉡, ㉢
② ㉠, ㉢
③ ㉡, ㉣
④ ㉣
⑤ ㉠, ㉡, ㉢, ㉣

48 다음 중 창출의 성분에 해당되는 것은?

① atractylon
② senegin Ⅱ
③ atractylodin
④ gastrodin
⑤ arecoline

49 창출의 용도는?

① 살충제
② 진통제
③ 혈관수축제
④ 방향성건위제
⑤ 보혈제

45. ① 46. ① 47. ③ 48. ③ 49. ④

50 백합의 라틴생약명은?

① Cynanchi Atrati Radix
② Lilii Bulbus
③ Angelicae Dahuricae Radix
④ Arecae Semen
⑤ Quisqualis Fructus

51 백합의 용도는?

① 방향성 건위
② 신미성 건위
③ 진해, 거담, 진정
④ 조혈
⑤ 활혈

52 백합의 성분인 lilioside A-C가 속하는 성분 계열은?

① glycerol·glycoside
② benzoquinone
③ coumarin
④ diterpenoid
⑤ phytosterol

53 부자의 라틴생약명은?

① Sparganii Rhizoma
② Aconiti Lateralis Radix Preparata
③ Aconiti Koreani Radix
④ Aconiti Ciliare Tuber
⑤ Aconiti Tuber

54 부자의 기원식물은?

① *Aconitum kusnezoffii*
② *Aconitum carmichaeli*
③ *Aconitum ciliare*
④ *Aconitum koreanum*
⑤ *Quisqualis indica*

55 부자의 종류 중 아린 맛이 전혀 없는 것은?

① 이부자(泥附子)
② 염부자(鹽附子)
③ 흑순편 (黑順片)
④ 백부편 (白附片)
⑤ 포부자(炮附子)

50. ② 51. ③ 52. ① 53. ② 54. ② 55. ④

56 부자의 종류 중 제법에서 감초와 콩을 쓰는 것은?

① 이부자(泥附子)
② 염부자(鹽附子)
③ 흑순편 (黑順片)
④ 백부편 (白附片)
⑤ 포부자(炮附子)

57 부자의 대표적인 생리활성을 두 가지로 표현한다면?

① 부교감신경절차단, 진통
② 혈당강하, 항우울
③ 진통과 강심
④ 이뇨, 건위
⑤ 거담, 발한해열

58 부자에서 진통작용이 가장 강한 diterpene계 alkaloid는?

① mesaconitine
② aconine
③ benzoylaconine
④ higemamine
⑤ synephrine

59 부자의 성분 중 강심작용이 있는 benzylisoquinoline계 alkaloid는?

① acetylshikonin
② phodophyllotoxin
③ higenamine
④ alliin
⑤ baicalein

60 다음 중 심한 부정맥을 일으키는 성분계열과 그 성분은?

① anthraquinone - isoflavonoid
② isoflavonoid - tritepene saponin
③ diterpene alkaloid - aconitine
④ steroidal saponin - alkaloid
⑤ sesquiterpene - atractylon

61 부자에 함유된 aconitine alkaloid를 가열, 감압처리할 때 생성되는 저독성의 물질은?

① aconitine
② mesaconitine
③ higenamine
④ synephrine
⑤ aconine

56. ⑤ 57. ③ 58. ① 59. ③ 60. ③ 61. ⑤

62 川烏의 라틴생약명은?

① Sparganii Rhizoma
② Aconiti Lateralis Radix Preparata
③ Aconiti Koreani Radix
④ Aconiti Ciliare Tuber
⑤ Aconiti Tuber

63 川烏의 과명은?

① Cupressaceae
② Ranunculaceae
③ Thymelaeaceae
④ Umbelliferae
⑤ Cruciferae

64 천오의 용도는?

① 이뇨
② 거담
③ 지사
④ 진통
⑤ 해열

65 천오의 기원식물은?

① *Aconitum kusnezoffii*
② *Aconitum carmichaeli*
③ *Aconitum ciliare*
④ *Aconitum koreanum*
⑤ *Quisqualis indica*

66 草烏의 라틴생약명은?

① Sparganii Rhizoma
② Aconiti Lateralis Radix Preparata
③ Aconiti Koreani Radix
④ Aconiti Ciliare Tuber
⑤ Aconiti Tuber

67 초오의 기원식물은?

① *Aconitum kusnezoffii*
② *Aconitum carmichaeli*
③ *Aconitum ciliare*
④ *Aconitum koreanum*
⑤ *Quisqualis indica*

62. ⑤ 63. ② 64. ④ 65. ② 66. ④ 67. ③

68 초오의 성분은?

① capsaicine
② sinalbin
③ colchicine
④ aconitine
⑤ myristicine

69 다음 중 산약의 기원으로 알맞은 것은?

㉠ *Dioscorea batatas*
㉡ *Dioscorea tokoro*
㉢ *Dioscorea japonica*
㉣ *Dioscorea nipponica*

① ㉠, ㉡, ㉢
② ㉠, ㉢
③ ㉡, ㉣
④ ㉣
⑤ ㉠, ㉡, ㉢, ㉣

70 산약의 성분에 해당되는 것은?

① dioscin
② sinalbin
③ colchicine
④ aconitine
⑤ myristicine

71 삼릉의 라틴생약명은?

① Lycii Radicis Cortex
② Houttuyniae Herba
③ Aconiti Ciliare Tuber
④ Drabae Semen
⑤ Sparganii Rhizoma

72 다음 중 삼릉의 기원으로 알맞은 것은?

㉠ 은방울꽃
㉡ 메자기
㉢ 부들
㉣ 흑삼릉

① ㉠, ㉡, ㉢
② ㉠, ㉢
③ ㉡, ㉣
④ ㉣
⑤ ㉠, ㉡, ㉢, ㉣

68. ④ 69. ② 70. ① 71. ⑤ 72. ③

73 삼릉의 성분은?

① betulinic acid
② leonuline
③ limonene
④ genistein
⑤ psoralen

74 임부 또는 월경량이 많은 가임기 여성에게 금기인 생약은?

① 갈근
② 천화분
③ 삼릉
④ 울금
⑤ 백출

75 삼릉의 효능은?

① 강장, 강정
② 해열, 진통
③ 진해, 거담
④ 통경, 구어혈
⑤ 소염, 이뇨

76 석창포의 라틴생약명은?

① Lycii Radicis Cortex
② Houttuyniae Herba
③ Aconiti Ciliare Tuber
④ Acori Graminei Rhizoma
⑤ Sparganii Rhizoma

77 다음 중 석창포의 기원으로 알맞은 것은?

① *Acorus gramineus*
② *Amomum tsao-ko*
③ *Alpinia katsumadai*
④ *Allium fistulosum*
⑤ *Biota orientalis*

78 석창포의 과명은?

① Cupressaceae
② Ranunculaceae
③ Thymelaeaceae
④ Dioscoreaceae
⑤ Araceae

73. ① 74. ③ 75. ④ 76. ④ 77. ① 78. ⑤

79 석창포의 효능은?

① 강장, 강정
② 해열, 진통
③ 진해, 거담
④ 통경, 구어혈
⑤ 진정

80 다음 중 hyosciamine 또는 scopolamine을 함유하고 있는 생약은?

㉠ *Atropa belldonna*
㉡ *Datura stramonium*
㉢ *Hyoscyamus niger*
㉣ *Scopolia japonica*

① ㉠, ㉡, ㉢
② ㉠, ㉢
③ ㉡, ㉣
④ ㉣
⑤ ㉠, ㉡, ㉢, ㉣

81 다음 중 tropane alkaloid를 함유하고 있는 생약은?

㉠ Scopoliae Folium
㉡ Belladonnae Radix
㉢ Daturae Folium
㉣ Hyoscyami Folium

① ㉠, ㉡, ㉢
② ㉠, ㉢
③ ㉡, ㉣
④ ㉣
⑤ ㉠, ㉡, ㉢, ㉣

82 부교감신경차단작용이 있어 평활근 경련에 대한 진경제로 쓰는 생약은?

㉠ Scopoliae Folium
㉡ Scopoliae Radix
㉢ Belladonnae Radix
㉣ Daturae Folium

① ㉠, ㉡, ㉢
② ㉠, ㉢
③ ㉡, ㉣
④ ㉣
⑤ ㉠, ㉡, ㉢, ㉣

83 스코폴리아근의 확인시험 반응명은?

① Vitali 반응
② Grahe 반응
③ Schoutelene 반응
④ Badouin 반응
⑤ Borntraeger 반응

79. ⑤ 80. ⑤ 81. ⑤ 82. ⑤ 83. ①

84 벨라돈나근이 속하는 과명은?

① Cupressaceae
② Ranunculaceae
③ Thymelaeaceae
④ Dioscoreaceae
⑤ Solanaceae

85 승마의 기원식물은?

① *Hyoscyamus niger*
② *Lithospemum erythrorhizon*
③ *Gentiana scabra*
④ *Sanguisorbae officinalis*
⑤ *Cimicifuga heracleifolia*

86 승마가 속하는 과명은?

① Cupressaceae
② Ranunculaceae
③ Thymelaeaceae
④ Dioscoreaceae
⑤ Solanaceae

87 승마의 성분 중 진경작용이 있는 것은?

㉠ visnagin
㉡ scopolamine
㉢ visamminol
㉣ papaverine

① ㉠, ㉡, ㉢
② ㉠, ㉢
③ ㉡, ㉣
④ ㉣
⑤ ㉠, ㉡, ㉢, ㉣

88 *Cimicifuga racemosa*의 성분 중에서 estrogenic activity가 있는 것은?

① visnagin
② scopolamine
③ fukinolic acid
④ visamminol
⑤ papaverine

84. ⑤ 85. ⑤ 86. ② 87. ② 88. ③

89 승마의 적응증은?

㉠ 발한 ㉡ 해열
㉢ 투진 ㉣ 이뇨

① ㉠, ㉡, ㉢ ② ㉠, ㉢
③ ㉡, ㉣ ④ ㉣
⑤ ㉠, ㉡, ㉢, ㉣

90 승마에 함유된 visnagin, visnamminol의 성분계열은?

① benzylisoquinoline alk. ② phenanthrene alk.
③ protoberberine alk. ④ β-carboline alk.
⑤ chromone

91 steroidal alkaloid를 함유하고, 혈압강하작용이 있는 생약은?

① 당약 ② 황련
③ 여로 ④ 인삼
⑤ 감초

92 다음 중에서 steroidal alkaloid를 함유하는 생약으로 짝지어 진 것은?

① 여로-절패모 ② 시호-용담
③ 마황-황금 ④ 황련-승마
⑤ 고삼-천초근

93 다음 중에서 석회수에 담갔다가 햇빛에 건조시키면 독성이 줄고 약효가 증대하는 생약은?

① 등피(橙皮) ② 진피(陳皮)
③ 오미자(五味子) ④ 괴화(槐花)
⑤ 절패모(浙貝母)

89. ① 90. ⑤ 91. ③ 92. ① 93. ⑤

94 다음 중에서 진해, 거담작용 및 배농약으로 쓰이는 생약은?

① Capsici Fructus
② Amomi Fructus
③ Cannabis Herba
④ VItis Idaeae Folium
⑤ Fritillaliae Thunbergii Bulbus

95 절패모의 과명은?

① Cupressaceae
② Ranunculaceae
③ Liliaceae
④ Dioscoreaceae
⑤ Solanaceae

96 절패모의 라틴생약명은?

① Clematidis Radix
② Lithospemi Radix
③ Fritillariae Cirrhosae Bulbus
④ Fritillariae Thunbergii Bulbus
⑤ Cimicifugae Rhizoma

97 천패모의 라틴생약명은?

① Clematidis Radix
② Lithospemi Radix
③ Fritillariae Cirrhosae Bulbus
④ Fritillariae Thunbergii Bulbus
⑤ Cimicifugae Rhizoma

98 패모의 효능은?

① 진정안신
② 소염이뇨
③ 강간해독
④ 건위소화
⑤ 진해거담

99 peimine 또는 peiminoside를 함유하는 생약은?

① 위령선
② 자근
③ 절패모
④ 승마
⑤ 히요스엽

94. ⑤ 95. ③ 96. ④ 97. ③ 98. ⑤ 99. ③

100 개연꽃 및 동속식물의 뿌리줄기를 쓰는 생약은?

① Nupharis Rhizoma
② Asparagi Tuber
③ Gastrodiae Rhizoma
④ Arisaematis Rhizoma
⑤ Arismatis Rhizoma

101 지모의 학명은?

① *Hyoscyamus niger*
② *Lithospemum erythrorhizon*
③ *Anemarrhena asphodeloides*
④ *Sanguisorbae officinalis*
⑤ *Cimicifuga heracleifolia*

102 지모의 소속과명은?

① Liliaceae
② Araceae
③ Arismataceae
④ Orchidaceae
⑤ Scrophulariaceae

103 지모의 성분인 timosaponin의 비당체(genin)는?

① sarsasapogenin
② glycyrrhetic acid
③ oleanolic acid
④ diosgenin
⑤ hederagenin

104 지모의 혈당강하성분은?

① cinnamaldehyde
② saicosaponin
③ anemaran A
④ berberine
⑤ sinomenine

105 지모의 적응증은?

① 구갈, 번열
② 소화불량
③ 관절동통
④ 설사
⑤ 허약체질

100. ① 101. ③ 102. ① 103. ① 104. ③ 105. ①

106 천궁의 학명은?

① *Angelica dahurica*
② *Lithospemum erythrorhizon*
③ *Cnidium chuanxiong*
④ *Cnidium officinale*
⑤ *Cimicifuga heracleifolia*

107 중국천궁의 학명은?

① *Angelica dahurica*
② *Lithospemum erythrorhizon*
③ *Cnidium monnieri*
④ *Cnidium officinale*
⑤ *Cimicifuga heracleifolia*

108 천궁의 phthalide 계 성분으로 가장 알맞은 것은?

㉠ decursin
㉡ ligustilide
㉢ psoralen
㉣ cnidilide

① ㉠, ㉡, ㉢
② ㉠, ㉢
③ ㉡, ㉣
④ ㉣
⑤ ㉠, ㉡, ㉢, ㉣

109 천궁의 효능은?

㉠ 진경
㉡ 진정
㉢ 혈압강하
㉣ 혈류개선

① ㉠, ㉡, ㉢
② ㉠, ㉢
③ ㉡, ㉣
④ ㉣
⑤ ㉠, ㉡, ㉢, ㉣

110 사물탕의 조성 성분 중의 하나는?

① 황기
② 천궁
③ 인삼
④ 백출
④ 복령

106. ④ 107. ③ 108. ③ 109. ⑤ 110. ①

111 천남성의 라틴생약명은?

① Nupharis Rhizoma
② Anemarrhenae Rhizoma
③ Gastrodiae Rhizoma
④ Arisaematis Rhizoma
⑤ Arismatis Rhizoma

112 천남성의 기원식물은?

① *Arisaema amurense*
② *Alisma orientale*
③ *Aralia cordata*
④ *Asarum heterotropoides*
⑤ *Arctium lappa*

113 천남성의 적응증은?

㉠ 각기
㉡ 중풍
㉢ 갑상선종
㉣ 소아경기

① ㉠, ㉡, ㉢
② ㉠, ㉢
③ ㉡, ㉣
④ ㉣
⑤ ㉠, ㉡, ㉢, ㉣

114 천마의 기원식물은?

① *Gastrodia elata*
② *Aralia cordata*
③ *Gardenia jasminoides*
④ *Gentiana scabra*
⑤ *Glehnia littoralis*

115 천마의 과명은?

① Liliaceae
② Araceae
③ Arismataceae
④ Orchidaceae
⑤ Scrophulariaceae

111. ④ 112. ① 113. ③ 114. ① 115. ④

116 천마 성분인 gastrodin의 성분계열은?

① chromone
② phenol glycoside
③ flavonoid glycoside
④ alkaloid
⑤ anthraquinone glycoside

117 천마의 효능은?

① 진경
② 강정
③ 보혈
④ 준하
⑤ 소염

118 택사의 소속과명은?

① Liliaceae
② Araceae
③ Arismataceae
④ Orchidaceae
⑤ Scrophulariaceae

119 택사의 기원식물은?

① *Arisaema amurense*
② *Alisma orientale*
③ *Aralia cordata*
④ *Asarum heterotropoides*
⑤ *Arctium lappa*

120 택사의 지표성분은?

① Alisol A
② saicosaponin
③ anemaran A
④ berberine
⑤ sinomenine

121 택사의 효능은?

① 이뇨 지갈
② 건위 소화
③ 발한 해열
④ 강간 해독
⑤ 진정 안신

116. ② 117. ① 118. ③ 119. ② 120. ① 121. ①

122 다음 생약중 사용부위가 올바른 것의 조합은?

㉠ 택사 - 괴경　　㉡ 지모-근경
㉢ 천마-근경　　㉣ 여로-근경

① ㉠, ㉡, ㉢　　② ㉠, ㉢
③ ㉡, ㉣　　④ ㉣
⑤ ㉠, ㉡, ㉢, ㉣

123 해독작용이 있어 만성피부질환, 매독성피부질환, 수은중독에 의한 피부염에 쓰는 생약은?

① 토복령　　② 천마
③ 택사　　④ 천남성
⑤ 천골

124 토복령의 소속과명은?

① Liliaceae　　② Araceae
③ Arismataceae　　④ Orchidaceae
⑤ Scrophulariaceae

125 토복령의 성분명은?

① alisol A　　② saicosaponin
③ anemaran A　　④ smilax saponin
⑤ sinomenine

126 다음 중 해방풍과 기원식물이 같은 것은?

① 방기　　② 식방풍
③ 북시호　　④ 북사삼
⑤ 모란방풍

122. ②　123. ①　124. ①　125. ④　126. ④

127 해방풍의 기원식물은?

① *Glehnia littoralis*
② *Cyperus rotundus*
③ *Corydalis ternata*
④ *Coptis japonica*
⑤ *Polygonatum falcatum*

128 해방풍에 함유된 polyacetylene계 성분은?

① falcarindiol
② berberine
③ corydaline
④ cyperene
⑤ visaminol

129 향부자의 기원식물은?

① *Glehnia littoralis*
② *Cyperus rotundus*
③ *Corydalis ternata*
④ *Coptis japonica*
⑤ *Polygonatum falcatum*

130 향부자의 소속과명은?

① Umbelliferae
② Polygonaceae
③ Ranunculaceae
④ Cyperaceae
⑤ Papaveraceae

131 sesquiterpenoid 성분인 cyperene 또는 α-cyperone을 함유하는 생약은?

① 방풍
② 해방풍
③ 향부자
④ 현호색
⑤ 히드라치스근

132 Cyperi Rhizoma의 약리작용이 아닌 것은?

① 자궁수축억제작용
② 항염증작용
③ 항말라리아작용
④ 교감신경억제작용
⑤ 위통 및 복통경감작용

127. ① 128. ① 129. ② 130. ④ 131. ③ 132. ④

133 현호색의 기원식물은?

① *Glehnia littoralis*
② *Cyperus rotundus*
③ *Corydalis ternata*
④ *Coptis japonica*
⑤ *Polygonatum falcatum*

134 현호색의 소속과명은?

① Umbelliferae
② Polygonaceae
③ Ranunculaceae
④ Cyperaceae
⑤ Papaveraceae

135 다음 중 현호색의 성분은?

㉠ corydaline
㉡ tetrahydropalmatine
㉢ dehydrocorydaline
㉣ protopine

① ㉠, ㉡, ㉢
② ㉠, ㉢
③ ㉡, ㉣
④ ㉣
⑤ ㉠, ㉡, ㉢, ㉣

136 현호색의 성분인 corydaline의 성분계열은?

① benzylisoquinoline alk.
② phenanthrene alk.
③ protoberberine alk.
④ β－carboline alk.
⑤ matrine alk.

137 황련의 기원식물은?

① *Glehnia littoralis*
② *Cyperus rotundus*
③ *Corydalis ternata*
④ *Coptis japonica*
⑤ *Polygonatum falcatum*

133. ③ 134. ⑤ 135. ⑤ 136. ③ 137. ④

138 황련의 소속과명은?

① Umbelliferae ② Polygonaceae
③ Ranunculaceae ④ Cyperaceae
⑤ Papaveraceae

139 다음 중 황련의 성분으로 가장 알맞은 것은?

㉠ beberine ㉡ palmatine
㉢ coptisine ㉣ jateorrhizine

① ㉠, ㉡, ㉢ ② ㉠, ㉢
③ ㉡, ㉣ ④ ㉣
⑤ ㉠, ㉡, ㉢, ㉣

140 황련의 성분인 palmatine, jateorrhizine의 성분계열은?

① benzylisoquinoline alk. ② phenanthrene alk.
③ protoberberine alk. ④ β-carboline alk.
⑤ matrine alk.

141 황련성분 중에서 Berberine의 약리작용이 아닌 것은?

① 항균작용 ② 항말라리아작용
③ 정장지사작용 ④ 중추신경억제작용
⑤ 항염증작용

142 약전에 수재된 황정의 기원식물은?

㉠ *Polygonatum sibiricum* ㉡ *Polygonatum falcatum*
㉢ *Polygonatum kingianum* ㉣ *Polygonatum odoratum*

① ㉠, ㉡, ㉢ ② ㉠, ㉢
③ ㉡, ㉣ ④ ㉣
⑤ ㉠, ㉡, ㉢, ㉣

138. ③ 139. ④ 140. ③ 141. ② 142. ①

143 황정의 소속과명은?

① Umbelliferae
② Polygonaceae
③ Ranunculaceae
④ Cyperaceae
⑤ Liliaceae

144 황정의 효능은?

① 자양강장
② 진정 안신
③ 발한 해열
④ 진통 소염
⑤ 강간해독

145 히드라치스근의 기원식물은?

① *Glehnia littoralis*
② *Hydrstis canadensis*
③ *Corydalis ternata*
④ *Coptis japonica*
⑤ *Polygonatum falcatum*

146 히드라치스근의 소속과명은?

① Umbelliferae
② Polygonaceae
③ Ranunculaceae
④ Cyperaceae
⑤ Papaveraceae

147 히드라치스근의 지표성분인 hydrastine의 성분계열은?

① benzylisoquinoline alk.
② phenanthrene alk.
③ protoberberine alk.
④ β－carboline alk.
⑤ matrine alk.

148 히드라치스근의 효능은?

① 자궁지혈
② 진통진정
③ 발한해열
④ 부교감신경흥분
⑤ 강간해독

143. ⑤ 144. ① 145. ② 146. ③ 147. ③ 148. ①

149 다음 중 protoberberine alkaloid를 함유하고 있는 생약은?

㉠ Hydrastidis Rhizoma ㉡ Glehniae Radix
㉢ Coptidis Rhizoma ㉣ Brassicae Semen

① ㉠, ㉡, ㉢
② ㉠, ㉢
③ ㉡, ㉣
④ ㉣
⑤ ㉠, ㉡, ㉢, ㉣

제3절 종자류

1 다음 중 allyisothiocyanate와 관계되는 사항에 가장 알맞은 것은?

㉠ myrosinase ㉡ H_2O
㉢ sinigrin ㉣ tyrosinase

① ㉠, ㉡, ㉢
② ㉠, ㉢
③ ㉡, ㉣
④ ㉣
⑤ ㉠, ㉡, ㉢, ㉣

2 견우자에 대한 관련사항이 가장 알맞은 것은?

㉠ Pharbitis Semen ㉡ sinapic acid
㉢ pharbitin ㉣ physcion

① ㉠, ㉡, ㉢
② ㉠, ㉢
③ ㉡, ㉣
④ ㉣
⑤ ㉠, ㉡, ㉢, ㉣

3 견우자의 주요 약리작용은?

① 이담작용
② 최토작용
③ 진해작용
④ 준하작용
⑤ 거담작용

149. ② [제3절] 1. ① 2. ② 3. ④

4 Pharbitidis Semen의 한자명은?

① 當藥
② 車前子
③ 芥子
④ 牽牛子
⑤ 淫羊藿

5 수지배당체를 함유하는 것은?

① *Rhamnus purshiana*
② *Ricinus communis*
③ *Pharbitis nil*
④ *Aloe ferox*
⑤ *Rheum palmatum*

6 Cassiae Semen은?

① 계피자
② 망강남
③ 결명자
④ 베트남계피
⑤ 월남계피
⑥ 속수자

7 결명자의 성분인 obtusifolin의 성분 계열은?

① cyclopeptide alkaloid
② dammarane glycoside
③ iridoid
④ naphthoquinone
⑤ anthraquinone

8 결명자에 함유된 torachrysone의 성분계열은?

① cyclopeptide alkaloid
② dammarane glycoside
③ iridoid
④ naphthoquinone
⑤ anthraquinone

9 야맹증, 녹내장 등의 안과질환이나 완화제로도 쓰는 생약은?

① Thujae Semen
② Cassiae Semen
③ Dolichoris Semen
④ Torreyae Semen
⑤ Arecae Semen

4. ④ 5. ③ 6. ③ 7. ⑤ 8. ④ 9. ②

10 Trichosanthi Semen이 속하는 과명은?

① Palmae ② Torreyaceae
③ Myristicaceae ④ Gramineae
⑤ Cucurbitaceae

11 흉통, 기침, 천식, 협심증에 쓰이는 생약은?

① Hydnocaepi Semen ② Cassiae Semen
③ Trichosanthi Semen ④ Torreyae Semen
⑤ Arecae Semen

12 괄루인의 기원식물 중의 하나인 것은?

① *Torreya nucifera* ② *Arecha catechu*
③ *Myristica fragrans* ④ *Nelumbo nucifera*
⑤ *Trichosanthes kirilowii*

13 백자인이 속하는 라틴과명은?

① Cupressaceae ② Rubiaceae
③ Zingiberaceae ④ Umbelliferae
⑤ Linaceae

14 내복자의 효능은?

㉠ 건위 ㉡ 해열
㉢ 거담 ㉣ 진정

① ㉠, ㉡, ㉢ ② ㉠, ㉢
③ ㉡, ㉣ ④ ㉣
⑤ ㉠, ㉡, ㉢, ㉣

10. ⑤ 11. ③ 12. ⑤ 13. ① 14. ②

15 내복자에 함유되어 있고 돌연변이억제작용이 있는 isothiocyanate 성분은?

① sulphoraphene
② digitoxin
③ convallatoxin
④ G-strophanthin
⑤ bufotoxin

16 내복자의 기원식물은?

① *Gastrodia elata*
② *Aralia cordata*
③ *Gardenia jasminoides*
④ *Gentiana scabra*
⑤ *Raphanus sativus*

17 한센병 치료제로 사용되는 생약은?

① Granati Cortex
② Hydnocarpi Semen
③ Cichonae Cortex
④ Jaborandi folium
⑤ Chenopodii Herba

18 cyclic fatty acid를 주성분으로 하는 생약은?

① Capsici Fructus
② Amomi Fructus
③ Hydnocarpii Semen
④ VItis Idaeae Folium
⑤ Fritillaliae Thunbergii Bulbus

19 cyclic fatty acid가 주성분인 생약으로 생약명과 성분이 맞는 것은?

① Myristicae Semen-myristic acid
② Hydrocarpii Semen-chaulmoogric acid
③ Ricini Semen-ricinoleic acid
④ Lini Semen-linoleic acid
⑤ Tiglii Semen-tiglic acid

15. ① 16. ⑤ 17. ② 18. ③ 19. ②

20 대풍자의 유효성분으로 알맞은 것은?

㉠ hydnocarpic acid　　㉡ chaulmoogric acid
㉢ gorlic acid　　㉣ myristic acid

① ㉠, ㉡, ㉢　　② ㉠, ㉢
③ ㉡, ㉣　　④ ㉣
⑤ ㉠, ㉡, ㉢, ㉣

21 대풍자의 소속과명은?

① Flacourtiaceae　　② Ranunculaceae
③ Thymelaeaceae　　④ Dioscoreaceae
⑤ Araceae

22 비위허약, 식욕부진, 조육 중독 등에 적용되는 생약은?

① Granati Cortex　　② Hydnocarpi Semen
③ Cichonae Cortex　　④ Jaborandi folium
⑤ Dorichoris Semen

23 보골지의 소속과명은?

① Palmae　　② Leguminosae
③ Myristicaceae　　④ Gramineae
⑤ Linaceae

24 다음 중 보골지의 성분은?

① amygdalin　　② sinigrin
③ arecoline　　④ cinchonine
⑤ psoralen

20. ① 21. ① 22. ⑤ 23. ② 24. ⑤

25 다음 중 보골지의 생리 활성과 가장 관계가 깊은 것은?

① 진해, 거담
② 신미성건위제
③ 부교감신경 흥분작용
④ 항malaria작용
⑤ melanin 생성촉진

26 관상동맥확장제, 자궁출혈 및 백반병 등에 적용하는 생약은?

① Tritici Immatri Semen
② Psoraleae Semen
③ Cnidii Fructus
④ Nelumbinis Semen
⑤ Tiglii Semen

27 익지 않아 물에 뜨는 씨를 약용으로 하는 것은?

① Tritici Immatri Semen
② Arctii Semen
③ Torreyae Semen
④ Forsythiae Semen
⑤ Plantaginis Semen

28 진정작용 등이 있어 감맥대조탕 등으로 소아의 야체증에 쓰는 생약은?

① Lini Semen
② Nelumbinis Semen
③ Tritici Immatri Semen
④ Plantaginis Semen
⑤ Physostigmatis Semen

29 비자가 속하는 과명은?

① Rhamnaceae
② Taxaceae
③ Ranunculaceae
④ Leguminosae
⑤ Araceae

30 구충제로서 특히 촌충구제작용이 우수한 생약은?

① Capsici Fructus
② Amomi Fructus
③ Torreyae Semen
④ Vitis Idaeae Folium
⑤ Fritillaliae Thunbergii Bulbus

25. ⑤ 26. ② 27. ① 28. ③ 29. ② 30. ③

31 빈랑자의 학명은?

① *Torreya nucifera*
② *Arecha catechu*
③ *Myristica fragrans*
④ *Coix lacryma-jobi* var, *ma-yuen*
⑤ *Linum usitatissimum*

32 빈랑자의 성분 중 부교감신경 흥분작용을 나타내는 성분은?

① pilocarpne
② physostigmine
③ arecoline
④ hyoscyamine
⑤ codeine

33 빈랑자의 과명은?

① Palmae
② Torreyaceae
③ Myristicaceae
④ Gramineae
⑤ Linaceae

34 음위 및 음낭소양증. 여성의 음부소양증, 음종 및 점액분비에 쓰는 생약은?

① 우방자
② 백편두
③ 사상자
④ 빈랑자
⑤ 육두구

35 사상자의 기원식물로서 가장 적합한 것은?

㉠ *Dimocarpus longan*
㉡ *Torilis japonica*
㉢ *Pogostemon cablin*
㉣ *Cnidium monnieri*

① ㉠, ㉡, ㉢
② ㉠, ㉢
③ ㉡, ㉣
④ ㉣
⑤ ㉠, ㉡, ㉢, ㉣

31. ② 32. ③ 33. ① 34. ③ 35. ③

36 사상자에 함유된 sesquiterpene계 성분은?

① osthol
② torilin
③ isopimpinellin
④ xanthotoxin
⑤ bergapten

37 사상자의 생약명은?

① Arecae Semen
② Malvae Semen
③ Raphani Semen
④ Psoraleae Semen
⑤ Cnidii Fructus

38 사상자의 과명은?

① Rhamnaceae
② Rosaceae
③ Ranunculaceae
④ Umbelliferae
⑤ Araceae

39 산조인의 성분인 sanjoinine의 성분군은?

① flavonoid
② cyclopeptide alkaloid
③ dammarane glycoside
④ coumarin
⑤ lignan

40 산조인의 라틴생약명은?

① Myristicae Semen
② Coicis Semen
③ Physostigmatis Semen
④ Ziziphi Semen
⑤ Tiglii Semen

41 *Ziziphus jujuba* Mill의 씨는?

① 아마인
② 우방자
③ 산조인
④ 보골지
⑤ 육두구

36. ② 37. ⑤ 38. ④ 39. ② 40. ④ 41. ③

42 산조인이 속하는 과명은?

① Rhamnaceae
② Rosaceae
③ Ranunculaceae
④ Leguminosae
⑤ Araceae

43 산조인의 대표적인 약리 작용은?

① 흥분작용
② 진정작용
③ 사하작용
④ 이뇨작용
⑤ 통풍치료작용

44 산조인의 cyclopeptide alkaloid 계 성분은?

① sanjoinine A.
② zizyphusine
③ betulinic acid
④ epicatechin
⑤ swertisin

45 모관을 제거하고 씨만을 쓰는 생약은?

① 디기탈리스
② 스트로판투스
③ 영란
④ 털디기탈리스
⑤ 해총

46 스트로판투스가 속하는 과명은?

① Rhamnaceae
② Apocynaceae
③ Nymphaeaceae
④ Convolvulaceae
⑤ Leguminosae

47 Ouabain이 함유된 식물은?

① *Strophanthus kombe*
② *Strophanthus hispidus*
③ *Strophanthus gratus*
④ *Digitalis lanata*
⑤ *Convallaria keiskei*

42. ① 43. ② 44. ① 45. ② 46. ② 47. ③

48 스트로판투스 성분 중 G-strophanthin이 속하는 성분계열은?

① cyclopeptide alkaloid
② dammarane glycoside
③ iridoid glycoside
④ cardiac glycoside
⑤ flavonoid glycoside

49 스트로판투스는 다음 중 어디에 속하는가?

① 종자류
② 화류
③ 근경류
④ 근류
⑤ 과실류

50 속효성이고 축적작용이 적으며 정맥주사가 가능한 강심성분은?

① digoxin
② digitoxin
③ convallatoxin
④ G-strophanthin
⑤ bufotoxin

51 linoleic acid 및 linolenic acid를 많이 함유한 생약은?

① 아마인
② 빈랑자
③ 연자육
④ 백자인
⑤ 차전자

52 아마인의 과명은?

① Labiatae
② Rubiaceae
③ Zingiberaceae
④ Umbelliferae
⑤ Linaceae

53 아마인의 생약명은?

① Thujae Semen
② Lini Semen
③ Dolichoris Semen
④ Torreyae Semen
⑤ Arecae Semen

48. ④ 49. ① 50. ④ 51. ① 52. ⑤ 53. ②

54 아마인의 성분인 linamarin의 성분 계열은?

① flavonoid ② iridoid
③ nitril glycoside ④ lignan
⑤ tannin

55 연자육의 기원식물은?

① *Torreya nucifera* ② *Arecha catechu*
③ *Myristica fragrans* ④ *Nelumbo nucifera*
⑤ *Linum usitatissimum*

56 연자육의 생약명은?

① Lini Semen ② Nelumbinis Semen
③ Dolichoris Semen ④ Plantaginis Semen
⑤ Physostigmatis Semen

57 연자육의 과명은?

① Nymphaeaceae ② Rubiaceae
③ Zingiberaceae ④ Umbelliferae
⑤ Linaceae

58 예지자의 과명은?

① Loganiaceae ② Liliaceae
③ Rutaceae ④ Lardizabalaceae
⑤ Leguminosae

59 예지자의 생약명은?

① Lini Semen ② Nelumbinis Semen
③ Dolichoris Semen ④ Akebiae Semen
⑤ Physostigmatis Semen

54. ③ 55. ④ 56. ② 57. ① 58. ④ 59. ④

60 우방자의 과명은?

① Compositae
② Araliaceae
③ Polygonaceae
④ Gentianaceae
⑤ Labiatae

61 우방자의 기원식물은?

① *Uncaria gambir*
② *Arcticum lappa*
③ *Artemisia cina*
④ *Swertia japonica*
⑤ *Pogostemon cablin*

62 우방자의 생약명은?

① Lonicerae Flos
② Arctii Semen
③ Torreyae Semen
④ Forsythiae Semen
⑤ Plantaginis Semen

63 우방자에 함유된 lignan계 성분은?

㉠ sesamin
㉡ lappaol A
㉢ guaiaretic acid
㉣ arctiin

① ㉠, ㉡, ㉢
② ㉠, ㉢
③ ㉡, ㉣
④ ㉣
⑤ ㉠, ㉡, ㉢, ㉣

64 육두구의 기원식물은?

① *Uncaria gambir*
② *Arcticum lappa*
③ *Myristica fragrans*
④ *Swertia japonica*
⑤ *Pogostemon cablin*

60. ① 61. ② 62. ② 63. ③ 64. ③

65 종자류 생약으로서 사용할 때 가종피 및 씨껍질을 벗겨서 쓰는 것은?

① Myristicae Semen
② Arctii Semen
③ Torreyae Semen
④ Forsythiae Semen
⑤ Plantaginis Semen

66 육두구에는 우려할 정도는 아니지만 약한 환각작용이 있다. 그 성분은?

① eugenol
② myristicine
③ isoeugenol
④ linalool
⑤ borneol

67 방향성건위약으로 고창(鼓脹), 복부팽만, 복명 등에 적용되는 생약은?

① 의이인
② 육두구
③ 비자
④ 산조인
⑤ 반하

68 육두구의 약리활성으로 가장 가까운 것은?

㉠ 구풍·건위 작용
㉡ 항암작용
㉢ 항염증작용
㉣ 간세포보호

① ㉠, ㉡, ㉢
② ㉠, ㉢
③ ㉡, ㉣
④ ㉣
⑤ ㉠, ㉡, ㉢, ㉣

69 육두구의 과명은?

① Gramineae
② Plantaginaceae
③ Myristicaceae
④ Compositae
⑤ Araceae

65. ① 66. ② 67. ② 68. ⑤ 69. ③

70 육두구의 생약명은?

① Myristicae Semen
② Cinnamomi Cortex
③ Sophorae Radix
④ Swertiae Herba
⑤ Zizyphi Fructus

71 약용부위가 종자인 생약은?

① 후추
② 오미자
③ 산수유
④ 육두구
⑤ 오수유

72 의이인의 소속과명은?

① Plantaginaceae
② Plantaginaceae
③ Cruciferae
④ Leguminosae
⑤ Gramineae

73 의이인의 항암활성성분은?

① coixol
② coixenolide
③ coixan A-C
④ friedelin
⑤ acidic heteroglucan

74 다음 중 사마귀를 제거하는데 이용되는 생약은?

① Coicis Semen
② Drabae Semen
③ Plantaginis Semen
④ Physostigmatis Semen
⑤ Cuscutae Semen

75 정력자의 라틴생약명은?

① Coicis Semen
② Drabae Semen
③ Plantaginis Semen
④ Physostigmatis Semen
⑤ Cuscutae Semen

70. ① 71. ④ 72. ⑤ 73. ② 74. ① 75. ②

76 정력자의 과명은?

① Cruciferae
② Compositae
③ Labiatae
④ Leguminosae
⑤ Liliaceae

77 차전자의 학명은?

① *Physostigma venenosum*
② *Plantago asiatica*
③ *Coix lacryma-joby* var. *ma-yuen*
④ *Coffea arabica*
⑤ *Myristica fragrans*

78 차전자의 과명은?

① Plantaginaceae
② Rubiaceae
③ Cruciferae
④ Leguminosae
⑤ Gramineae

79 이 약에 온탕을 가하여 10분간 방치할 때 종피는 부풀어 점액을 낸다. 이 약은?

① Coicis Semen
② Drabae Semen
③ Plantaginis Semen
④ Physostigmatis Semen
⑤ Cuscutae Semen

80 차전자의 효능은?

㉠ 진해
㉡ 소염
㉢ 이뇨
㉣ 점활제

① ㉠, ㉡, ㉢
② ㉠, ㉢
③ ㉡, ㉣
④ ㉣
⑤ ㉠, ㉡, ㉢, ㉣

76. ① 77. ② 78. ① 79. ③ 80. ⑤

81 Plantaginis Semen의 한자명은?

① 葶藶子 ② 車前子
③ 薏苡仁 ④ 牛蒡子
⑤ 肉荳蔻

82 Tiglii Semen의 한자명은?

① 巴豆 ② 車前子
③ 薏苡仁 ④ 牛蒡子
⑤ 肉荳蔻

83 Pharbitidis Semen의 한자명은?

① 當藥 ② 車前子
③ 芥子 ④ 牽牛子
⑤ 淫羊藿

84 카라발두의 라틴생약명은?

① Coicis Semen ② Drabae Semen
③ Plantaginis Semen ④ Physostigmatis Semen
⑤ Cuscutae Semen

85 신탁두, 즉 odeal bean으로 불리우는 생약의 기원식물은?

① *Physostigma venenosum* ② *Plantago asiatica*
③ *Coix lacryma-jobi* var. *ma-yuen* ④ *Coffea arabica*
⑤ *Myristica fragrans*

86 부교감신경 흥분작용이 있는 성분은?

① theobromine ② physostigmine
③ coixol ④ colchicine
⑤ aucubin

81. ② 82. ① 83. ④ 84. ④ 85. ① 86. ②

87 카라발두의 적응증은?

㉠ 초기녹내장
㉡ 근무력증
㉢ 수술 후의 장마비
㉣ 뇌졸중

① ㉠, ㉡, ㉢
② ㉠, ㉢
③ ㉡, ㉣
④ ㉣
⑤ ㉠, ㉡, ㉢, ㉣

88 커피두의 소속과명은?

① Plantaginaceae
② Rubiaceae
③ Cruciferae
④ Leguminosae
⑤ Gramineae

89 Xanthine 유도체 중에서 심장성천식에 적용되는 것은?

① xanthine
② caffeine
③ theobromine
④ theophylline
⑤ purine

90 colchicine을 함유하는 생약은?

① Colchici Semen
② Fritillariae Bulbus
③ Allii Bulbus
④ Crocus
④ Coicis Semen

91 Liliaceae에 속하는 식물은?

① *Atractylodes japonica*
② *Chrysanthemum cinerariaefolium*
③ *Colchicum autumnale*
④ *Carthamus tinctorius*
⑤ *Artemisia cina*

87. ① 88. ② 89. ③ 90. ① 91. ③

92 다음 중 통풍치료에 응용되는 성분은?

① pilocarpine
② theobromine
③ coixol
④ colchicine
⑤ aucubin

93 토사자의 라틴생약명은?

① Cuscutae Semen
② Tiglii Semen
③ Physostigmatis Semen
④ Drabae Semen
⑤ Dolichoris Semen

94 토사자의 소속과명은?

① Compositae
② Euphorbiaceae
③ Convolvulaceae
④ Liliaceae
⑤ Labiatae

95 기원식물이 Cuscuta chinensis인 생약은?

① 의이인
② 호미카
③ 산초
④ 토사자
⑤ 정력자

96 토사자에 함유된 성분 중 estrogen 유사작용이 있는 것은?

① cuscutamine
② quercetin
③ kaemferol
④ cuscutic resinoside A
⑤ arbutin

97 Cuscutae Semen의 효능은?

① 강장, 강정
② 위염 치료
③ 신미성건위
④ 고미건위
⑤ 진해거담

92. ④ 93. ① 94. ③ 95. ④ 96. ④ 97. ①

98 파두의 라틴생약명은?

① Cuscutae Semen ② Tiglii Semen
③ Physostigmatis Semen ④ Drabae Semen
⑤ Dolichoris Semen

99 파두의 기원식물은?

① *Coix lacryma-joby* var. *ma-yuen*
② *Strychnos nux-vomica*
③ *Piper nigrum*
④ *Croton tiglium*
⑤ *Cuscuta chinensis*

100 파두의 성분중 발암성이 있는 것은?

① pinoresinol ② sesamin
③ ricinoleic acid ④ crotin
⑤ phorbol ester

101 다음 중 완고한 변비에 다른 종류의 하제가 무효일 때 쓰는 준하제는?

① 대황 ② 카스카라사그라다
③ 파두 ④ 노회
⑤ 센나엽

102 행인의 라틴생약명은?

① Cuscutae Semen ② Armeniacae Semen
③ Physostigmatis Semen ④ Drabae Semen
⑤ Dolichoris Semen

98. ② 99. ④ 100. ⑤ 101. ③ 102. ②

103 다음 중 행인의 기원식물로서 가장 알맞은 것은?

㉠ *Prunus armeniaca* var. *ansu*
㉡ *Prunus sibirica*
㉢ *Prunus mandsurica*
㉣ *Prunus persica*

① ㉠, ㉡, ㉢
② ㉠, ㉢
③ ㉡, ㉣
④ ㉣
⑤ ㉠, ㉡, ㉢, ㉣

104 amygdalin－prunasin의 성분계열은?

① isothiocyan glycoside
② nitric glycoside
③ coumarin glycoside
④ phenolic glycoside
⑤ triterpene glycoside

105 amygdalin의 가수분해반응생성물과 관련 있는 것으로 가장 알맞은 것은?

㉠ glucose
㉡ HCN
㉢ benzaldehyde
㉣ estron

① ㉠, ㉡, ㉢
② ㉠, ㉢
③ ㉡, ㉣
④ ㉣
⑤ ㉠, ㉡, ㉢, ㉣

106 호미카의 라틴명은?

① Strychni Semen
② Persicae Semen
③ Amygdali Semen Amara
④ Armeniacae Semen
⑤ Tiglii Semen

107 마전자의 기원식물은?

① *Cuscuta chinensis*
② *Strychnos nux－vomica*
③ *Physostigmatis venenosum*
④ *Coffea arabica*
⑤ *Plantago asiatica*

103. ① 104. ② 105. ① 106. ① 107. ②

108 호미카의 소속과명은?

① Umbelliferae ② Araliaceae
③ Lycopodiaceae ④ Leguminosae
⑤ Loganiaceae

109 다음 중 외국에서 생산되는 생약만으로 짝 지어진 것은?

① 호미카 - 사군자 ② 사인 - 복분자
③ 빈랑자 - 행인 ④ 산사자 - 도인
⑤ 진피 - 지실

110 고미건위, 위아토니, 요실금증 및 발기장애 등에 이용되는 생약은?

① 창이자 ② 백두옹
③ 신이 ④ 호미카
⑤ 백부근

111 호미카의 주성분으로 알맞은 것은?

㉠ strychnine ㉡ magnoflorine
㉢ brucine ㉣ vinblastine

① ㉠, ㉡, ㉢ ② ㉠, ㉢
③ ㉡, ㉣ ④ ㉣
⑤ ㉠, ㉡, ㉢, ㉣

112 과량 복용하면 지속적인 경련발작 후에 오는 질식과 피로 때문에 사망할 수도 있다. 이 생약은?

① 황련 ② 대황
③ 사군자 ④ 호미카
⑤ 대풍자

108. ⑤ 109. ① 110. ④ 111. ② 112. ④

113 NO_3^{-1} 검출에 이용되는 성분은?

① berberine ② eugenol
③ physostigmine ④ brucine
⑤ rutin

114 호미카의 주성분은 strychnine이다. 이 물질의 성분계열은?

① piperidine alkaloid ② isoquinoline alkaloid
③ indole alkaloid ④ benzylisoquinoline alkaloid
⑤ phenylethylamine alkaloid

115 strychnine이 함유된 생약은?

㉠ 카라발두 ㉡ 보두
㉢ 육두구 ㉣ 마전자

① ㉠, ㉡, ㉢ ② ㉠, ㉢
③ ㉡, ㉣ ④ ㉣
⑤ ㉠, ㉡, ㉢, ㉣

제4절 과실류

1 고추의 매운 맛을 나타내는 물질은?

① capsaicin ② capsanthin
③ β-carotine ④ viola-xanthine
⑤ capsorubin

2 고추 열매가 익어가면서 붉은색으로 변한다. 그 원인 물질은?

① dihydrocapsaicin ② nordihydrocapsaicin
③ capsaicin ④ capsanthin
⑤ capillarin

113. ④ 114. ③ 115. ③ [제4절] 1. ① 2. ④

3 고추의 성분 중 임상에서 동통의 완화에 처방되는 것은?

① capsaicin
② capsanthin
③ β-carotine
④ violaxanthine
⑤ capsorubin

4 Solanaceae에 속하는 생약으로 짝지워진 것은?

㉠ 고추
㉡ 용규
㉢ 구기자
㉣ 행인

① ㉠, ㉡, ㉢
② ㉠, ㉢
③ ㉡, ㉣
④ ㉣
⑤ ㉠, ㉡, ㉢, ㉣

5 capsaicin의 성분 계열은?

① flavonoid
② vanillylamine
③ terpernoid
④ coumarin
⑤ lignan

6 구기자(枸杞子)의 품질을 평가할 때 그 지표성분은?

① capsaicin
② zeaxanthine
③ betaine
④ *N*-methylcalystegine B_2
⑤ physalien

7 구기자나무의 뿌리껍질은?

① 오가피(五加皮)
② 지골피(地骨皮)
③ 고련피(苦楝皮)
④ 저백피(樗白皮)
⑤ 해동피(海桐皮)

3. ① 4. ① 5. ② 6. ③ 7. ②

8 동물조직 중에 choline의 대사산물로서 존재하기도 하는 물질은?

① capsaicin
② zeaxanthine
③ betaine
④ *N*-methylcalystegine B_2
⑤ physalien

9 가지과의 식물로 짝 지워진 것은?

㉠ *Rehamania glutinosa*
㉡ *Datura tatula*
㉢ *Myristica fragrans*
㉣ *Lycium chinense*

① ㉠, ㉡, ㉢
② ㉠, ㉢
③ ㉡, ㉣
④ ㉣
⑤ ㉠, ㉡, ㉢, ㉣

10 대추가 소속되는 과는?

① Compositae
② Rhamnaceae
③ Leguminosae
④ Solanaceae
⑤ Liliaceae

11 다음 성분 중 benzylalcohol 배당체는?

① myristicin
② zizybeoside I
③ magnolol
④ decursin
⑤ scutellarin

12 대추(大棗)와 관련이 있는 것은?

㉠ zizybeoside I, II
㉡ vomifoliol
㉢ ethyl-α-D-fructofuranoside
㉣ 강장, 보혈, 진정작용

① ㉠, ㉡, ㉢
② ㉠, ㉢
③ ㉡, ㉣
④ ㉣
⑤ ㉠, ㉡, ㉢, ㉣

8. ③ 9. ③ 10. ② 11. ② 12. ⑤

13 과실류 생약으로 짝지워진 것은?

① 대풍자 – 빈랑자 – 사인
② 개자 – 보골지 – 사군자
③ 육두구 – 산초 – 내복자
④ 대추 – 복분자 – 소두구
⑤ 우방자 – 산수유 – 산사

14 마리아엉겅퀴의 용부는?

① 열매
② 씨
③ 전초
④ 뿌리
⑤ 잎

15 마리아엉겅퀴의 주성분은?

① myristicin
② zizybeoside I
③ magnolol
④ silybin
⑤ scutellarin

16 *Silybum marianum*의 지표성분인 silybin의 약효는?

① 진해제
② 진통제
③ 마취제
④ 지사제
⑤ 간보호제

17 Materia Medica에도 수재되었으며 간장약으로 사용되는 것은?

① 당귀
② 천궁
③ 청호
④ 몰약
⑤ 마리아엉겅퀴

13. ④ 14. ① 15. ④ 16. ⑤ 17. ⑤

18 마리아엉겅퀴에 관련된 것으로 짝 지워진 것은?

㉠ flavolignan
㉡ 국화과
㉢ silymarin
㉣ 간장치료제

① ㉠, ㉡, ㉢
② ㉠, ㉢
③ ㉡, ㉣
④ ㉣
⑤ ㉠, ㉡, ㉢, ㉣

19 마리아엉겅퀴의 유효성분 분획으로 혼합물인 것은?

① silybin
② isosilybin
③ silymarin
④ silychristin
⑤ silydianin

20 복분자(覆盆子)의 기원식물은?

① *Platycodon grandiflorum*
② *Smilax china*
③ *Rubus coreanus*
④ *Acanthopanax sessiliforus*
⑤ *Silybum marianum*

21 복분자가 속하는 과명은?

① Compositae
② Campanulaceae
③ Rosaceae
④ Leguminosae
⑤ Labiatae

22 청량, 지갈, 수렴, 강장효과가 있으며 오자탕(五子湯)에 배합되는 생약은?

① 사군자(使君子)
② 견우자(牽牛子)
③ 결명자(決明子)
④ 복분자(覆盆子)
⑤ 내복자(萊菔子)

18. ⑤ 19. ③ 20. ③ 21. ③ 22. ④

23 Quisqualis Fructus의 용도는?

① 건위제 ② 강심제
③ 구충제 ④ 해열제
⑤ 이뇨제

24 사군자(使君子)가 속하는 과명은?

① Combretaceae ② Umbelliferae
③ Rubiaceae ④ Labiatae
⑤ Scrophulariaceae

25 사군자(使君子)의 주성분은?

① santonin ② pelletierine
③ quisqualic acid ④ α-kainic acid
⑤ ascaridol

26 사인의 기원식물은?

① *Amomum villosum* ② *Acanthopanax sessiliforus*
③ *Acorus gramineus* ④ *Agrimonia pilosa*
⑤ *Allium sativum*

27 사인이 속하는 과명은?

① Compositae ② Liliaceae
③ Araceae ④ Umbellifwrae
⑤ Zingiberaceae

28 구풍제, 방향성건위, 정장약으로 사용하며 안중산에 배합되는 것은?

① 산초(山椒) ② 오미자(五味子)
③ 연교(連翹) ④ 육두구(肉荳蔲)
⑤ 사인(砂仁)

23. ③ 24. ① 25. ③ 26. ① 27. ⑤ 28. ⑤

29 다음 중 사인에 들어 있는 성분은?

① silybin ② curcumin
③ turmeron ④ borneol
⑤ 6-gingerol

30 산사자의 기원식물은?

① *Crataegus pinnatifida* var. *typica* ② *Cornus officinalis*
③ *Acorus gramineus* ④ *Elettaria cardamomum*
⑤ *Dolchos lablab*

31 산사자에 들어있고 위액 및 췌장액 분비를 촉진하는 성분은?

① crataegolic acid ② curcumine
③ turmeron ④ borneol
⑤ 6-gingerol

32 산사자(山査子)에 관련된 것으로 가장 옳게 짝 지워진 것은?

㉠ Rosaceae ㉡ crataegolic acid
㉢ 소화제 ㉣ 구충제

① ㉠, ㉡, ㉢ ② ㉠, ㉢
③ ㉡, ㉣ ④ ㉣
⑤ ㉠, ㉡, ㉢, ㉣

33 산수유의 라틴 생약명은?

① Cardui Mariani Fructus ② Corni Fructus
③ Cardamomi Semen ④ Crataegi Fructus
⑤ Arctii Semen

29. ④ 30. ① 31. ① 32. ① 33. ②

34 다음 중 산수유의 기원으로 알맞은 것은?

① *Cirsium japonicum*
② *Alpinia oxyphylla*
③ *Cuscuta chinensis*
④ *Lycium chinensis*
⑤ *Cornus officinalis*

35 산수유의 지표성분인 loganin의 성분 계열은?

① alkaloid
② iridoid
③ lignan
④ sesquiterpenoid
⑤ flavonoid

36 산수유의 효능은?

① 자양강장
② 해열진통
③ 이뇨소종
④ 진해거담
⑤ 소화건위

37 다음 중 산수유의 성분에 해당하는 것은?

① loganin
② evodiamine
③ limonene
④ sanshool
⑤ arctiin

38 다음 중 산초의 기원으로 알맞은 것은?

① *Zanthoxylum piperitum*
② *Ligustrum lucidum*
③ *Citrus unshiu*
④ *Lycium chinensis*
⑤ *Cornus officinalis*

39 다음 중 산초의 신미 성분은?

① piperine
② hydroxy α - sanshool
③ gingerol
④ sinigrin
⑤ allicin

34. ⑤ 35. ② 36. ① 37. ① 38. ① 39. ②

40 산초의 신미성분인 α－sanshool 의 성분계열은?

① acid amide
② diarylheptanoid
③ carotenoid
④ thiocyanate
⑤ alliins

41 방향성 신미성건위제, 장내기생충구제제, 해독제 및 국소지각마비 작용이 있는 생약은?

① Colchici Semen
② Nelumbinis Semen
③ Zanthoxyli Fructus
④ Crataegi Fructus
⑤ Arctii Semen

42 소두구의 라틴 생약명은?

① Ammomi Cardamomi Fructus
② Ammomi Tsao－ko Fructus
③ Cardamomi Fructus
④ Aipiniae Katsumadaii Semen
⑤ Crataegi Fructus

43 소두구의 기원으로 알맞은 것은?

① *Elettaria cardamomum*
② *Amomum kravanh*
③ *Ammomum compactum*
④ *Amomum tsao-ko*
⑤ *Alpinia katsumadai*

44 소두구의 담즙분비 촉진 작용의 원인물질은?

① cineol
② (＋)－α－terpinyl acetate
③ limonene
④ morriside
⑤ anemonin

40. ① 41. ③ 42. ③ 43. ① 44. ②

45 소두구의 용도는?

① 혈압강하제 ② 해열제
③ 진해거담제 ④ 지혈제
⑤ 건위구풍제

46 백두구의 라틴생약명은?

① Ammomi Cardamomi Fructus ② Ammomi Tsao-ko Fructus
③ Cardamomi Fructus ④ Aipiniae Katsumadaii Semen
⑤ Crataegi Fructus

47 백두구의 기원식물은?

① *Elettaria cardamomum* ② *Amomum kravanh*
③ *Curcum longa* ④ *Amomum tsao-ko*
⑤ *Alpinia katsumadai*

48 방향성건위약으로 위통, 복창 등에 쓰는 생약은?

① 지모 ② 석고
③ 백두구 ④ 마리아엉겅퀴
⑤ 절패모

49 초과의 라틴생약명은?

① Ammomi Cardamomi Fructus ② Ammomi Tsao-ko Fructus
③ Cardamomi Fructus ④ Aipiniae Katsumadaii Semen
⑤ Crataegi Fructus

50 초두구의 라틴생약명은?

① Ammomi Cardamomi Fructus ② Ammomi Tsao-ko Fructus
③ Cardamomi Fructus ④ Aipiniae Katsumadaii Semen
⑤ Crataegi Fructus

45. ⑤ 46. ① 47. ② 48. ③ 49. ② 50. ②

51 초두구에 함유된 diarylheptanoid 성분은?

① katsumadain A
② curcumin
③ turmeron
④ crataegolic acid
⑤ 6 - gingerol

52 여정실의 라틴 생약명은?

① Lycii Fructus
② Tribuli Fructus
③ Aurantii Fructus
④ Ligustri Fructus
⑤ Crataegi Fructus

53 여정실의 기원 식물은?

① 깽깽이풀
② 당광나무
③ 개나리
④ 탱자나무
⑤ 망개나무

54 여정실에 함유된 nuezhenide, lucidumoside C의 성분 계열은?

① phenylpropanoid
② triterpene
③ oligosaccharide
④ secoiridoid
⑤ cyclopeptide

55 여정실의 효능은?

① 자양강장
② 이뇨
③ 해열진통
④ 진해거담
⑤ 사하

56 연교의 라틴 생약명은?

① Lycii Fructus
② Corydalis Tuber
③ Forsythiae Fructus
④ Akebiae Semen
⑤ Arctii Semen

51. ① 52. ④ 53. ② 54. ④ 55. ① 56. ③

57 KP에 수재된 연교의 기원식물은?

㉠ *Forsythia viridissima*
㉡ *Forsythia koreana*
㉢ *Forsythia suspensa*
㉣ *Fritillaria cirrosa*

① ㉠, ㉡, ㉢
② ㉠, ㉢
③ ㉡, ㉣
④ ㉣
⑤ ㉠, ㉡, ㉢, ㉣

58 연교의 함유성분끼리 묶인 것은?

① pinoresinol – deoxypodophyllotoxin
② diosgenin – sweroside
③ morroniside – loganin
④ ferulic acid – oleanolic acid
⑤ arctiin – forsythiaside

59 연교의 효능은?

① 소염, 배농
② 혈압강하
③ 뇨로방부
④ 진정, 진경
⑤ 구충

60 연교의 과명은?

① Leguminosae
② Oleaceae
③ Guttiferae
④ Ericaceae
⑤ Solanaceae

61 연교에 함유된 forsythiaside, suspensoside의 성분계열은?

① caffeic acid glycoside
② lignan
③ flavonoid
④ benzylisoquinolie alk.
⑤ coumarin

57. ② 58. ⑤ 59. ① 60. ② 61. ①

62 연교에 함유된 artiin, mataresinol의 성분계열은?

① caffeic acid glycoside
② lignan
③ flavonoid
④ benzylisoquinolie alk.
⑤ coumarin

63 영실의 라틴 생약명은?

① Mume Fructus
② Corydalis Tuber
③ Forsythiae Fructus
④ Schisandrae Fructus
⑤ Rosae Fructus

64 영실의 주성분의 이름과 그 구조 계열이 잘 짝지어진 것은?

① rutin – flavonoid
② multiflorin A – flavonoid
③ loganin – iridoid
④ phorbol ester – diterpenoid
⑤ zeaxanthin – carotenoid

65 multiflorin A 의 주 활성은?

① 자궁수축
② 혈전방지
③ 사하작용
④ 진해거담 작용
⑤ 배농작용

66 다음 중 덜 익은 열매를 생약으로 사용하는 것은?

① 영실
② 마리아엉겅퀴
③ 오미자
④ 용안육
⑤ 산초

67 오매의 라틴 생약명은?

① Lycii Fructus
② Mume Fructus
③ Forsythiae Fructus
④ Ponciri Fructus
⑤ Evodiae Fructus

62. ② 63. ⑤ 64. ② 65. ③ 66. ① 67. ②

68 오매의 기원식물은?

① *Prunus armeniaca*
② *Prunus amygdalus* var. *amara*
③ *Prunus mume*
④ *Prunus mandsurica*
⑤ *Prunus persica*

69 청량성 수렴약으로 지사, 해열, 진해, 거담을 목적으로 쓰는 것은?

① 영실
② 여정실
③ 백두구
④ 오매
⑤ 오수유

70 오미자가 속하는 과는?

① Paeoniaceae
② Umbelliferae
③ Illiciaceae
④ Rutaceae
⑤ Schisandraceae

71 오미자의 lignan계 성분으로 가장 적절한 것은?

㉠ schisandrin A
㉡ arctiin
㉢ gomisin
㉣ pinoresinol

① ㉠, ㉡, ㉢
② ㉠, ㉢
③ ㉡, ㉣
④ ㉣
⑤ ㉠, ㉡, ㉢, ㉣

72 오미자의 주성분인 schisandrin, gomisin의 성분계열은?

① lignan
② flavonoid
③ diterpene alkaloid
④ indole alkaloid
⑤ steroidal saponin

68. ③ 69. ④ 70. ⑤ 71. ② 72. ①

73 오미자의 기원식물은?

① *Dimocarpus longan*
② *Poncirus trifoliata*
③ *Astragalus membranaceus*
④ *Alpinia oxyphylla*
⑤ *Schisandra chinensis*

74 오수유의 라틴 생약명은?

① Schisandrae Fructus
② Mume Fructus
③ Schisandrae Fructus
④ Ponciri Fructus
⑤ Evodiae Fructus

75 오수유나무는 어느 과에 속하는가?

① Rutaceae
② Zigiberaceae
③ Rosaceae
④ Umbelliferae
⑤ Ranunculaceae

76 오수유의 지표성분은?

㉠ schisandrin
㉡ evidiamine
㉢ higenamine
㉣ rutaecarpine

① ㉠, ㉡, ㉢
② ㉠, ㉢
③ ㉡, ㉣
④ ㉣
⑤ ㉠, ㉡, ㉢, ㉣

77 evodiamine 함유생약으로 적합한 것은?

① 산수유
② 오수유
③ 오미자
④ 오매
⑤ 맥각

73. ⑤ 74. ⑤ 75. ① 76. ③ 77. ②

78 오수유의 성분 중 vanilloid receptor agonist로서 작용하여 진경작용을 나타내는 것은?

① scopolamine ② amygdaline
③ capsaicin ④ limonin
⑤ evodiamine

79 오수유의 성분 중 적출자궁을 수축시키는 성분은?

① katsumadain A ② curcumin
③ turmeron ④ crataegolic acid
⑤ rutaecarpine

80 다음 중 임부에는 주의하여 사용해야 하는 생약은?

① 산수유 ② 오수유
③ 오미자 ④ 오매
⑤ 용안육

81 다음 중 용안육의 라틴생약명은?

① Zanthoxyli Fructus ② Amomi Fructus
③ Ponciri Fructus ④ Longanae Fructus
⑤ Alpiniae Fructus

82 다음 중 용안육의 기원식물의 학명은?

① *Dimocarpus longan* ② *Poncirus trifoliata*
③ *Astragalus membranaceus* ④ *Alpinia oxyphylla*
⑤ *Bupleurum falcatum*

78. ⑤ 79. ⑤ 80. ② 81. ④ 82. ①

83 다음 중 용안육이 속하는 과명은?

① Sapindaceae ② Zingiberaceae
③ Gramineae ④ Liliaceae
⑤ Polygonaceae

84 다음 중 용안육의 용도는?

① 방향성 건위약 ② 소염
③ 해열진통제 ④ 고미건위제
⑤ 진정제

85 다음 중 자양강장, 진정의 목적으로 사용되는 생약은?

① Zanthoxyli Fructus ② Amomi Fructus
③ Ponciri Fructus ④ Longanae Fructus
⑤ Alpiniae Fructus

86 다음 중 익지의 기원식물의 학명은?

① *Dimocarpus longan* ② *Poncirus trifoliata*
③ *Astragalus membranaceus* ④ *Alpinia oxyphylla*
⑤ *Bupleurum falcatum*

87 다음 중 익지가 속하는 과명은?

① Sapindaceae ② Zingiberaceae
③ Gramineae ④ Liliaceae
⑤ Polygonaceae

83. ① 84. ⑤ 85. ④ 86. ④ 87. ②

88 다음 중 익지의 지표성분은?

㉠ nootkatoon　　㉡ zingerol
㉢ yakuchinone A　　㉣ catalposide

① ㉠, ㉡, ㉢　　② ㉠, ㉢
③ ㉡, ㉣　　④ ㉣
⑤ ㉠, ㉡, ㉢, ㉣

89 익지의 성분인 yakuchinone A의 성분계열은?

① sesquiterpenoid　　② diarylheptanoid
③ acidamide　　④ ecdysteroid
⑤ secoiridoid

90 이 약의 50% ethanol ext.에는 항이뇨, 항궤양, 항치매작용과 학습능력 개선작용이 있다. 이 생약은?

① Zanthoxyli Fructus　　② Amomi Fructus
③ Ponciri Fructus　　④ Longanae Fructus
⑤ Alpiniae Fructus

91 다음 중 지실의 기원식물의 학명은?

① *Dimocarpus longan*　　② *Poncirus trifoliata*
③ *Citrus aurantium*　　④ *Alpinia oxyphylla*
⑤ *Bupleurum falcatum*

92 다음 중 지실의 지표성분은?

① saikosaponin　　② poncirin
③ ginsenoside　　④ naringin
⑤ hesperidin

88. ②　89. ②　90. ⑤　91. ②　92. ②

93 다음 중 지실의 주 구성성분은?

① anthraquinone ② flavonoid
③ triterpenoidal saponin ④ ecdysteroid
⑤ secoiridoid glycoside

94 다음 중 지실의 약학적 용도는?

① 방향성 고미건위약 ② 자양강장
③ 해열진통제 ④ 이뇨약
⑤ 진정제

95 다음 중 지실의 지표성분인 poncirin은 어떤 계열의 flavonoid인가?

① flavonol ② flavanone
③ flavone ④ flavane
⑤ isoflavone

96 다음 중 진피(陳皮)의 라틴생약명은?

① Zanthoxyli Fructus ② Aurantii Nobilis Pericarpium
③ Ponciri Fructus ④ Longanae Fructus
⑤ Alpiniae Fructus

97 다음 중 진피(陳皮)의 기원식물의 학명은?

① *Dimocarpus longan* ② *Poncirus trifoliata*
③ *Citrus unshiu* ④ *Alpinia oxyphylla*
⑤ *Bupleurum falcatum*

98 다음 중 진피(陳皮)의 지표성분명은?

① saikosaponin ② poncirin
③ ginsenoside ④ naringin
⑤ hesperidin

93. ② 94. ① 95. ② 96. ② 97. ③ 98. ⑤

99 다음 중 진피(陳皮)의 주 구성성분은?

① anthraquinone
② flavonoid
③ triterpenoidal saponin
④ ecdysteroid
⑤ secoiridoid glycoside

100 다음 중 진피의 효능은?

① 건위
② 사하
③ 진통
④ 이뇨
⑤ 진정

101 다음 중 지구자의 라틴생약명은?

① Zanthoxyli Fructus
② Hoveniae Semen cum Fructus
③ Ponciri Fructus
④ Longanae Fructus
⑤ Alpiniae Fructus

102 다음 중 지구자가 속하는 과명은?

① Sapindaceae
② Zingiberaceae
③ Rutaceae
④ Rhamnaceae
⑤ Polygonaceae

103 다음 중 지구자의 효능은?

① 소화
② 진해
③ 거담
④ 해독
⑤ 진정

104 과실류 생약으로 주독을 푸는데 사용하는 생약은?

① Zanthoxyli Fructus
② Hoveniae Semen cum Fructus
③ Ponciri Fructus
④ Longanae Fructus
⑤ Alpiniae Fructus

99. ② 100. ① 101. ② 102. ④ 103. ④ 104. ②

105 다음 중 천련자의 라틴생약명은?

① Zanthoxyli Fructus
② Aurantii Nobilis Pericarpium
③ Ponciri Fructus
④ Meliae Fructus
⑤ Alpiniae Fructus

106 다음 중 멀구슬나무의 학명은?

① *Dimocarpus longan*
② *Melia azedarach* var. *japonica*
③ *Hovenia dulcis*
④ *Alpinia oxyphylla*
⑤ *Bupleurum falcatum*

107 다음 중 천련자가 속하는 과명은?

① Sapindaceae
② Zingiberaceae
③ Rutaceae
④ Meliaceae
⑤ Polygonaceae

108 다음 중 멀구슬나무에 함유된 고미물질의 성분계열은?

① flavonoid
② alkaloid
③ steroid
④ limonoid
⑤ dammarane

109 다음 중 멀구슬나무 열매의 효능은?

① 건위
② 구충
③ 거담
④ 해독
⑤ 진정

110 다음 중 자실의 라틴생약명은?

① Catalapae Fructus
② Aurantii Nobilis Pericarpium
③ Ponciri Fructus
④ Meliae Fructus
⑤ Alpiniae Fructus

105. ④ 106. ② 107. ④ 108. ④ 109. ② 110. ①

111 다음 중 자실의 기원식물은?

① *Dimocarpus longan* ② *Poncirus trifoliata*
③ *Hovenia dulcis* ④ *Alpinia oxyphylla*
⑤ *Catalpa ovata*

112 다음 중 자실이 속하는 과명은?

① Sapindaceae ② Bignoniaceae
③ Rutaceae ④ Liliaceae
⑤ Polygonaceae

113 다음 중 자실의 지표성분은?

① nootkatoon ② akeboside
③ yakuchinone A ④ catalposide
⑤ ascaridol

114 다음 중 자실의 주된 효능은?

① 건위 ② 구충
③ 거담 ④ 해독
⑤ 이뇨

115 다음 중 질려자의 라틴생약명은?

① Tribuli Fructus ② Aurantii Nobilis Pericarpium
③ Ponciri Fructus ④ Meliae Fructus
⑤ Alpiniae Fructus

116 다음 중 질려자가 속하는 과명은?

① Zygophyllaceae ② Zingiberaceae
③ Rutaceae ④ Meliaceae
⑤ Polygonaceae

111. ⑤ 112. ② 113. ④ 114. ⑤ 115. ① 116. ①

117 다음 중 이뇨, 소염의 목적으로 사용되는 남가새 열매의 생약명은?

① Tribuli Fructus
② Aurantii Nobilis Pericarpium
③ Ponciri Fructus
④ Meliae Fructus
⑤ Alpiniae Fructus

118 다음 중 창이자의 라틴생약명은?

① Zanthoxyli Fructus
② Xanthii Fructus
③ Ponciri Fructus
④ Meliae Fructus
⑤ Alpiniae Fructus

119 다음 중 창이자의 기원식물의 학명은?

① *Xanthium strumarium*
② *Poncirus trifoliata*
③ *Hovenia dulcis*
④ *Alpinia oxyphylla*
⑤ *Bupleurum falcatum*

120 다음 중 창이자가 속하는 과명은?

① Compositae
② Zingiberaceae
③ Rutaceae
④ Meliaceae
⑤ Polygonaceae

121 다음 중 만성비염에 효능이 있는 생약명은?

① Zanthoxyli Fructus
② Xanthii Fructus
③ Ponciri Fructus
④ Meliae Fructus
⑤ Alpiniae Fructus

122 다음 중 모두 비연두통, 비색두통, 콧물 등에 적용하는 생약의 짝은?

① 신이 – 창이자
② 마황 – 천궁
③ 금은화 – 당귀
④ 과화 – 원화
⑤ 사프란 – 인동

117. ① 118. ② 119. ① 120. ① 121. ② 122. ①

123 치자의 소속과명은?

① Rosaceae ② Rubiaceae
③ Rutaceae ④ Gentianaceae
⑤ Rhamnaceae

124 치자의 성분 중 담즙분비 작용이 있는 것은?

㉠ genipine ㉡ camophor
㉢ crocin ㉣ hesperidin

① ㉠, ㉡, ㉢ ② ㉠, ㉢
③ ㉡, ㉣ ④ ㉣
⑤ ㉠, ㉡, ㉢, ㉣

125 치자의 황색 색소물질은?

① genipin ② geniposide
③ gardenoside ④ shanzhiside
⑤ crocin

126 치자의 효능은?

㉠ 이담작용 ㉡ 사하작용
㉢ 간세포보호 ㉣ 혈압상승

① ㉠, ㉡, ㉢ ② ㉠, ㉢
③ ㉡, ㉣ ④ ㉣
⑤ ㉠, ㉡, ㉢, ㉣

127 홉의 라틴 생약명은?

① Humuli Fructus ② Lupuli Strobilus
③ Humuli Strobilus ④ Humuli Lupuli Fructus
⑤ Humuli Lupuli Strobilus

123. ② 124. ② 125. ⑤ 126. ② 127. ③

128 홉의 사용부위는?

① 구과
② 과피
③ 종자
④ 근경
⑤ 전초

129 Humulone의 생합성 경로는?

① polyketide pathway
② mevalonic acid pathway
③ shikimic acid pathway
④ polyketide pathway + shikimic acid pathway
⑤ polyketide pathway + mevalonic acid pathway

130 Humulone, lupulone의 기본 골격명은?

① pyrogallol
② catechol
③ ploroglucinol
④ shikimic acid
⑤ gallic acid

131 홉의 고미질 성분으로 바르게 된 것은?

㉠ cannabinol
㉡ humulone
㉢ limonin
㉣ lupulone

① ㉠, ㉡, ㉢
② ㉠, ㉢
③ ㉡, ㉣
④ ㉣
⑤ ㉠, ㉡, ㉢, ㉣

132 홉의 약리 · 응용이 바르게 된 것은?

㉠ 방향성 고미건위
㉡ phytoestrogenic action
㉢ 항세균작용
㉣ 진정작용

① ㉠, ㉡, ㉢
② ㉠, ㉢
③ ㉡, ㉣
④ ㉣
⑤ ㉠, ㉡, ㉢, ㉣

128. ① 129. ① 130. ③ 131. ③ 132. ⑤

133 후추의 라틴 생약명은?

① Zanthoxyli Fructus ② Xanthii Fructus
③ Piperis Nigri Fructus ④ Meliae Fructus
⑤ Alpiniae Fructus

134 후추의 신미성분인 piperine이 성분계열은?

① lignan ② phenylpropanoid
③ alkamide ④ curcuminoid
⑤ diarylheptanoid

135 후추의 용도는?

㉠ 건위약 ㉡ 향신료
㉢ 식욕 증진제 ㉣ 구풍약

① ㉠, ㉡, ㉢ ② ㉠, ㉢
③ ㉡, ㉣ ④ ㉣
⑤ ㉠, ㉡, ㉢, ㉣

136 다음 후추의 성분 중 액체 alkaloid는?

① piperine ② chavicine
③ cubebin ④ α-pinene
⑤ linalool

137 이성체인데 하나는 액체이고 하나는 고체인 것은?

① quinine, quinidine ② lysersic acid, isolysersic acid
③ hyoscyamine, atropine ④ chavicine, piperine
⑤ cinchonine, cinchonidine

133. ③ 134. ③ 135. ⑤ 136. ② 137. ④

138 회향의 기원식물명과 과명은?

① *Illicium verum* - Illiciaceae

② *Anethum graveolens* - Umbelliferae

③ *Foeniculum vulgare* - Umbelliferae

④ *Elletaria cardamomum* - Zingiberaceae

⑤ *Amomum tsaoko* - Zingiberaceae

139 신선한 회향에는 거의 들어 있지 않고 해가 지남에 따라 함량이 증가하는 성분은?

① anethole
② limonene
③ camphor
④ anisaldehyde
⑤ scopoletin

140 회향의 anisaldehyde는 다음 중 어느 성분에서 생성된 것인가?

① anethole
② estragole
③ d-fenchone
④ limonene
⑤ carvone

141 다음 생약 중에서 anethole을 함유하는 것으로 가장 알맞은 것은?

㉠ Anisi Stellati Fructus
㉡ Foeniculi Fructus
㉢ Anisi Fructus
㉣ Anethi Fructus

① ㉠, ㉡, ㉢
② ㉠, ㉢
③ ㉡, ㉣
④ ㉣
⑤ ㉠, ㉡, ㉢, ㉣

제5절 전 초 류

1 광곽향의 약전 기원식물은?

① *Agastache rugosa* ② *Pogostemon cablin*
③ *Rabdosia japonica* ④ *Lophanthus rugosus*
⑤ *Thymus quinquecostatus*

2 광곽향의 성분은?

① nootkatoon ② akeboside
③ yakuchinone A ④ catalposide
⑤ patchouli alcohol

3 광곽향의 효능으로 가장 알맞은 것은?

㉠ 건위작용 ㉡ 항암작용
㉢ 진정작용 ㉣ 해열작용

① ㉠, ㉡, ㉢ ② ㉠, ㉢
③ ㉡, ㉣ ④ ㉣
⑤ ㉠, ㉡, ㉢, ㉣

4 구절초의 라틴생약명은?

① Chrysanthemi Zawadskii Herba ② Pogostemonis Herba
③ Cirsii Herba ④ Saururi Herba
⑤ Dendrobi Herba

5 다음 중 항염증작용이 있는 linarin을 함유한 생약은?

㉠ 즙채 ㉡ 대계
㉢ 광곽향 ㉣ 구절초

① ㉠, ㉡, ㉢ ② ㉠, ㉢
③ ㉡, ㉣ ④ ㉣
⑤ ㉠, ㉡, ㉢, ㉣

[제5절] 1. ② 2. ⑤ 3. ⑤ 4. ① 5. ③

6 당약의 기원식물은?

① *Gentiana scabra*
② *Gentiana mashurica*
③ *Gentiana trifolia*
④ *Swertia japonica*
⑤ *Gentiana lutea*

7 당약의 적응증으로 가장 알맞은 것은?

㉠ 소화불량
㉡ 간질환
㉢ 결막염
㉣ 발열두통

① ㉠, ㉡, ㉢
② ㉠, ㉢
③ ㉡, ㉣
④ ㉣
⑤ ㉠, ㉡, ㉢, ㉣

8 당약의 고미성분은?

① linarin
② genipin
③ swertiamarin
④ patchouli alcohol
⑤ lobeline

9 당약의 성분인 swertiamarin의 성분계열은?

① secoiridoid
② xanthone
③ flavonoid
④ iridoid
⑤ triterpenoid

10 대계의 소속과명은?

① Umbelliferae
② Labiatae
③ Compositae
④ Papaveraceae
⑤ Saururaceae

6. ④ 7. ① 8. ③ 9. ① 10. ③

11 대계의 간세포보호작용 물질로 분리된 것은?

① hispidulin-7-O-neohespridoside ② genipin
③ swertiamarin ④ patchouli alcohol
⑤ lobeline

12 대계의 라틴생약명은?

① Chrysanthemi Zawadskii Herba ② Pogostemonis Herba
③ Cirsii Herba ④ Saururi Herba
⑤ Dendrobi Herba

13 대계의 효능은?

① 진정 ② 지혈
③ 진통 ④ 혈압강하
⑤ 강장

14 대마의 소속과명은?

① Poaceae ② Palmae
③ Campanulaceae ④ Compositae
⑤ Moraceae

15 대마의 성분 중 환각작용이 가장 강한 것은?

① tetrahydrocannabinolic acid(THCA) ② cannabinolic acid(CBDA)
③ tetrahydrocannabinol(THC) ④ cannabinol(CBN)
⑤ cannabichromene(CBC)

11. ① 12. ③ 13. ② 14. ⑤ 15. ③

16 다음 중 대마 관련 약물은?

㉠ 마리화나　　㉡ 하쉬쉬
㉢ 하쉬오일　　㉣ 필로폰

① ㉠, ㉡, ㉢　　② ㉠, ㉢
③ ㉡, ㉣　　④ ㉣
⑤ ㉠, ㉡, ㉢, ㉣

17 대마의 사용부위는?

① 종자　　② 자화수
③ 근경　　④ 괴경
⑤ 괴근

18 다음 중 호흡흥분제로 이용되는 생약의 기원은?

① *Papaver somniferum*　　② *Rubia akane*
③ *Lobelia inflata*　　④ *Rheum palmatum*
⑤ *Mentha arvensis*

19 Lobeliae Herba의 소속과명은?

① Solanaceae　　② Campanulaceae
③ Labiatae　　④ Rubiaceae
⑤ Leguminosae

20 로벨리아초의 성분인 lobeline의 모핵은?

① isoquinoline　　② tropane
③ indole　　④ lupinane
⑤ piperidine

16. ①　17. ②　18. ③　19. ②　20. ⑤

21 다음 중 lobeline의 약효는?

① 호흡흥분 ② 사하
③ 건위 ④ 진통
⑤ 진정

22 methamphetamine과 같은 향정신성약물의 중독증상을 치료할 가능성이 있는 성분은?

① ephedrine ② lobeline
③ menthol ④ thymol
⑤ chelidonie

23 마황의 소속과명은?

① Compositae ② Polygonaceae
③ Leguminosae ④ Ephedraceae
⑤ Ranunculaceae

24 마황의 마황의 성분 중 혈당강하작용이 있는 성분은?

① epherine ② pseudoepherine
③ norephedrine ④ ephedroxane
⑤ ephedrane

25 다음 중 초질경을 약용부위로 쓰는 생약은?

① Cirsii Herba ② Cannabis Herba
③ Ephedrae Herba ④ Thymi Herba
⑤ Saururi Herba

26 ephedrine 모핵의 특징은?

① indole ② amine
③ protoberberine ④ lupinane
⑤ xanthine

21. ① 22. ② 23. ④ 24. ⑤ 25. ③ 26. ②

27 마황의 효능은?

㉠ 발한
㉡ 해열
㉢ 진해
㉣ 이뇨

① ㉠, ㉡, ㉢
② ㉠, ㉢
③ ㉡, ㉣
④ ㉣
⑤ ㉠, ㉡, ㉢, ㉣

28 "필로폰"과 다소 관련이 있는 생약은?

① Ergota Preparata
② Ephedrae Herba
③ Scopoliae Rhizoma
④ Cascara Sagrada
⑤ Cannabis Herba

29 마황탕의 조성 생약은?

㉠ 마황
㉡ 계지
㉢ 행인
㉣ 감초

① ㉠, ㉡, ㉢
② ㉠, ㉢
③ ㉡, ㉣
④ ㉣
⑤ ㉠, ㉡, ㉢, ㉣

30 다음 중 녹박하의 주성분에 해당되는 것은?

① thymol
② menthol
③ camphor
④ borneol
⑤ carvone

31 박하의 효능은?

㉠ 건위, 구풍
㉡ 진통
㉢ 지양
㉣ 이뇨

① ㉠, ㉡, ㉢
② ㉠, ㉢
③ ㉡, ㉣
④ ㉣
⑤ ㉠, ㉡, ㉢, ㉣

27. ⑤ 28. ② 29. ⑤ 30. ⑤ 31. ①

32 백굴채의 라틴생약명은?

① Cirsii Herba
② Cannabis Herba
③ Chelidonii Herba
④ Thymi Herba
⑤ Saururi Herba

33 다음 중 백굴채의 기원으로 알맞은 것은?

① *Lobelia inflata*
② *Vinca rosea*
③ *Cirsium japonicum*
④ *Corydalis ternata*
⑤ *Chelidonium majus*

34 백굴채의 소속과명은?

① Labiatae
② Papaveraceae
③ Leguminosae
④ Ephedraceae
⑤ Rubiaceae

35 백굴채의 효능은?

① 진통
② 건위
③ 지혈
④ 사하
⑤ 중추흥분

36 백굴채의 지표성분은?

① chelidonine
② lobeline
③ menthol
④ thymol
⑤ papaverine

37 백굴채의 반합성 alkaloid에 속하고 항종양작용이 있는 것은?

① chelidonine
② protopine
③ uklain
④ coptisine
⑤ berberine

32. ③ 33. ⑤ 34. ② 35. ① 36. ① 37. ③

38 chelidonine의 모핵은?

① tropane
② isoquinoline
③ protoberberine
④ lupinane
⑤ xanthine

39 빈카의 성분인 vincamine의 효능은?

① 항암
② 진정
③ 소염
④ 뇌혈류개선
⑤ 보양

40 Vincae Herba의 소속 과명은?

① Umbelliferae
② Compositae
③ Ephedraceae
④ Apocynaceae
⑤ Paeoniaceae

41 다음 중 빈카의 항암활성 성분은?

㉠ vinbrastine
㉡ taxol
㉢ vincristine
㉣ vincamine

① ㉠, ㉡, ㉢
② ㉠, ㉢
③ ㉡, ㉣
④ ㉣
⑤ ㉠, ㉡, ㉢, ㉣

42 빈카의 성분인 vincristine의 성분계열은?

① indole alk.
② protoberberine alk.
③ tropane alk.
④ lupinane alk.
⑤ xanthine alk.

38. ③ 39. ④ 40. ④ 41. ② 42. ①

43 다음 중 사향초의 주성분인 thymol은?

① 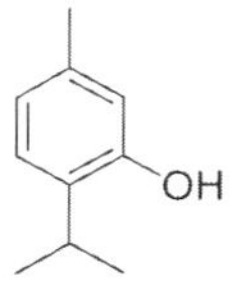

② 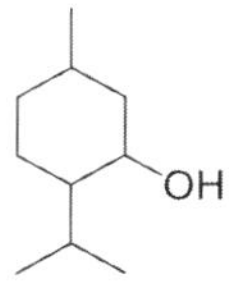

③ 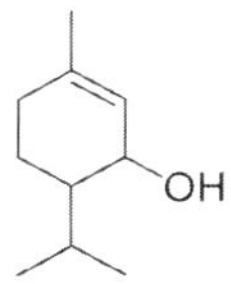

④ 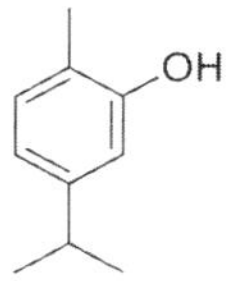

⑤ 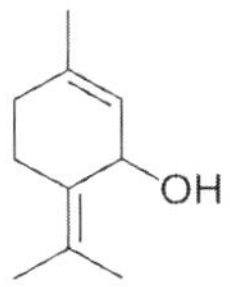

44 사향초의 라틴생약명은?

① Cirsii Herba
② Cannabis Herba
③ Chelidonii Herba
④ Thymi Herba
⑤ Saururi Herba

45 사향초의 기원식물은?

① *Thymus quinquecostatus*
② *Foeniculum vulgare*
③ *Poncirus trifoliata*
④ *Anethum graveolens*
⑤ *Vinca rosea*

46 Thymi Quinquecostati Herba의 한자명은?

① 石斛
② 麝香草
③ 薏苡仁
④ 三白草
⑤ 益母草

43. ① 44. ④ 45. ① 46. ②

47 다음 중 삼백초의 성분은?

① sauchinone
② santalol
③ santonin
④ schizandrin
⑤ scopoletin

48 삼백초의 라틴생약명은?

① Cirsii Herba
② Cannabis Herba
③ Chelidonii Herba
④ Thymi Herba
⑤ Saururi Herba

49 삼백초의 과명은?

① Saxifragaceae
② Saururaceae
③ Scrophulariaceae
④ Typhaceae
⑤ Taxaceae

50 상기생의 함유 성분은?

① avicularin
② daidzin
③ rutin
④ puererin
⑤ genipin

51 상기생의 라틴생약명은?

① Cirsii Herba
② Loranthi Ramulus
③ Chelidonii Herba
④ Thymi Herba
⑤ Saururi Herba

52 상기생의소속과명은?

① Loranthaceae
② Lauraceae
③ Linaceae
④ Labiatae
⑤ Loganiaceae

47. ① 48. ⑤ 49. ② 50. ① 51. ② 52. ①

53 석곡의 한방적인 효능은?

① 발한제
② 청열제
③ 보음제
④ 개규제
⑤ 안신제

54 석곡의 라틴생약명은?

① Cirsii Herba
② Loranthi Ramulus
③ Chelidonii Herba
④ Dendrobii Herba
⑤ Saururi Herba

55 석곡의 소속 과명은?

① Orchidaceae
② Campanulaceae
③ Liliaceae
④ Dioscoreacea
⑤ Cyperaceae

56 용규의 라틴생약명은?

① Solani Nigri Herba
② Dendrobii Herba
③ Menthae Herba
④ Cannabis Herba
⑤ Swertiae Herba

57 용규가 속하는 라틴과명은?

① Rutaceae
② Leguminosae
③ Compositae
④ Labiatae
⑤ Solanaceae

53. ③ 54. ④ 55. ① 56. ① 57. ⑤

58 용규의 성분과 그 성분계열로서 가장 알맞은 것은?

㉠ solasodine　　㉡ solanine
㉢ steroidal alkaoid　　㉣ cardiac glycoside

① ㉠, ㉡, ㉢　　② ㉠, ㉢
③ ㉡, ㉣　　④ ㉣
⑤ ㉠, ㉡, ㉢, ㉣

59 용규에 함유된 steroidal alkaloid는?

① solasodine　　② veratrine
③ fritillarin　　④ dioscin
⑤ gomisin

60 용규의 효능은?

① 소염, 이뇨　　② 건위, 소화
③ 구충　　④ 국소마취
⑤ 사하

61 육종용에서 항산화활성이 있어서 항염효과를 나타내는 성분은?

① torachrysone　　② dioscin
③ wogonin　　④ paeoniflorin
⑤ acteoside

62 육종용의 라틴생약명은?

① Agrimoniae Herba　　② Cistanchisi Herba
③ Sophorae Flos　　④ Theae Folium
⑤ Eucommiae Cortex

58. ②　59. ①　60. ①　61. ⑤　62. ②

63 육종용이 속하는 라틴과명은?

① Compositae
② Leguminosae
③ Orobanchaceae
④ Labiatae
⑤ Solanaceae

64 다음 중 육종용에 함유된 성분은?

① acteoside
② acetylshikonin
③ baicalein
④ carthamin
⑤ falcarinol

65 강장제로서 발기부전, 노인성변비 등에 적용하는 생약은?

① 복분자
② 주목
③ 육종용
④ 인삼
⑤ 당귀

66 음양곽의 효능은?

㉠ 강정
㉡ 통경
㉢ 이뇨
㉣ 지한

① ㉠, ㉡, ㉢
② ㉠, ㉢
③ ㉡, ㉣
④ ㉣
⑤ ㉠, ㉡, ㉢, ㉣

67 음양곽의 라틴생약명은?

① Caryophylli Flos
② Bupleuri Radix
③ Epimedii Herba
④ Forsythiae Fructus
⑤ Swertiae Herba

63. ③ 64. ① 65. ③ 66. ② 67. ③

68 음양곽의 학명은?

① *Cornus officinalis* ② *Epimedium koreanum*
③ *Aconitum carmichaelli* ④ *Leonurus japonicus*
⑤ *Glycyrrhiza uralensis*

69 음양곽이 속하는 라틴과명은?

① Rutaceae ② Leguminosae
③ Compositae ④ Berberidaceae
⑤ Rosaceae

70 음양곽의 지표성분명은?

① icariin ② aconitine
③ puerarin ④ glycyrrhizin
⑤ schisandrin

71 음양곽의 성분인 icariin이 속하는 성분계열은?

① coumarin ② flavonoid
③ terpenoid ④ alkaloid
⑤ lignan

72 익모초의 효능은?

㉠ 조경 ㉡ 활혈
㉢ 이뇨 ㉣ 익기

① ㉠, ㉡, ㉢ ② ㉠, ㉢
③ ㉡, ㉣ ④ ㉣
⑤ ㉠, ㉡, ㉢, ㉣

68. ② 69. ④ 70. ① 71. ② 72. ②

73 익모초의 라틴생약명은?

① Houttuyniae Herba
② Dendrobii Herba
③ Leonuri Herba
④ Cannabis Herba
⑤ Swertiae Herba

74 익모초의 학명은?

① *Leonurus japonicus*
② *Epimedium koreanum*
③ *Geranium thungberg*
④ *Mosla chinensis*
⑤ *Perilla frutescens*

75 익모초의 지표성분명은?

① leonurine
② geraniin
③ caffein
④ hyperin
⑤ pilocarpine

76 인진호의 라틴생약명은?

① Artemisiae Capillaris Herba
② Dendrobii Herba
③ Menthae Herba
④ Cannabis Herba
⑤ Geranii Herba

77 인진호의 학명은?

① *Artemisia capillaris*
② *Epimedium koreanum*
③ *Ephedra sinica*
④ *Leonurus japonicus*
⑤ *Thea sinensis*

78 인진호에서 이담작용을 나타내는 성분은?

① solasodine
② esculetin 6, 7-dimethylether
③ quercetine
④ pilocarpine
⑤ eleutheroside

73. ③ 74. ① 75. ① 76. ① 77. ① 78. ①

79 사철쑥의 어린 싹을 말린 것은?

① 인진호 ② 애엽
③ 청호 ④ 한인진
⑤ 면인진

80 열당의 라틴생약명은?

① Agrimoniae Herba ② Cannabis Herba
③ Orobanchis Herba ④ Menthae Herba
⑤ Elshotziae Herba

81 열당이 속하는 과명은?

① Compositae ② Campanulaceae
③ Labiatae ④ Orobanchaceae
⑤ Rosaceae

82 열당의 기원식물인 초종용이 기생하는 식물은?

① *Draba nemorosa* ② *Amomum karvanh*
③ *Citrus unshiu* ④ *Morus alba*
⑤ *Artemisia capillaris*

83 열당의 효능은?

① 지사 ② 조경
③ 해열 ④ 강장
⑤ 진정

84 자소엽의 라틴생약명은?

① Geranii Herba ② Agrimoniae Herba
③ Perillae Herba ④ Cannabis Herba
⑤ Swertiae Herba

79. ⑤ 80. ③ 81. ④ 82. ⑤ 83. ④ 84. ③

85 자소엽의 학명은?

① *Lonicera japonica*
② *Epimedium koreanum*
③ *Magnolia ovobata*
④ *Perilla frutescens*
⑤ *Thea sinensis*

86 자소엽의 용부는?

① 뿌리
② 괴경
③ 잎 및 끝가지
④ 줄기
⑤ 종자

87 자소엽의 지표성분명은?

① hyoscyamine
② vinblastin
③ perillaldehyde
④ nicotine
⑤ scopolamine

88 자소엽의 약리작용으로 가장 알맞은 것은?

㉠ 발한 해열작용
㉡ 어독작용
㉢ 소화 건위작용
㉣ 항염증작용

① ㉠, ㉡, ㉢
② ㉠, ㉢
③ ㉡, ㉣
④ ㉣
⑤ ㉠, ㉡, ㉢, ㉣

89 Perillae Herba의 한자명은?

① 紫蘇葉
② 麝香草
③ 茵蔯蒿
④ 三白草
⑤ 益母草

85. ④ 86. ③ 87. ③ 88. ⑤ 89. ①

90 애엽의 라틴생약명은?

① Menthae Herba
② Artemisiae Argyi Herba
③ Pogostemonis Herba
④ Swertiae Herba
⑤ Leonuri Herba

91 다음 중 애엽의 기원식물로서 가장 적절한 것은?

㉠ 황해쑥
㉡ 쑥
㉢ 산쑥
㉣ 사철쑥

① ㉠, ㉡, ㉢
② ㉠, ㉢
③ ㉡, ㉣
④ ㉣
⑤ ㉠, ㉡, ㉢, ㉣

92 애엽의 지표성분은?

① turmerone
② mannitol
③ alliin
④ eupatilin
⑤ scopolamine

93 애엽이 처방된 방제명은?

① 반하사심탕
② 소청룡탕
③ 대시호탕
④ 팔미지황환
⑤ 궁귀교애탕

94 애엽의 효능은?

㉠ 지혈
㉡ 진통
㉢ 소염
㉣ 해표

① ㉠, ㉡, ㉢
② ㉠, ㉢
③ ㉡, ㉣
④ ㉣
⑤ ㉠, ㉡, ㉢, ㉣

90. ② 91. ① 92. ④ 93. ⑤ 94. ②

95 청호의 라틴생약명은?

① Artemisiae Apiaceae Herba
② Saururi Herba
③ Ephedrae Herba
④ Geranii Herba
⑤ Chelidonii Herba

96 청호의 기원식물로서 가장 적합한 것은?

㉠ 개똥쑥
㉡ 산쑥
㉢ 개사철쑥
㉣ 황해쑥

① ㉠, ㉡, ㉢
② ㉠, ㉢
③ ㉡, ㉣
④ ㉣
⑤ ㉠, ㉡, ㉢, ㉣

97 청호의 기원식물인 개똥쑥의 학명은?

① *Artemisia annua*
② *Leonurus japonicus*
③ *Eucommia ulmoides*
④ *Perilla frutescens*
⑤ *Alpinia oxyphylla*

98 청호의 기원식물인 개사철쑥의 학명은?

① *Leonurus japonicus*
② *Phellodendron amurensis*
③ *Artemisia apiacea*
④ *Cassia angustifolia*
⑤ *Houttuynia cordata*

99 청호에 함유된 항말라리아 성분은?

① higenamine
② sinomenine
③ arecoline
④ artemisinin
⑤ pinoresinol

95. ① 96. ② 97. ① 98. ③ 99. ④

100 청호의 효능은?

① 발한해표제
② 이수삼습제
③ 자양강장제
④ 활혈거어제
⑤ 항말라리아제

101 즙채 기원식물의 한글명은?

① 약모밀
② 복수초
③ 이질풀
④ 짚신나물
⑤ 물레나물

102 즙채의 라틴생약명은?

① Jaborandii Folium
② Houttuyniae Herba
③ Menthae Herba
④ Theae Folium
⑤ Swertiae Herba

103 즙채가 속하는 라틴과명은?

① Solanaceae
② Leguminosae
③ Compositae
④ Saururaceae
⑤ Rubiaceae

104 즙채에서 항균 및 항진균작용을 나타내는 성분은?

① decanoylacetaldehyde
② decursin
③ piperin
④ menthol
⑤ emodin

105 즙채의 이명은?

① 고삼
② 음양곽
③ 어성초
④ 백굴채
⑤ 용아초

100. ⑤ 101. ① 102. ② 103. ④ 104. ① 105. ③

106 포공영의 라틴생약명은?

① Caryophylli Flos ② Taraxaci Herba
③ Convallariae Herba ④ Granati Cortex
⑤ Gentianae Cortex

107 예로부터 최유제로 널리 쓰여 왔고, 임상적으로 이담작용이 있는 생약은?

① 시체 ② 영란
③ 해총 ④ 다엽
⑤ 포공영

108 향유의 효능은?

① 발한, 해열작용 ② 뇨로방부작용
③ 구충작용 ④ 뇌세포보호작용
⑤ 피부인적작용

109 향유의 라틴생약명은?

① Caryophylli Flos ② Chamomillae Flos
③ Elshotziae Herba ④ Granati Cortex
⑤ Gentianae Radix

110 향유가 속하는 라틴과명은?

① Labiatae ② Gelidiaceae
③ Rutaceae ④ Ranunculaceae
⑤ Rosaceae

111 향유의 지표성분명은?

① catechin ② menthol
③ elsholtziaketone ④ scopolamine
⑤ loganin

106. ② 107. ⑤ 108. ① 109. ③ 110. ① 111. ③

112 현초의 학명은?

① *Perilla frutescens*
② *Artemisia apiacea*
③ *Leonurus japonicus*
④ *Epimedium koreanum*
⑤ *Geranium thunbergii*

113 현초의 성분인 geraniin의 성분계열은?

① flavonoid
② tannin
③ alkaloid
④ sesquiterpenoid
⑤ phenylpropanoid

114 현초의 정장작용과 관련이 있는 성분은?

① icariin
② solanine
③ dendrine
④ avicularin
⑤ geraniin

115 현초의 용도는?

① 이뇨제
② 정장지사제
③ 자궁수축제
④ 강심제
⑤ 진통제

116 용아초의 라틴생약명은?

① Cistanchis Herba
② Dendrobii Herba
③ Agrimoniae Herba
④ Cannabis Herba
⑤ Orobanchis Herba

117 용아초가 속하는 과명은?

① Compositae
② Meliaceae
③ Orchidaceae
④ Rosaceae
⑤ Labiatae

112. ⑤ 113. ② 114. ⑤ 115. ② 116. ③ 117. ④

118 용아초의 효능은?

① 지혈제 ② 진해제
③ 건위제 ④ 진정제
⑤ 최음제

119 광감작작용이 있는 생약은?

① Chelidonii Herba ② Saururi Herba
③ Hyperici Herba ④ Leonuri Herba
⑤ Vincae Herba

120 광감작작용이 있는 성분은?

① hypericin ② agrimoniin
③ schisandrin ④ icariin
⑤ geraniin

제6절 엽 류

1 감다의 라틴생약명은?

① Cocae Folium ② Hydrangeae Folium Dulcis
③ Indigo Pulverata Levis ④ Uvae Ursi Folium
⑤ Nicotianae Folium

2 감다의 과명은?

① Saxifragaceae ② Guttiferae
③ Convallariaceae ④ Liliaceae
⑤ Leguminosae

118. ① 119. ③ 120. ① [제6절] 1. ② 2. ①

3 Phyllodulcin의 성분계열은?

① monoterpenoid
② cardiac glycoside
③ flavonoid
④ isocoumarin
⑤ alkaloid

4 감다의 단맛과 관련이 있는 성분은?

① convallatoxin
② (+)-catechin
③ scillaren
④ toosendanin
⑤ phyllodulcin

5 감다의 용도는?

① 감미제
② 중추흥분제
③ 혈압강하제
④ 고미건위제
⑤ 사하제

6 다엽의 라틴생약명은?

① Theae Folium
② Digitalis Folium
③ Vitis Idaeae Folium
④ Uvae Ursi Folium
⑤ Nicotianae Folium

7 다음 중 다엽의 학명은?

① *Thea sinensis*
② *Hydrangea macrophylla* var. *thunbergii*
③ *Pilocarpus jaborandi*
④ *Nicotiana tabacum*
⑤ *Cassia angustifolia*

3. ④ 4. ⑤ 5. ① 6. ① 7. ①

8 다엽의 항산화활성과 관련이 있는 성분은?

① convallatoxin ② (+)-catechin
③ scillaren ④ caryophyllene
⑤ phyllodulcin

9 디기탈리스엽의 과명은?

① Orchidaceae ② Leguminosae
③ Rutaceae ④ Solanaceae
⑤ Scrophulariaceae

10 디기탈리스엽에 함유된 강심배당체는?

㉠ digitoxose ㉡ glucogitaloxin
㉢ digitonin ㉣ purpureaglycoside

① ㉠, ㉡, ㉢ ② ㉠, ㉢
③ ㉡, ㉣ ④ ㉣
⑤ ㉠, ㉡, ㉢, ㉣

11 purpreaglycoside A가 가수분해되어 생성되는 성분은?

① digitoxin ② gitoxin
③ gitaloxin ④ digitonin
⑤ digoxin

12 다음 중 digoxin을 얻을 수 있는 성분은?

① purpreaglycoside A ② purpreaglycoside B
③ lanatoside A ④ lanatoside B
⑤ lanatoside C

8. ② 9. ⑤ 10. ③ 11. ① 12. ⑤

13 작용발현이 빠르고 축적작용이 적은 강심성분은?

① digitoxin ② gitoxin
③ gitaloxin ④ digitonin
⑤ digoxin

14 다음 중 그 기원 식물이 Digitalis lanata인 것은?

① digitoxin ② gitaloxine
③ digoxin ④ ouabain
⑤ cymarin

15 다음 생약중 Keller 반응이 적용되는 것은?

① 아편 ② 키나
③ 겐타아나 ④ 디기탈리스
⑤ 호미카

16 Adonis Radix의 과명은?

① Labiatae ② Rubiaceae
③ Gramineae ④ Dioscoreaceae
⑤ Ranunculaceae

17 복수초의 강심배당체 성분은?

① perillaldehyde ② hypericin
③ pilocarpine ④ cymarin
⑤ honokiol

18 영란의 라틴생약명은?

① Convallariae Herba ② Cannabis Herba
③ Epimedii Herba ④ Perillae Herba
⑤ Elsholtziae Herba

13. ⑤ 14. ③ 15. ④ 16. ⑤ 17. ④ 18. ①

19 영란의 기원식물은?

① *Houttuynia cordata*
② *Persicaria tinctoria*
③ *Acanthopanax sessiliflorum*
④ *Covallaria keiskei*
⑤ *Caesalpinia sappan*

20 영란의 강심배당체 성분은?

① ricinoleic acid
② convallatoxin
③ pilocarpine
④ morphine
⑤ humulone

21 해총의 라틴생약명은?

① Schizonepetae Spica
② Gleditsiae Spina
③ Akebiae Caulis
④ Scillae Bulbus
⑤ Mori Cortex Radicis

22 해총의 기원식물은?

① *Urginea scilla*
② *Scrophularia buergeriana*
③ *Clematis mandshurica*
④ *Aralia cordata*
⑤ *Sophora flavescens*

23 해총의 강심배당체 성분은?

① sinigrin
② falcarinol
③ wogonin
④ scillaren A
⑤ acetylshikonin

24 해총의 과명은?

① Gentianaceae
② Leguminosae
③ Liliaceae
④ Ranunculaceae
⑤ Cyperaceae

19. ④ 20. ② 21. ④ 22. ① 23. ④ 24. ③

25 적색해총에 들어 있고 독성이 강하여 살서제로 쓰는 강심배당체는?

① digoxin
② scilliroside
③ k-strophanthin
④ bufalin
⑤ convallatoxin

26 Sennae Folium의 기원식물명은?

① *Cassia tora*
② *Cassia angustifolia*
③ *Leonurus japonicus*
④ *Epimedium koreanum*
⑤ *Biota orientalis*

27 센나엽의 과명은?

① Leguminosae
② Liliaceae
③ Rutaceae
④ Solanaceae
⑤ Scrophulariaceae

28 센나엽의 유효성분에 해당하는 것은?

① catechin
② shikonin
③ syringaresinol
④ sennoside A
⑤ arbutin

29 센나엽에 함유된 sennosideA의 성분계열은?

① steroid glycoside
② phenol glycoside
③ dianthrone glycoside
④ coumarin glycoside
⑤ flavonoid glycoside

30 센나엽의 ethanol 냉침액에 수산화암모늄시액을 넣으면 황적색을 나타낸다. 발색원인물질의 성분계열은?

① alkaloid
② anthraquinone
③ flavonoid
④ coumarin
⑤ steroid

25. ② 26. ② 27. ① 28. ④ 29. ③ 30. ②

31 엽류 생약 중 상면 표피와 하면 표피에서 책상조직이 검출되는 생약은?

① 코카엽 ② 박하
③ 디기탈리스 ④ 월귤엽
⑤ 센나엽

32 다음 중 pilocarpine을 함유하는 생약은?

① Jaborandi Folium ② Digitalis Folium
③ Vitis Idaeae Folium ④ Uvae Ursi Folium
⑤ Nicotianae Folium

33 야보란디엽의 과명은?

① Scrophulariaceae ② Rutaceae
③ Convallariaceae ④ Liliaceae
⑤ Theaceae

34 이 성분은 부교감신경 말초를 흥분시켜 땀샘, 침샘, 눈물샘의 분비를 항진시킨다. 이 성분은?

① hypericin ② pilocarpine
③ umbelliferone ④ caffeine
⑤ digitoxin

35 다음 중 atropine에 길항하는 성분은?

① molindolide ② rotenone
③ higenamine ④ pilocarpine
⑤ platycodin

36 연초의 성분인 nicotine의 성분계열은?

① matrine alk. ② indole alk.
③ isoqinoline alk. ④ pyridine-piperidine alk.
⑤ imidazole alk.

31. ⑤ 32. ① 33. ② 34. ② 35. ④ 36. ④

37 우바우르시의 과명은?

① Scrophulariaceae
② Rutaceae
③ Ericaceae
④ Liliaceae
⑤ Solanaceae

38 우바우르시의 효능은?

① 발한해열
② 진해거담
③ 요로방부
④ 소염진통
⑤ 강압이뇨

39 우바우르시의 주 성분에 해당하는 것은?

① nicotine
② pilocarpine
③ arbutin
④ caffeine
⑤ asarone

40 우바우루시의 주 성분인 arbutine의 성분계열은?

① phenol glycoside
② daidzein
③ baicalein
④ higenamine
⑤ peiminoside

41 월귤엽의 학명은?

① *Vaccinium vitis-idaea*
② *Ginkgo biloba*
③ *Erythroxylon coca*
④ *Biota orientalis*
⑤ *Thuja orientalis*

42 월귤엽의 성분은?

① gastrodin
② falcarinol
③ hydrastinine
④ arecoline
⑤ arbutin

37. ③ 38. ③ 39. ③ 40. ① 41. ① 42. ⑤

43 월귤엽의 효능은?

① 요로방부작용
② 항산화작용
③ 위산분비촉진
④ 진통작용
⑤ 혈압강하작용

44 다음 중 은행잎과 가장 가까운 것은?

㉠ Ginkgo Folium
㉡ biflavonoid
㉢ ginkgetin
㉣ Cannabis herba

① ㉠, ㉡, ㉢
② ㉠, ㉢
③ ㉡, ㉣
④ ㉣
⑤ ㉠, ㉡, ㉢, ㉣

45 은행엽 추출물은 혈류량을 증가시키고 치매 및 노인성 학습장해를 개선한다. 그 활성성분 계열은?

㉠ quisqualic acid
㉡ diterpenoid
㉢ humulone
㉣ biflavonoid

① ㉠, ㉡, ㉢
② ㉠, ㉢
③ ㉡, ㉣
④ ㉣
⑤ ㉠, ㉡, ㉢, ㉣

46 은행엽에서 혈액순환개선작용이 있는 diterpenoid계 성분은?

① ginkgolide B
② amentoflavone
③ syringaresinol
④ kaempferol
⑤ sesamin

47 은행엽의 성분 중 항과산화지질작용이 있는 biflavonoid 성분은?

① ginkgolide B
② ginkgetin
③ syringaresinol
④ kaempferol
⑤ sesamin

43. ① 44. ① 45. ③ 46. ① 47. ②

48 은행엽과 관련 있는 것으로 가장 알맞은 것은?

① codeine ② amentoflavone
③ chrysarobin ④ noscapine
⑤ morin

49 측백엽에 대한 것으로 가장 가까운 것은?

㉠ Biotae Orientalis Folium ㉡ hinokiflavone
㉢ biflavonoid ㉣ 지혈제

① ㉠, ㉡, ㉢ ② ㉠, ㉢
③ ㉡, ㉣ ④ ㉣
⑤ ㉠, ㉡, ㉢, ㉣

50 청대의 효능으로 가장 적절한 답을 고르시오.

① 고미 건위약 ② 혈압강하약
③ 해독약 ④ 강정 강장약
⑤ 진정약

51 다음 중 청대의 지표성분으로 가장 알맞은 번호는?

㉠ Indigirubin ㉡ strophanthidin
㉢ Indigo ㉣ Obtusifolin

① ㉠, ㉡, ㉢ ② ㉠, ㉢
③ ㉡, ㉣ ④ ㉣
⑤ ㉠, ㉡, ㉢, ㉣

52 다음 중 코가가 속하는 과명은?

① Geraniaceae ② Leguminosae
③ Erythroxylaceae ④ Rosaceae
⑤ Caryophyllaceae

48. ② 49. ① 50. ③ 51. ② 52. ③

53 다음 중 코카엽의 기원식물은?

① *Acanthopanax senticosus*
② *Angelica gigas*
③ *Erythroxylon coca*
④ *Linum usitatissimum*
⑤ *Panax notoginseng*

54 다음 중 Erythroxylaceae에 속하는 생약은?

① Mentae Folium
② Daturae Folium
③ Hyoscyami Folium
④ Cocae Folium
⑤ Biotae Folium

제7절 피 류

1 다음 중 KHP에 수재된 육계의 기원식물은?

① *Cinnamomum zeylanicum*
② *Cinnamomum burmanii*
③ *Cinnamomum obtusifolium*
④ *Cinnamomum cassia*
⑤ *Cinnamomum sieboldii*

2 계심의 라틴 생약명은?

① Cinnamomi Ramulus
② Cinnamomi Cortex Spisssus
③ Cinnamomi Cortex
④ Cassiae Cortex Interior
⑤ Cinnamomi Comphorae Lignum

3 계지의 라틴 생약명은?

① Cinnamomi Ramulus
② Cinnamomi Cortex Spisssus
③ Cinnamomi Cortex
④ Cassiae Cortex Interior
⑤ Cinnamomi Comphorae Lignum

53. ③ 54. ④ [제7절] 1. ④ 2. ④ 3. ①

4 육계의 라틴 생약명은?

① Cinnamomi Ramulus
② Cinnamomi Cortex Spisssus
③ Cinnamomi Cortex
④ Cassiae Cortex Interior
⑤ Cinnamomi Comphorae Lignum

5 계피의 주성분인 cinnamaldehyde의 성분 계열은?

① phenylpropanoid
② flavonoid
③ coumarin
④ lignan
⑤ alkaloid

6 계피의 약리활성은?

㉠ 항알레르기 작용
㉡ 말초혈관 확장작용
㉢ 건위작용
㉣ 진해작용

① ㉠, ㉡, ㉢
② ㉠, ㉢
③ ㉡, ㉣
④ ㉣
⑤ ㉠, ㉡, ㉢, ㉣

7 고련피의 라틴생약명은?

① Granati Cortex
② Acanthopanacis Cortex
③ Ailanthi Radicis Cortex
④ Meliae Cortex
⑤ Magnoliae Cortex

8 고련피의 용부는?

㉠ 수피
㉡ 근경
㉢ 근피
㉣ 괴경

① ㉠, ㉡, ㉢
② ㉠, ㉢
③ ㉡, ㉣
④ ㉣
⑤ ㉠, ㉡, ㉢, ㉣

4. ② 5. ① 6. ① 7. ④ 8. ②

9 고련피의 고미성분인 azedarachin A의 성분 계열은?

① limonoid ② quassinoid
③ alkaloid ④ flavonoid
⑤ carotenoid

10 고련피의 소속 과명은?

① Rhamnaceae ② Rubiaceae
③ Meliaceae ④ Labiatae
⑤ Moraceae

11 고련피의 효능은?

① 조충구제제 ② 소화건위제
③ 진통진경제 ④ 항암제
⑤ 이뇨제

12 *Melia toosendan*을 기원식물로 하는 생약은?

① 고련피 ② 천련자
③ 몰식자 ④ 지구자
⑤ 구기자

13 두충의 소속 과명은?

① Umbelliferae ② Araliaceae
③ Compositae ④ Simaroubaceae
⑤ Eucommiaceae

14 두충의 라틴생약명은?

① Phellodendri Cortex ② Cinnamomi Corex
③ Eucommiae Corex ④ Acanthopanacis Corex
⑤ Kalopanacis Corex

9. ① 10. ③ 11. ① 12. ② 13. ⑤ 14. ③

15 두충을 손으로 꺾으면 흰 수지의 실이 생긴다. 이 물질은?

① gutta percha
② pinnoresinol
③ aucubin
④ sugar
⑤ olivil

16 두충의 혈압강하 성분은?

① colchicine
② borneol
③ anethol
④ pinoresinol diglucoside
⑤ higenamine

17 두충의 적응증은?

㉠ 고혈압
㉡ 신경통
㉢ 유산방지
㉣ 피부진균

① ㉠, ㉡, ㉢
② ㉠, ㉢
③ ㉡, ㉣
④ ㉣
⑤ ㉠, ㉡, ㉢, ㉣

18 두충에 함유된 pinoresinol diglucoside의 성분계열은?

① lignan
② iridoid
③ gutta percha
④ monoterpenoid
⑤ diterpenoid

19 목단피와 관련이 가장 깊은 것은?

㉠ Paeoniaceae
㉡ Paeoniae Radix
㉢ Moutan Cortex Radicis
㉣ Umbelliferae

① ㉠, ㉡, ㉢
② ㉠, ㉢
③ ㉡, ㉣
④ ㉣
⑤ ㉠, ㉡, ㉢, ㉣

15. ① 16. ④ 17. ① 18. ① 19. ②

20 목단피에 들어 있는 paeonol의 성분 계열은?

① monoterpene glycoside ② phenol
③ stilbene ④ tannin
⑤ lignan

21 목단피의 효능은?

㉠ 진통 ㉡ 진정
㉢ 구어혈 ㉣ 조혈

① ㉠, ㉡, ㉢ ② ㉠, ㉢
③ ㉡, ㉣ ④ ㉣
⑤ ㉠, ㉡, ㉢, ㉣

22 목단피에 함유된 phenol계 성분은?

① paeniflorin ② oxypaeoniflorin
③ albiflorin ④ paeonoside
⑤ paeoniflorigenone

23 백선피의 라틴과명은?

① Simaroubaceae ② Erythroxylaceae
③ Ranunculaceae ④ Rutaceae
⑤ Paeoniaceae

24 백선피의 라틴생약명은?

① Dictamni Radicis Cortex ② Taxi Cortex
③ Phellodendri Cortex ④ Meliae Cortex
⑤ Moutan Cortex Radicis

20. ② 21. ① 22. ④ 23. ④ 24. ①

25 백선피에 함유된 alkaloid 성분은?

① dictamine
② limonin,
③ dictamnol
④ obakunone
⑤ β-sitosterol

26 피임 작용이 있는 생약은?

① 상백피
② 오가피
③ 후박
④ 백선피
⑤ 하고초

27 cocaine의 성분 계열은?

① tropane alkaloid
② isoquinoline alkaloid
③ morphine alkaloid
④ indole alkaloid
⑤ matrine alkaloid

28 cocaine은 식물체 중에서 acid와 결합하여 salt를 이룬다. 그 acid는?

① chlorogenic acid
② benzoic acid
③ tropic acid
④ quinic acid
⑤ meconic acid

29 cocaine의 생리활성은?

㉠ 국소마취
㉡ 혈관수축
㉢ 혈압상승
㉣ 산동

① ㉠, ㉡, ㉢
② ㉠, ㉢
③ ㉡, ㉣
④ ㉣
⑤ ㉠, ㉡, ㉢, ㉣

25. ① 26. ④ 27. ① 28. ② 29. ⑤

30 cocaine의 반합성과 관계가 가장 깊은 것은?

㉠ Javanese Coca
㉡ scopolamine
㉢ cinnamoylcocaine
㉣ Solanaceae

① ㉠, ㉡, ㉢
② ㉠, ㉢
③ ㉡, ㉣
④ ㉣
⑤ ㉠, ㉡, ㉢, ㉣

31 상백피(桑白皮)의 라틴 생약명은?

① Mori Cortex Radicis
② Dictamni Radicis Cortex
③ Eucommiae Cortex
④ Moutan Cortex Radicis
⑤ Granati Cortex

32 상백피의 효능은?

㉠ 소염 ㉡ 이뇨 ㉢ 진해 ㉣ 강정

① ㉠, ㉡, ㉢
② ㉠, ㉢
③ ㉡, ㉣
④ ㉣
⑤ ㉠, ㉡, ㉢, ㉣

33 다음 중 상백피의 성분으로 가장 적절한 것은?

㉠ emodin
㉡ kuwanon G
㉢ decursin
㉣ morusin

① ㉠, ㉡, ㉢
② ㉠, ㉢
③ ㉡, ㉣
④ ㉣
⑤ ㉠, ㉡, ㉢, ㉣

34 상엽의 과명은?

① Euphorbiaceae
② Leguminosae
③ Moraceae
④ Araliaceae
⑤ Compositae

30. ② 31. ① 32. ① 33. ③ 34. ③

35 상엽의 용도는?

㉠ 해열 ㉡ 사하
㉢ 명목 ㉣ 구충

① ㉠, ㉡, ㉢ ② ㉠, ㉢
③ ㉡, ㉣ ④ ㉣
⑤ ㉠, ㉡, ㉢, ㉣

36 상엽은 어느 때 채취한 것이 가장 좋은가?

① 봄에 새가 울 때 ② 여름에 장마 비가 내릴 때
③ 한여름 한창 더울 때 ④ 초가을 산들바람이 불 때
⑤ 초겨울 서리가 내릴 때

37 석류피의 라틴 생약명은?

① Mori Cortex Radicis ② Moutan Cortex Radicis
③ Granati Cortex ④ Kalopanacis Cortex
⑤ Eucommiae Cortex

38 석류피의 성분인 isopelletierine의 성분 계열은?

① isoquinoline alk. ② tropane alk.
③ piperidine alk. ④ indole alk.
⑤ imidazole alk.

39 석류피의 주 용도는?

① 발한제 ② 진통제
③ 사하제 ④ 청열제
⑤ 구충제

35. ② 36. ⑤ 37. ③ 38. ③ 39. ⑤

40 오가피(五加皮)의 라틴 생약명은?

① Kalopanacis Cortex
② Acanthopanacis Cortex
③ Taxi Cortex
④ Cinchonae Cortex
⑤ Granati Cortex

41 오가피(五加皮)의 과명은?

① Ranunculaceae
② Araliaceae
③ Campanulaceae
④ Euphorbiaceae
⑤ Liliaceae

42 오가피의 성분인 acanthoside B 또는 eleutheroside E의 성분 계열은?

① alkaloid
② saponin
③ anthraquinoe
④ lignan
⑤ coumarin

43 오가피(五加皮)의 주 용도는?

① 진통
② 사하
③ 조충구제
④ 강장
⑤ 발한

44 다음 중 adaptogenic activity가 강한 생약은?

① 당귀
② 오가피
③ 택사
④ 저령
⑤ 총백

45 오가피와 관련 있는 것으로 가장 알맞은 것은?

① amentoflavone
② boswellic acid
③ syringaresinol
④ rosin
⑤ morin

40. ② 41. ② 42. ④ 43. ④ 44. ② 45. ③

46 가시오가피의 학명은?

① *Acanthopanax senticosus*
② *Rhamnus purshiana*
③ *Tribulus terrestris*
④ *Ligustrum lucidum*
⑤ *Silybum marianum*

47 가시오가피의 성분은?

㉠ eleutheroside A
㉡ peiminoside
㉢ syringaresinol
㉣ arecoline

① ㉠, ㉡, ㉢
② ㉠, ㉢
③ ㉡, ㉣
④ ㉣
⑤ ㉠, ㉡, ㉢, ㉣

48 요힘바의 과명은?

① Rubiaceae
② Leguminosae
③ Asclepiadaceae
④ Araliaceae
⑤ Chenopodiaceae

49 요힘바의 성분인 yohimbine의 성분 계열은?

① isoquinoline alk.
② tropane alk.
③ piperidine alk.
④ indole alk.
⑤ imidazole alk.

50 요힘바의 전통적인 효능은?

① 강심제
② 이뇨제
③ 항암제
④ 소염제
⑤ 최음제

46. ① 47. ② 48. ① 49. ④ 50. ⑤

51 저백피(樗白皮)의 기원 식물은?

① *Saposhnikovia divaricata* ② *Aucklandia lappa*
③ *Aralia cordata* ④ *Lindera strychnifolia*
⑤ *Ailanthus altissima*

52 적백대하에 적용하는 생약은?

① 지골피 ② 해동피
③ 두충 ④ 인동
⑤ 저백피

53 Ailanthi Radicis Cortex의 한자 생약명은?

① 樗白皮 ② 楡白皮
③ 地骨皮 ④ 桑白皮
⑤ 木槿皮

54 저백피의 과명은?

① Rutaceae ② Simaroubaceae
③ Zingiberaceae ④ Compositae
⑤ Campanulaceae

55 저백피에 함유된 주된 성분군은?

① quassinoid ② silybin
③ sanzoinine ④ torachrysone
⑤ falcarinol

56 주목의 라틴 생약명은?

① Kalopanacis Cortex ② Acanthopanacis Cortex
③ Taxi Cortex ④ Cinchonae Cortex
⑤ Granati Cortex

51. ⑤ 52. ⑤ 53. ① 54. ② 55. ① 56. ③

57 주목의 과명은?

① Ranunculaceae
② Leguminosae
③ Umbelliferae
④ Taxaceae
⑤ Liliaceae

58 microtuble의 형성과정을 촉진함과 동시에 이것이 tubulin으로 해체되는 과정도 억제함으로써 세포분열을 막는 성분은?

① berberine
② visnagin
③ taxol
④ lobeline
⑤ solanine

59 주목의 주성분인 taxol의 용도는?

① 항암
② 사하
③ 건위
④ 강장
⑤ 항 미생물

60 주목의 주 성분명은?

① pinoresinol
② ecdysone
③ taxol
④ chrysarobin
⑤ sennoside

61 카스카라사그라다피가 속한 과명은?

① Ranunculaceae
② Leguminosae
③ Umbelliferae
④ Compositae
⑤ Rhamnaceae

57. ④ 58. ③ 59. ① 60. ③ 61. ⑤

62 카스카다사그라다피는 1년 이상 경과품을 쓰도록 권하는 이유는?

㉠ anthraquinone의 제거
㉡ anthrone의 산화
㉢ anthraquinone의 환원
㉣ anthranol의 산화

① ㉠, ㉡, ㉢
② ㉠, ㉢
③ ㉡, ㉣
④ ㉣
⑤ ㉠, ㉡, ㉢, ㉣

63 콘두란고가 속한 과명은?

① Arailaceae
② Taxaceae
③ Campanulaceae
④ Moraceae
⑤ Asclepiadaceae

64 콘두란고의 주요 산지는?

① 유럽
② 아시아
③ 남미
④ 아프리카
⑤ 오세아니아

65 콘듀란고의 성분인 condurangoglycosidee의 성분계열은?

① isoquinoline alkaloid
② chrysarobin
③ noscapine
④ pregnane glycoside
⑤ ergometrine

66 콘듀란고의 효능은?

㉠ 항진균
㉡ 고미건위
㉢ 자양강장
㉣ 항종양

① ㉠, ㉡, ㉢
② ㉠, ㉢
③ ㉡, ㉣
④ ㉣
⑤ ㉠, ㉡, ㉢, ㉣

62. ③ 63. ⑤ 64. ③ 65. ④ 66. ③

67 이 약의 수용액을 냉각시키면 액은 맑아지고 가열하면 혼탁해진다. 그 생약은?

① 몰약
② 생송지
③ 안식향
④ 유향
⑤ 콘듀란고

68 다음 중 콘듀란고에 해당되는 것은?

① Ramnaceae
② C-glycoside
③ 1년 이상 경과품을 쓴다.
④ pregnan glycoside
⑤ barbaloin

69 키나피의 라틴 생약명은?

① Kalopanacis Cortex
② Acanthopanacis Cortex
③ Taxi Cortex
④ Cinchonae Cortex
⑤ Granati Cortex

70 키나피의 성분으로 가장 알맞은 것은?

㉠ quinine
㉡ matrine
㉢ quinidine
㉣ rotenone

① ㉠, ㉡, ㉢
② ㉠, ㉢
③ ㉡, ㉣
④ ㉣
⑤ ㉠, ㉡, ㉢, ㉣

71 다음 중 진통촉진 작용이 강한 것은?

㉠ quinine
㉡ turmeron
㉢ ergometrine
㉣ shikonin

① ㉠, ㉡, ㉢
② ㉠, ㉢
③ ㉡, ㉣
④ ㉣
⑤ ㉠, ㉡, ㉢, ㉣

67. ⑤ 68. ④ 69. ④ 70. ② 71. ②

72 키나의 가루를 시험관에 넣고 가열하면 적자색의 증기가 나오고 이 증기는 시험관의 상부에서 적색의 tar이 된다. 이 반응과 가장 관련이 있는 것은?

㉠ cinchona tannin ㉡ quinine
㉢ Grahe 반응 ㉣ Badouin 반응

① ㉠, ㉡, ㉢ ② ㉠, ㉢
③ ㉡, ㉣ ④ ㉣
⑤ ㉠, ㉡, ㉢, ㉣

73 다음 중 키나피의 용도로 가장 알맞은 것은?

㉠ 양모제 ㉡ 진통촉진제
㉢ 고미건위제 ㉣ 항말라리아제

① ㉠, ㉡, ㉢ ② ㉠, ㉢
③ ㉡, ㉣ ④ ㉣
⑤ ㉠, ㉡, ㉢, ㉣

74 키나피가 속한 과명은?

① Arailaceae ② Taxaceae
③ Campanulaceae ④ Moraceae
⑤ Rubiaceae

75 키나피는 Grahe반응에 양성이다. 대상 성분은?

① quinine ② quinidine
③ cinchona - tannin ④ quinic acid
⑤ cinchonidine

72. ② 73. ⑤ 74. ⑤ 75. ③

76 해동피의 라틴생약명은?

① Acanthopanacis Cortex
② Kalopanacis Cortex
③ Phellodendri Cortex
④ Taxi Cortex
⑤ Machili Cortex

77 해동피의 항진균작용이 있는 물질은?

① ginsenoside Rb1
② kalopanaxsaponin A
③ atractylone
④ chlorogenic acid
⑤ curcumin

78 해동피의 소속과명은?

① Araliaceae
② Compositae
③ Betulaceae
④ Umbeliferae
⑤ Rutaceae

79 침을 황색으로 물들이며 맛은 쓰고 점액질인 생약은?

① Cinchonae Cortex
② Magnoliae Cortex
③ Phellodendri Cortex
④ Cinnamomii Cortex
⑤ Mori Cortex Radicis

80 황백의 주 성분은?

① visnagin
② berberine
③ falcarinol
④ hydrastinine
⑤ amygdalin

81 황백의 적응증은?

① 발한해표제
② 해열진통제
③ 고미정장지사제
④ 항진균제
⑤ 항고혈압제

76. ② 77. ② 78. ① 79. ③ 80. ② 81. ③

82 후박에 함유된 lignan성분은?

㉠ magnocurarine ㉡ honokiol
㉢ machilin ㉣ magnolol

① ㉠, ㉡, ㉢ ② ㉠, ㉢
③ ㉡, ㉣ ④ ㉣
⑤ ㉠, ㉡, ㉢, ㉣

83 후박의 소속 과명은?

① Araliaceae ② Compositae
③ Betulaceae ④ Umbeliferae
⑤ Magnoliaceae

84 후박 기원식물은?

① *Machilus thunbergii* ② *Magnolia denundata*
③ *Magnolia kobus* ④ *Magnolia officinalis*
⑤ *Magnolia liliflora*

85 한후박의 기원식물은?

① *Machilus thunbergii* ② *Magnolia denundata*
③ *Magnolia kobus* ④ *Magnolia officinalis*
⑤ *Magnolia liliflora*

86 한후박의 과명은?

① Lauraceae ② Rutaceae
③ Betulaceae ④ Umbeliferae
⑤ Magnoliaceae

82. ③ 83. ⑤ 84. ④ 85. ① 86. ①

87 한후박의 성분은?

① magnocurarine
② honokiol
③ machilin
④ magnolol
⑤ berberine

제8절 화 류

1 괴화의 모세혈관강화물질은?

① rutin
② menthol
③ emetine
④ magnolol
⑤ fenchone

2 괴화의 소속과명은?

① Campanulaceae
② Compositae
③ Leguminosae
④ Umbeliferae
⑤ Rutaceae

3 괴화의 기원식물은?

① *Sophora japonica*
② *Akebia quinata*
③ *Santalum album*
④ *Pterocarpus santalinus*
⑤ *Caesalpinia sappan*

4 이 생약의 methanol 추출액에 Mg-HCl시액을 가하면 적색을 나타낸다. 이 생약은?

① 고목
② 정향
③ 괴화
④ 두충
⑤ 청호

87. ③ [제8절] 1. ① 2. ③ 3. ① 4. ③

5 rutin을 가수분해할 때 생성되는 물질은?

① humulone ② piperineborneol
③ torachrysone ④ quercetin
⑤ ophiopogonone

6 해열, 진통, 명목작용이 있는 생약은?

① Chrysanthemi Flos ② Inulae Flos
③ Genkwa Flos ④ Caryophilli Flos
⑤ Carthami Flos

7 금은화의 생약라틴명은?

① Carthami Flos ② Loniceri Flos
③ Cinae Flos ④ Syzygii Flos
⑤ Sophorae Flos

8 은교산으로 대표되는 금은화의 효능은?

① 지한, 지사 ② 혈압강하
③ 해열, 해독 ④ 진정, 진경
⑤ 건위, 사하

9 금은화의 기원식물은?

① *Eucommia ulmoides* ② *Dictamnus dasycarpus*
③ *Cinchona succirubra* ④ *Lonicera japonica*
⑤ *Sophora japonica*

10 금은화 기원식물의 과명은?

① Iridaceae ② Caprifoliaceae
③ Magnoliaceae ④ Santalaceae
⑤ Leguminosae

5. ④ 6. ① 7. ② 8. ③ 9. ④ 10. ②

11 다음 중 항세균·항염증작용이 있어 감기초기발열, 옹종, 창독에 쓰는 것은?

① 황련 ② 복령
③ 천궁 ④ 제충국
⑤ 금은화

12 인동의 라틴생약명은?

① Caesalpiniae Lignum ② Puerariae Radix
③ Picrasmae Lignum ④ Astragali Radix
⑤ Lonicerae Folium et Caulis

13 구충성분을 함유하는 생약은?

① Carthami Flos ② Pyrethri Flos
③ Cinae Flos ④ Syzygii Flos
⑤ Sophorae Flos

14 시나화의 구충성분은?

① santonin ② esculetin
③ atractylone ④ emetine
⑤ curcumin

15 시나화의 소속과명은?

① Araliaceae ② Compositae
③ Betulaceae ④ Umbeliferae
⑤ Rutaceae

11. ⑤ 12. ⑤ 13. ② 14. ① 15. ②

16 Santonin을 함유하는 식물은?

㉠ *Atrtemisia cina* ㉡ *Atrtemisia maritima*
㉢ *Atrtemisia monogyna* ㉣ *Atrtemisia capillaris*

① ㉠, ㉡, ㉢ ② ㉠, ㉢
③ ㉡, ㉣ ④ ㉣
⑤ ㉠, ㉡, ㉢, ㉣

17 다음 중 선복화의 생약명은?

① Cinnae Flos ② Inulae Flos
③ Croci Stigma ④ Lonicerae Flos
⑤ Chrysanthemi Flos

18 선복화의 효능은?

㉠ 진해 ㉡ 소염
㉢ 거담 ㉣ 진통

① ㉠, ㉡, ㉢ ② ㉠, ㉢
③ ㉡, ㉣ ④ ㉣
⑤ ㉠, ㉡, ㉢, ㉣

19 주두를 약용부위로 하는 생약은?

① Crocus ② Genkwa Flos
③ Pyrethri Flos ④ Carthami Flos
⑤ Chrysanthemi Flos

20 Croci Stigma가 속하는 과는?

① Simaroubaceae ② Celastraceae
③ Iridaceae ④ Santalaceae
⑤ Pinaceae

16. ① 17. ② 18. ② 19. ① 20. ③

21 사프란의 이명은?

① 旋覆花 ② 番瀉葉
③ 列當 ④ 蕃紅花
⑤ 忽布

22 사프란의 주 성분은?

① dioscin ② crocin
③ sinigrin ④ arecoline
⑤ silybin

23 사프란의 성분인 crocin의 성분계열은?

① carotenoid ② colchicine
③ evodiamine ④ lobeline
⑤ menthol

24 다음 중 통경작용이 있어서 임신중에는 금기인 생약은?

㉠ 당귀 ㉡ 사프란
㉢ 천궁 ㉣ 홍화

① ㉠, ㉡, ㉢ ② ㉠, ㉢
③ ㉡, ㉣ ④ ㉣
⑤ ㉠, ㉡, ㉢, ㉣

25 신이는 다음 중 어느 과에 속하는가?

① Rosaceae ② Compositae
③ Magnoliaceae ④ Leguminosae
⑤ Illiciaceae

21. ④ 22. ② 23. ① 24. ③ 25. ③

26 축농증, 비염 등에 사용되는 생약은?

① Genkwa Flos
② Corydalis Tuber
③ Chrysanthemi Flos
④ Crocus
⑤ Magnoliae Flos

27 신이의 기원식물은?

① *Magnolia denudata*
② *Saururus chinensis*
③ *Xanthium strumarium*
④ *Magnolia officinalis*
⑤ *Machilus thubergii*

28 다음 중 신이에 함유된 lignan 성분으로 알맞은 것은?

㉠ magnolol
㉡ magnocurarine
㉢ soyasapogenol A
㉣ magnosalin

① ㉠, ㉡, ㉢
② ㉠, ㉢
③ ㉡, ㉣
④ ㉣
⑤ ㉠, ㉡, ㉢, ㉣

29 원화의 라틴생약명은?

① Genkwa Flos
② Corydalis Tuber
③ Chrysanthemi Flos
④ Crocus
⑤ Magnoliae Flos

30 원화의 소속과명은?

① Rutaceae
② Thymelaeaceae
③ Magnoliaceae
④ Leguminosae
⑤ Lauraceae

26. ④ 27. ① 28. ④ 29. ① 30. ②

31 다음 중 Genkwa Flos의 약리 효능으로 적합한 것은?

① 건위작용 ② 축수작용
③ 지혈작용 ④ 자양강장
⑤ 진정

32 다음 중 원화에 함유된 성분은?

① hesperidin ② rutin
③ genkwanin ④ silybin
⑤ shikonin

33 다음 중 방향성 건위약은?

① Condurango Cortex ② Humuli Strobilus
③ Caryophilli Flos ④ Coptidis Rhizoma
⑤ Magnoliae Flos

34 정향은 다음 중 어느 과에 속하는가?

① Labiatae ② Myrtaceae
③ Compositae ④ Umbelliferae
⑤ Leguminosae

35 살균방부 작용 및 국소마취와 약한 진통작용이 있어 치과에서 사용되고 있는 것은?

① pinene ② anethol
③ fenchone ④ myristicin
⑤ eugenol

36 정향의 성분인 eugenol의 성분계열은?

① coumarin ② lignan
③ isocoumarin ④ monoterpene
⑤ phenylpropanoid

31. ② 32. ③ 33. ③ 34. ② 35. ⑤ 36. ⑤

37 정향의 기원식물은?

① *Syzygium aromaticum* ② *Smilax china*
③ *Draba nemorosa* ④ *Chrysanthemum cinerariaefolium*
⑤ *Lonicera japonica*

38 정향의 성분으로 herpes virus에 antiviral activity가 있는 것은?

① eugeniin ② caryophyllene
③ eugenone ④ chavicol
⑤ eugenol

39 곤충류에 접촉독으로 작용하여 모기향 등에 이용되고 있는 생약은?

① Meliae Cortex ② Pyrethri Flos
③ Tuba Radix ④ Quisqualis Fructus
⑤ Artemisiae Flos

40 제충국에서 얻어지는 irregular monoterpenoid에 속하는 것으로 살충효능이 있는 성분은?

㉠ cinerin ㉡ eugenol
㉢ pyrethrin ㉣ crocin

① ㉠, ㉡, ㉢ ② ㉠, ㉢
③ ㉡, ㉣ ④ ㉣
⑤ ㉠, ㉡, ㉢, ㉣

41 Pyrethri Flos는 다음 중 어느 과에 속하는가?

① Compositae ② Rutaceae
③ Campanulaceae ④ Leguminosae
⑤ Polygonaceae

36. ⑤ 37. ① 38. ① 39. ② 40. ② 41. ①

42 완전히 개화된 것을 약용으로 하는 생약은?

① 스코폴리아엽 ② 정향
③ 시나화 ④ 제충국
⑤ 신이

43 카모밀라는 다음 중 어느 과에 속하는가?

① Rosaceae ② Rutaceae
③ Compositae ④ Araceae
⑤ Liliaceae

44 완화한 진경, 소염작용이 있고 aromatherapy 등에 응용되는 생약은?

① Magnoliae Flos ② Crocus
③ Cinae Flos ④ Chamomillae Flos
⑤ Magnoliae Flos

45 카모밀라의 항염증 작용과 관련이 있는 정유 성분은?

① quercetin ② umbelliferone
③ chamazulene ④ apigenin
⑤ pirethrin

46 하고초는 다음 중 어느 과에 속하는가?

① Myrtaceae ② Compositae
③ Labiatae ④ Leguminosae
⑤ Umbelliferae

47 갑상선염, 결핵성임파선염 등에 이용되는 생약은?

① Zingiberis Rhizoma ② Prunellae Spica
③ Leonuri Herba ④ Magnoliae Flos
⑤ Elsholtziae Herba

42. ④ 43. ③ 44. ④ 45. ③ 46. ③ 47. ②

48 하고초의 기원식물은?

① *Leonurus japonicus*
② *Geranium thunbergii*
③ *Prunella vulgaris*
④ *Lonicera japonica*
⑤ *Magnolia denudata*

49 Prunellae Spica의 항산화 작용과 관련이 있는 성분은?

① caffeic acid
② magnolin
③ rosmarinic acid
④ oleanolic acid
⑤ ursolic acid

50 형개는 다음 중 어느 과에 속하는가?

① Leguminosae
② Labiatae
③ Umbelliferae
④ Magnoliaceae
⑤ Compositae

51 형개의 진통 작용과 관련이 있는 것으로 보는 성분은?

① (+)-menthone
② (−)-pulegone
③ (+)-limonene
④ camphene
⑤ piperitone

52 감기 등에 형방패독산으로 배합되는 생약은?

① Ziziphi Semen
② Evodiae Fructus
③ Humuli Strobilus
④ Schizonepetae Spica
⑤ Cnidii Rhizoma

53 형개의 기원식물명은?

① *Polygala tenuifolia*
② *Carthamus tinctorius*
③ *Codonopsis pilosula*
④ *Corydalis ternata*
⑤ *Schizonepeta tenuifolia*

53. ② 54. ② 55. ④ 56. ⑤ 57. ④

54 형개의 소속과명은?

① Polygalaceae
② Compositae
③ Campanulaceae
④ Labiatae
⑤ Berberidaceae

55 형개의 성분으로 가장 알맞은 것은?

① borneol
② carthamin
③ catechin
④ pulegone
⑤ pyrethrin Ⅰ, Ⅱ

56 다음 중 천연색소로 이용되는 것은?

① Caryophylli Flos
② Magnoliae Flos
③ Carthami Flos
④ Coptidis Rhizoma
⑤ Menthae Folium

57 Carthami Flos의 과명은?

① Polygalaceae
② Compositae
③ Campanulaceae
④ Labiatae
⑤ Berberidaceae

58 홍화의 기원식물은?

① *Polygala tenuifolia*
② *Carthamus tinctorius*
③ *Codonopsis pilosula*
④ *Corydalis ternata*
⑤ *Schizonepeta tenuifolia*

59 다음 중 홍화에 함유된 chalcone 성분으로 알맞은 것은?

① carotene
② carthamin
③ reserpine
④ cinerin
⑤ ascaridol

54. ④ 55. ④ 56. ① 57. ② 58. ② 59. ②

60 다음 중 Labiatae에 속하는 생약은?

① Pyrethri Flos
② Chrysanthemi Flos
③ Chamomillae Flos
④ Prunellae Spica
⑤ Carthamai Flos

61 통경, 정혈약으로 사용되는 생약은?

① Magnoliae Cortex
② Vincae Folium
③ Armeniacae Semen
④ Linderae Radix
⑤ Carthami Flos

62 다음 중 전개화를 약용으로 하는 것은?

① Sophorae Flos
② Carthami Flos
③ Magnoliae Flos
④ Cinae Flos
⑤ Caryophylli Flos

제9절 등 목 류

1 고목의 기원식물은?

① *Sophora flavescens*
② *Cinnamomun camphora*
③ *Phellodendron amurense*
④ *Akebia quinata*
⑤ *Picrasma quassinoides*

2 고목의 과명은?

① Leguminosae
② Lauraceae
③ Rutaceae
④ Lardizabalaceae
⑤ Simaroubaceae

60. ④ 61. ⑤ 62. ② [제9절] 1. ⑤ 2. ⑤

3 고목의 quassinoid 성분은?

① canthin-6-one ② condurangin
③ matrine ④ ajmarine
⑤ nigakilactone D

4 고목에 함유된 β-carbolin type indol alkaloid는?

① canthin-6-one ② condurangin
③ matrine ④ ajmarine
⑤ nigakilactone D

5 고목의 효능은?

㉠ 고미건위 ㉡ 강장
㉢ 기생충구제 ㉣ 진해

① ㉠, ㉡, ㉢ ② ㉠, ㉢
③ ㉡, ㉣ ④ ㉣
⑤ ㉠, ㉡, ㉢, ㉣

6 다음 중 Euonymi Lignum Suberalatum은?

① 몰약 ② 아선약
③ 귀전우 ④ 저백피
⑤ 조구등

7 귀전우의 과명은?

① Celastraceae ② Lauraceae
③ Rutaceae ④ Lardizabalaceae
⑤ Simaroubaceae

3. ⑤ 4. ⑤ 5. ② 6. ③ 7. ①

8 자궁출혈, 대하, 심통 등에 쓰고 민간에서는 암보조요법제로 쓰는 생약은?

① 몰약
② 아선약
③ 귀전우
④ 저백피
⑤ 조구등

9 목통의 과명은?

① Ladrizabalaceae
② Umbelliferae
③ Araliaceae
④ Solanaceae
⑤ Simaroubaceae

10 목통의 용도는?

① 진정제
② 이뇨제
③ 해열제
④ 소화제
⑤ 항암제

11 다음 중 triterpene계 saponin인 akeboside St를 함유하고 있는 생약은?

① 고목
② 백단향
③ 목통
④ 소목
⑤ 조구등

12 백단향의 기원식물은?

① *Akebia quinata*
② *Uncaria sinensis*
③ *Aquilaria aqualocha*
④ *Caesalpinia sappan*
⑤ *Santalum album*

13 α, β-santalol을 함유한 생약은?

① 고목
② 백단향
③ 목통
④ 소목
⑤ 조구등

8. ③ 9. ① 10. ② 11. ③ 12. ⑤ 13. ②

14 백단향의 성분으로 가장 알맞은 것은?

① borneol
② carthamin
③ chamazulene
④ pulegone
⑤ santalol

15 자단향의 소속과명은?

① Ladrizabalaceae
② Leguminosae
③ Araliaceae
④ Solanaceae
⑤ Simaroubaceae

16 자단향의 효능은?

① 건위 소화
② 발한 해열
③ 진해 거담
④ 자양 강장
⑤ 지혈, 진통

17 심재를 약용부위로 하는 생약은?

㉠ 백단향
㉡ 자단향
㉢ 소목
㉣ 고목

① ㉠, ㉡, ㉢
② ㉠, ㉢
③ ㉡, ㉣
④ ㉣
⑤ ㉠, ㉡, ㉢, ㉣

18 소목의 라틴생약명은?

① Picrasmae Lignum
② Akebiae Caulis
③ Santali Albi Lignum
④ Caesalpiniae Lignum
⑤ Aquilariae Lignum

14. ⑤ 15. ② 16. ⑤ 17. ⑤ 18. ④

19 소목의 성분인 brazilin의 성분계열은?

① quassinoid ② dammarane
③ benzylisoquinoline ④ homoisoflavonoid
⑤ furanocoumarin

20 소목의 성분으로 혈관내피세포에서 NO 합성을 증가시킴으로 혈관을 확장하는 성분으로 알려진 것은?

① brazilin ② rhamnetin
③ protosappanin ④ quercetin
⑤ rutin

21 조각자의 라틴생약명은?

① Galla Halepensis ② Gledtsia Spica
③ Myrrha ④ Galla Rhois
⑤ Ferulae Resina

22 조각자의 소속과명은?

① Anacardiaceae ② Polygalaceae
③ Eriosomatidae ④ Saxifragaceae
⑤ Leguminosae

23 옹종, 악성종기 등에 적용하고 일반적으로 급성편도선염에 효과가 있는 것으로 알려진 생약은?

① 황련 ② 침향
③ 조각자 ④ 몰약
⑤ 백단향

19. ③ 20. ① 21. ② 22. ⑤ 23. ③

24 다음 중 Uncariae Ramulus et Uncus인 것은?

① 조협 ② 조각자
③ 귀전우 ④ 사프란
⑤ 조구등

25 조구등의 소속과명은?

① Anacardiaceae ② Polygalaceae
③ Rubiaceae ④ Saxifragaceae
⑤ Oleaceae

26 조구등의 Indole계 alkaloid 성분은?

① rhynchophylline ② caterchin
③ chrysophanol ④ daidzein
⑤ wogonin

27 억간산에 배합되며 소아의 경풍, 야제증, 고혈압 환자의 두통, 뇌동맥경화 등에 적용되는 생약은?

① 조각자 ② 산수유
③ 오수유 ④ 조구등
⑤ 자단향

28 혈압강하작용을 나타내는 주성분이 열에 약하여 20분 이상 오래 달이면 안 되는 생약은?

① 목통 ② 황백
③ 황련 ④ 조구등
⑤ 오두

24. ⑤ 25. ③ 26. ① 27. ④ 28. ④

29 다음 중 수지가 침착된 수간목을 쓰는 생약은?

① Asari Radix
② Aquilariae Lignum
③ Sanguisorbae Radix
④ Puerariae Radix
⑤ Osterici Radix

30 침향의 소속과명은?

① Anacardiaceae
② Thymeleaceae
③ Rubiaceae
④ Saxifragaceae
⑤ Oleaceae

31 기응환에 처방되는 진정, 해독, 항히스테리, 천식을 다스리는 생약은?

① 몰약
② 아위
③ 생송지
④ 침향
⑤ 귀전우

32 이 생약을 불에 태우면 상쾌한 향기를 내고 coumarinolignan 성분을 함유한다. 이 생약은?

① 조각자
② 침향
③ 아편
④ 석송자
⑤ 송화분

29. ② 30. ② 31. ④ 32. ②

제10절 수지류, 엑스류, 유액류

1. 총론

(1) 수지(樹脂, resin)

1) 성상 : 부정형의 천연복합화합물로서 보통은 고형이고 투명 또는 반투명이며 열을 가하면 반고형이 되었다가 마지막에는 녹는다.

2) 화학적인 분류

- resin : resin acid, resin alcohol, glycoresin으로 분류함 [예] 로진(송지), 얄랍근, 대마초
- oleoresin : resin에 정유가 골고루 섞인 것 [예] Terebinthina, 관중
- gum-resin, oleogum-resin : resin과 gum과의 혼합물 [예] 몰약, 아위, 유향, 건칠
- balsam : resin에 cinnamic acid나 bezoic acid 또는 이 두 물질이 들어 있는 것 [예] 안식향, 소합향

(2) 엑스(extract)

1) 식물의 기관 또는 조직의 물추출액을 건조한 것

2) 알로에, 아선약, 큐라레

(3) 유액류(latex-containing substances)

1) milk와 같은 복잡한 혼합물로 유관이 들어 있는 식물에 들어 있음

2) 유관은 말단이 마무리되어 있는 단유관과 말단이 도관상으로 펼쳐나가는 연합유관으로 나뉘는데 전자에 속하는 것이 대극과, 협죽도과, 박주가리과, 뽕나무과 등이고, 후자에 속하는 것이 양귀비과, 도라지과, 국화과이다.

3) 생약으로는 아편이 대표적이고, 포공영, 두충이 다음이라 하겠다.

2. 각론

(1) 건칠(乾漆)

1) KHP : Lacca Sinica Exsiccata
옻나무 *Rhus verniciflua*(옻나무과 Anacardiaceae)의 줄기에서 얻은 수지

2) CP : Toxicodendrii Resina
칠수(漆樹) *Toxicodendron vernicifluum*의 수지를 가공하여 건조한 것
3) 참고 : *Rhus verniciflua*와 *Toxicodendron vernicifluum*은 같은 식물임
4) 독성성분 : urushiol(4종의 phenol성 화합물의 혼합물) 50~60%함유

(2) 노회(蘆薈, Aloe)

1) KHP : 주로 호망각노회(好望角蘆薈) *Aloe ferox, A. africana* 또는 *A. spicata* (Liliaceae)의 잡종의 잎에서 얻은 액즙(液汁)을 건조한 것이다.
2) CP : 고납색노회(庫拉索蘆薈) *Aloe barbadensr*, 호망각노회(好望角蘆薈) *A. feroxr* 또는 기타 동속 근연식물의 엽즙을 건조한 것으로 전자를 노노회(老蘆薈)라 하고 후자를 신노회(新蘆薈)라 한다.
 - 참고 : 고납색노회(庫拉索蘆薈)는 큐라소노회(Curacao Aloe)를 가리키고, 호망각노회(好望角蘆薈)는 희망봉노회 즉, 캡노회(開普敦蘆薈, Cape Aloe)를 가리킴

(3) 몰약(沒藥, Myrrha)

1) KP : *Commiphora molmol* 또는 기타 동속식물 (감람과 Burseraceae)에서 얻은 고무수지
 - 참고
   - 몰약(沒藥), Gum Myrrh, 천연몰약(天然沒藥)
     몰약수(沒藥樹) *Commiphora myrrha* (감람과 Burseraceae)의 줄기에서 자연 삼출된 고무수지
   - 교질몰약(膠質沒藥), Gum Opoponax
     합지수(哈地樹) *C. molmol* (감람과 Burseraceae)의 줄기에서 자연 삼출된 고무수지

(4) 소합향(蘇合香, Styrax Liquides)

1) KHP : 소합향나무 Liquidambar orientalis(조록나무과 Hamamelidaceae)의 수지
2) CP : Styrax

(5) 송지(Rosin)

1) KP : *Pinus* 속 식물(소나무과 Pinaceae)의 분비물에서 정유를 제거하여 얻은 수지이다.
2) 명칭

㉠ JP : 로진, Rosin. Resina Pini, 콜로포늄(colophonium)

㉡ USP : Rosin

㉢ BP : Colophony

3) 제법

Pinus 속 식물 → 인공적인 상처로 흘러나온 유액 → Oleoresin (생송지, Terebinthina, turpentine) → 자연적으로 테레핀유가 증발하고 난 잔사 → 송지(Resina Pini Cruda, burgundy pitch) → 수증기증류 → 유액(테레핀유, Oleum Terebinthinae) + 잔사(로진, Rosin, KP의 송지)

(6) 아선약(阿仙藥, Gambir)

1) KP : 아선약나무 *Uncaria gambir* (Rubiaceae)의 잎 및 어린가지에서 얻은 건조 수성엑스

2) CP : 아다(兒茶), Catechu

아다(兒茶) *Acacia catechu* (Leguminosae)의 줄기 및 가지에서 껍질을 벗겨 말리고 이를 쪼갠 후 물로 추출하여 농축시킨 것

3) 중화본초 : 방아다(方兒茶) Uncariae Gambieris Extractum

아다구등(兒茶鉤藤) *Uncaria gambier*의 잎이 달린 작은 가지를 잘라 가마에 넣고 물을 가하여 6~8시간 끓이고 여과 농축한 후에 나무틀에 넣어 방형의 덩어리를 만든 후에 말린 것

(7) 아위(阿魏, Ferulae Resina)

1) KHP : 아위(阿魏) *Ferula assafoetida* Linné 또는 기타 동속 근연식물(산형과 Umbelliferae)의 줄기를 자른 부위에서 삼출된 수지이다.

2) CP : 신강아위(新疆阿魏) *Ferula sinkiangensis* 또는 부강아위(阜康阿魏) *Ferula fukangensis*의 수지

3) 참고 : KHP 수재품은 구소련, 중앙아시아, 이란, 아프카니스탄산이고, CP수재품은 중국산이며, 거래량은 후자가 많다.

4) 특수성분 : 마늘냄새가 나는 sec.-butylpropenyl disulfide는 정유의 약 45%이다.

(8) 아편가루(阿片末, Powdered Opium, Pulvis Opii)

1) KP : 양귀비 *Papaver somniferum* Linné(양귀비과 Papaveraceae)에서 얻은 아편을 균일한 가루로 한 것 또는 여기에 전분 혹은 유당을 넣은 것이다. 건조물에

대하여 모르핀 ($C_{17}H_{19}NO_3$: 285.34)으로서 9.5~10.5 %를 함유한다.

2) 아편 : 양귀비의 미숙과실에 상처를 내어 얻은 유액이 말라서 굳은 것

3) 성분

㉠ phenanthrene(morphine) alk. : morphine, codeine, thebaine

㉡ isoquinoline alk. : papaverine, narcotine(noscapine), narceine

(9) 안식향(安息香, Benzoinum)

1) KP : *Styrax benzoin* 또는 기타 동속식물 (Styracaceae)에서 얻은 수지이다.

2) 참고 : 안식향수(安息香樹) *Styrax benzoin*, 백화수(白花樹) S. tonkinensis 또는 동속 근연식물(Styracaceae)로부터 얻은 수지이다. 안식향수가 위주인 것을 안식향 또는 수마트라안식향이라 하고, 백화수를 위주로 하는 것을 샴안식향, 월남안식향 또는 태국안식향이라 한다.

3) 성분

㉠ 수지

- 수마트라안식향 : coniferyl, cinnamyl 및 phenylpropyl cinnamate
- 샴안식향 : coniferyl alcohol benzoate

㉡ triterpenoid

- 수마트라안식향 : sumaresinolic acid
- 샴안식향 : siaresinolic acid

(10) 용뇌(龍腦)

1) KHP : 용뇌(龍腦) Bomeolum

용뇌향(龍腦香) *Dryobalanops aromatica* (용뇌향과 Dipterocarpaceae)의 수간 창구에서 흘러나온 수지 또는 수간과 가지를 썰어 수증기 증류하여 얻은 백색의 결정체이다.

2) 천연빙편(右旋龍腦), Borneolum (CP)

녹나무(樟) *Cinnamomum camphora* (Lauraceae)의 신선한 가지와 잎을 채취 가공하여 만든 결정

3) 빙편(合成龍腦), Borneolum Syntheticum (CP)

(11) 유향(乳香, Olibanum)

1) KHP : 유향나무 *Boswellia carterii* Birdwood 또는 기타 동속 근연식물 (감람과

Burseraceae)의 간피에 상처를 내어 얻은 수지이다.

2) 참고 : 카씨유향수(佧氏乳香樹) *Boswellia carterii* 또는 포달유향수(鮑達乳香樹) *Boswellia bhaw-dajiana*(감람과 Burseraceae)의 간피에 상처를 내어 얻은 수지이다. 전자는 소마리아유향이고, 후자는 이디오피아유향이다.

(12) 장뇌(樟腦, Camphorum)

1) KHP : 녹나무 *Cinnamomum camphora* (녹나무과 Lauraceae)의 목부, 가지, 잎을 절단하여 수증기 증류하여 얻은 장뇌유를 냉각시켜 석출한 결정체이다.

(13) 천축황(天竺黃, Bambusae Concretio Silicea)

1) KHP : 왕대 *Phyllostachys bambusoides* 또는 기타 동속식물 (벼과 Gramineae)의 마디 속에 생긴 덩어리거나 작은 알맹이다.

2) CP : 청피죽(青皮竹) *Bambusus textilis* 또는 화사노죽(華思勞竹) *Schizostachyrum chinense* (벼과 Gramineae) 등의 대나무 통내에 분비물이 건조하여 덩어리 모양으로 된 것이다.

(14) 큐라레(Curare)

1) 남미산 시독(矢毒)의 총칭
   ㉠ Chondodendron tomentosum 또는 동속 근연식물 (새모래덩굴과 Menispermaceae)의 목질부의 물엑스
   ㉡ Strychnos toxifera 또는 동속 근연식물 (마전과 Loganiaceae)의 수피의 물엑스

2) 저장용기에 의한 분류
   ㉠ 대나무통에 넣은 것 : 죽통큐라레, tubo-curare, bamboo-curare
   ㉡ 항아리에 넣은 것 : 항아리큐라레, pot-curare
   ㉢ 조롱박에 넣은 것 : 조롱박큐라레, calabash-curare, guard-curare → 독성이 가장 강함

3) 성분
   ㉠ Menispermaceae(benzylisoquinoline alk.) : tubocurarine, curine
   ㉡ Loganiaceae(indole alk.) : curarine, toxiferine

4) 응용 : 말초성근이완약

(15) 크리사로빈(Chrysarobinum)

1) 이명 : goa powder, bahia powder

2) Andira ararobar (콩과 Leguminosae)의 나무에 생긴 구멍에 생긴 goa powder를 정제한 중성물질의 혼합물임
3) goa powder에서 정제한 것은 chrysarobin으로 60~80%임
   - chrysophanol anthrone 20~30%, emodine anthrone 20~33%, emodin anthrone monomethylether 20~30%
   - chrysophanol 구조식
4) 1,8-dihydroxyanthraquinone화합물은 사하제로 쓰는데 크리사로빈은 건선 등 피부병 치료에 쓴다는 점이 다르다.

1 다음 중 resin에 속하는 생약은?

㉠ 몰약　　㉡ 아위
㉢ 유향　　㉣ 송지

① ㉠, ㉡, ㉢　　② ㉠, ㉢
③ ㉡, ㉣　　④ ㉣
⑤ ㉠, ㉡, ㉢, ㉣

2 다음 중 교질몰약(膠質沒藥)으로 가장 알맞은 것은?

㉠ 합지수(哈地樹)　　㉡ 몰약수(沒藥樹)
㉢ *Commiphora molmol*　　㉣ *Commiphora myrrha*

① ㉠, ㉡, ㉢　　② ㉠, ㉢
③ ㉡, ㉣　　④ ㉣
⑤ ㉠, ㉡, ㉢, ㉣

3 다음 중 천연몰약(天然沒藥)으로 가장 알맞은 것은?

㉠ 합지수(哈地樹)　　㉡ 몰약수(沒藥樹)
㉢ *Commiphora molmol*　　㉣ *Commiphora myrrha*

① ㉠, ㉡, ㉢　　② ㉠, ㉢
③ ㉡, ㉣　　④ ㉣
⑤ ㉠, ㉡, ㉢, ㉣

[제10절] 1. ⑤　2. ②　3. ③

4 몰약의 성분은?

① cinnamaldehide
② aloe-emodin
③ commiphoric acid
④ daidzein
⑤ wogonin

5 방부력이 강하여 화농성궤양, 치은염, 가글액으로 사용되는 생약은?

① 사프란
② 제충국
③ 영지
④ 해인초
⑤ 몰약

6 Myrrha의 한자명은?

① 松脂
② 茯苓
③ 阿魏
④ 沒藥
⑤ 蘆薈

7 송지의 라틴생약명은?

① Cordyceps
② Resina Pini
③ Ganoderma
④ Olibanum
⑤ Myrrha

8 소나무속식물의 상처에서 흘러나온 oleoresin을 모은 것은?

① Ferulae Resina
② Terebinthina
③ Myrrha
④ Gambir
⑤ Galla Rhois

9 생송지가 자연적으로 증발하여 굳어진 것은?

① Oleum Terebinthinae
② Terebinthina
③ Myrrha
④ Gambir
⑤ Burgundy Pitch

4. ③ 5. ⑤ 6. ④ 7. ② 8. ② 9. ⑤

10 생송지 또는 송지에 물을 가하여 수증기 증류하여 얻은 정유는?

① Oleum Terebinthinae
② Terebinthina
③ Myrrha
④ Gambir
⑤ Burgundy Pitch

11 생송지 또는 송지에서 turpentine oil을 얻고 난 잔류물에 다시 물을 가하여 증발 건조하여 얻은 것은?

① Oleum Terebinthinae
② Terebinthina
③ Resina Pini
④ Gambir
⑤ Burgundy Pitch

12 송지의 용도는?

① 건위소화
② 해열진통
③ 경고 기제
④ 소염이뇨
⑤ 비타민 B군 공급

13 송지와 관련 있는 것으로 가장 알맞은 것은?

① amentoflavone
② boswellic acid
③ chrysarobin
④ rosin
⑤ morin

14 아위의 라틴생약명은?

① Ferulae Resina
② Resina Pini
③ Myrrha
④ Gambir
⑤ Galla Rhois

15 아위의 기원식물은?

① *Poria cocos*
② *Aloe ferox*
③ *Uncaria gambir*
④ *Ferula assafoetida*
⑤ *Andira araroba*

10. ① 11. ③ 12. ③ 13. ④ 14. ① 15. ④

16 CP에 수재된 아위의 기원식물은?

㉠ *Ferula sinkiangensis* ㉡ *Acacia catechu*
㉢ *Ferula fukangensis* ㉣ *Uncaria gambir*

① ㉠, ㉡, ㉢ ② ㉠, ㉢
③ ㉡, ㉣ ④ ㉣
⑤ ㉠, ㉡, ㉢, ㉣

17 강열하면 마늘냄새가 나고, 물에 넣고 갈면 황등색의 유제(乳劑)가 되는 생약은?

① 沒藥 ② 阿魏
③ 阿仙藥 ④ 松脂
⑤ 龍腦

18 Ferulae Resina에 포함된 성분 중 마늘 냄새와 관련이 있는 것은?

① *sec.*-butylpropenyl disulfide
② coniferyl alcohol
③ α-boswellic acid
④ catechin
⑤ α, β-commiphoric acid

19 수마트라안식향과 거리가 가까운 것은?

㉠ 안식향 ㉡ 샴안식향
㉢ *Styrax benzoin* ㉣ *Styrax tonkinensis*

① ㉠, ㉡, ㉢ ② ㉠, ㉢
③ ㉡, ㉣ ④ ㉣
⑤ ㉠, ㉡, ㉢, ㉣

16. ② 17. ② 18. ① 19. ②

20 월남안식향과 거리가 가까운 것은?

㉠ 안식향 ㉡ 샴안식향
㉢ *Styrax benzoin* ㉣ *Styrax tonkinensis*

① ㉠, ㉡, ㉢ ② ㉠, ㉢
③ ㉡, ㉣ ④ ㉣
⑤ ㉠, ㉡, ㉢, ㉣

21 수마트라안식향의 성분은?

① rhynchophyllin ② coniferylbenzoate
③ chamazulene ④ coniferylcinnamte
⑤ santalol

22 간에서 glycine과 결합하여 소변으로 배설되므로 간기능 검사에 쓰이는 생약은?

① Benzoinum ② Borneolum
③ Olibanum ④ Gambir
⑤ Galla Rhois

23 샴안식향의 성분으로 가장 알맞은 것은?

① rhynchophyllin ② coniferylbenzoate
③ chamazulene ④ coniferylcinnamte
⑤ santalol

24 용뇌의 라틴생약명은?

① Cordyceps ② Resina Pini
③ Ganoderma ④ Olibanum
⑤ Borneolum

20. ③ 21. ④ 22. ① 23. ② 24. ⑤

25 용뇌의 기원식물이 소속과명은?

① Ranunculaceae
② Rubiaceae
③ Gramineae
④ Rosaceae
⑤ Dipterocarpaceae

26 CP에 수재된 용뇌의 기원식물명은?

① *Cinnamomum camohora*
② *Cinnamomum cassia*
③ *Cinnamomum zeylanicum*
④ *Cinnamomum obtusifolium*
⑤ *Cinnamomum burmanii*

27 빙편의 주성분은?

① cineole
② catechin
③ borneol
④ camphor
⑤ carthamin

28 용뇌의 적응증은?

㉠ 정신혼미
㉡ 중추성경련
㉢ 중풍
㉣ 하리

① ㉠, ㉡, ㉢
② ㉠, ㉢
③ ㉡, ㉣
④ ㉣
⑤ ㉠, ㉡, ㉢, ㉣

29 유향의 라틴 생약명은?

① Olibanum
② Borneolum
③ Ferulae Resina
④ Bezoinum
⑤ Gambir

25. ⑤ 26. ① 27. ③ 28. ① 29. ①

30 다음 중 소마리아유향의 기원식물은?

㉠ 카씨유향수(作氏乳香樹) ㉡ 포달유향수(鮑達乳香樹)
㉢ *Boswellia carterii* ㉣ *Boswellia bhaw－dajiana*

① ㉠, ㉡, ㉢ ② ㉠, ㉢
③ ㉡, ㉣ ④ ㉣
⑤ ㉠, ㉡, ㉢, ㉣

31 다음 중 소마리아유향의 기원식물은?

㉠ 카씨유향수(作氏乳香樹) ㉡ 포달유향수(鮑達乳香樹)
㉢ *Boswellia carterii* ㉣ *Boswellia bhaw－dajiana*

① ㉠, ㉡, ㉢ ② ㉠, ㉢
③ ㉡, ㉣ ④ ㉣
⑤ ㉠, ㉡, ㉢, ㉣

32 유향의 효능은?

㉠ 항염 ㉡ 항궤양
㉢ 진통 ㉣ 발한

① ㉠, ㉡, ㉢ ② ㉠, ㉢
③ ㉡, ㉣ ④ ㉣
⑤ ㉠, ㉡, ㉢, ㉣

33 유향의 지표성분은?

㉠ commiphoric acid ㉡ olibanoresene
㉢ conniferic acid ㉣ α, β－boswellic acid

① ㉠, ㉡, ㉢ ② ㉠, ㉢
③ ㉡, ㉣ ④ ㉣
⑤ ㉠, ㉡, ㉢, ㉣

30. ② 31. ③ 32. ① 33. ③

34 다음 중 방아다(方兒茶)로 가장 알맞은 것은?

㉠ 아다구등(兒茶鉤藤)
㉡ 아다(兒茶)
㉢ *Uncaria gambir*
㉣ *Acacia catechu*

① ㉠, ㉡, ㉢
② ㉠, ㉢
③ ㉡, ㉣
④ ㉣
⑤ ㉠, ㉡, ㉢, ㉣

35 다음 중 아다고(兒茶膏)로 가장 알맞은 것은?

㉠ 아다구등(兒茶鉤藤)
㉡ 아다(兒茶)
㉢ *Uncaria gambir*
㉣ *Acacia catechu*

① ㉠, ㉡, ㉢
② ㉠, ㉢
③ ㉡, ㉣
④ ㉣
⑤ ㉠, ㉡, ㉢, ㉣

36 Gambir의 한자명은?

① 松脂
② 天竺黃
③ 阿魏
④ 沈香
⑤ 阿仙藥

37 다음 중 생약명과 과명이 맞은 것은?

㉠ 아위 - Ranunculaceae
㉡ 아선약 - Rubiaceae
㉢ 유향 - Rosaceae
㉣ 아다(兒茶) - Leguminosae

① ㉠, ㉡, ㉢
② ㉠, ㉢
③ ㉡, ㉣
④ ㉣
⑤ ㉠, ㉡, ㉢, ㉣

38 아선약의 성분은?

① cinnamaldehide
② caterchin
③ commiphoric acid
④ daidzein
⑤ wogonin

34. ② 35. ② 36. ⑤ 37. ③ 38. ②

39 구강청량제(은단)에 응용되는 생약은?

① Gambir ② Galla Rhois
③ Curare ④ Ferulae Resina
⑤ Benzoinum

40 다음 중 balsam에 속하는 생약은?

㉠ 노회 ㉡ 소합향
㉢ 아선약 ㉣ 안식향

① ㉠, ㉡, ㉢ ② ㉠, ㉢
③ ㉡, ㉣ ④ ㉣
⑤ ㉠, ㉡, ㉢, ㉣

41 다음 중 Ex에 속하는 생약은?

㉠ 노회 ㉡ 아위
㉢ 아선약 ㉣ 안식향

① ㉠, ㉡, ㉢ ② ㉠, ㉢
③ ㉡, ㉣ ④ ㉣
⑤ ㉠, ㉡, ㉢, ㉣

42 다음 중 큐라소노회(Curacao Aloe)의 기원식물은?

㉠ *Aloe ferox* ㉡ *Aloe africana*
㉢ *Aloe spicata* ㉣ *Aloe barbadens*

① ㉠, ㉡, ㉢ ② ㉠, ㉢
③ ㉡, ㉣ ④ ㉣
⑤ ㉠, ㉡, ㉢, ㉣

39. ① 40. ③ 41. ② 42. ④

43 다음 중 희망봉노회(Cape Aloe)의 기원식물은?

㉠ *Aloe ferox* ㉡ *Aloe africana*
㉢ *Aloe spicata* ㉣ *Aloe barbadens*

① ㉠, ㉡, ㉢ ② ㉠, ㉢
③ ㉡, ㉣ ④ ㉣
⑤ ㉠, ㉡, ㉢, ㉣

44 노회의 c-glycoside계 성분은?

㉠ barbaloin ㉡ emodin
㉢ isobarbaloin ㉣ chrysophanol

① ㉠, ㉡, ㉢ ② ㉠, ㉢
③ ㉡, ㉢ ④ ㉣
⑤ ㉠, ㉡, ㉢, ㉣

45 Schoutelen반응에 양성인 생약은?

① 몰약 ② 송지
③ 아위 ④ 안식향
⑤ 노회

46 직접적으로 자궁수축을 촉진하여 월경과다, 조산, 유산을 일으킬 수 있는 생약은?

① 백출 ② 오배자
③ 계피 ④ 감국
⑤ 노회

43. ① 44. ② 45. ⑤ 46. ⑤

47 육아형성촉진작용이 있어서 자외선에 의한 손상, 상처의 치유에 적용하는 생약은?

① 안식향　② 용뇌
③ 고목　④ 노회
⑤ 복령

48 다음 중 엽즙 또는 유액을 약용하는 식물로 짝 지어진 것은?

① *Styrax benzoin* – *Andira araroba*
② *Aloe spicata* – *Papaber somniferum*
③ *Pinus densiflora* – *Platycodon grandiflorum*
④ *Rhus javanica* – *Lycopodium clavatum*
⑤ *Cocos nucifera* – *Uragoga ipecacuanha*

49 오배자의 숙주식물의 학명은?

① *Pueraria lobata*　② *Nuphar japonicum*
③ *Rhus javanica*　④ *Melaphis chinensis*
⑤ *Poria cocos*

50 오배자 숙주식물의 과명은?

① Anacardiaceae　② Polygalaceae
③ Eriosomatidae　④ Saxifragaceae
⑤ Oleaceae

51 오배자진딧물의 학명은?

① *Pueraria lobata*　② *Nuphar japonicum*
③ *Rhus javanica*　④ *Melaphis chinensis*
⑤ *Poria cocos*

47. ④　48. ②　49. ③　50. ①　51. ④

52 오배자진딧물의 과명은?

① Anacardiaceae
② Polygalaceae
③ Eriosomatidae
④ Saxifragaceae
⑤ Oleaceae

53 곤충이 잎맥에 자상을 주어 생긴 벌레집을 약용부위로 하는 생약은?

① Ergot
② Gledtsia Spica
③ Myrrha
④ Galla Rhois
⑤ Ferulae Resina

54 오배자의 대표적인 성분은?

① penta-*m*-digalloyl glucose
② penta-*m*-galloyl glucose
③ geraniin
④ catechin
⑤ leucoanthocyanin

55 NOO^- 소거작용과 항산화작용을 나타내는 성분은?

① gallotannin
② theaflavin
③ cinchona tannin
④ catechu tannin
⑤ leucodelphinidine

56 몰식자의 라틴생약명은?

① Galla Halepensis
② Gledtsia Spica
③ Myrrha
④ Galla Rhois
⑤ Ferulae Resina

57 몰식자의 대표적인 성분은?

① penta-*m*-digalloyl glucose
② penta-*m*-galloyl glucose
③ geraniin
④ catechin
⑤ leucoanthocyanin

52. ③ 53. ④ 54. ① 55. ① 56. ① 57. ②

58 오배자는 그 모양에 따라 두배와 각배로 나뉜다. 두배의 기원식물은?

① *Rhus javanica*
② *Rhus punjabensis* var. *sinica*
③ *Cynips gallae-tinctoria*
④ *Rhus potanini*
⑤ *Rhus succedeana*

59 Curare의 기원식물의 소속된 과로서 가장 알맞은 것은?

㉠ Asclepiadaceae
㉡ Loganiaceae
㉢ Lardibalaceae
㉣ Menispermaceae

① ㉠, ㉡, ㉢
② ㉠, ㉢
③ ㉡, ㉣
④ ㉣
⑤ ㉠, ㉡, ㉢, ㉣

60 Curare를 대나무통에 넣은 것을?

㉠ pot-curare
㉡ tubo-curare
㉢ calabash-curare
㉣ bamboo-curare

① ㉠, ㉡, ㉢
② ㉠, ㉢
③ ㉡, ㉣
④ ㉣
⑤ ㉠, ㉡, ㉢, ㉣

61 Curare를 항아리에 넣은 것을?

㉠ calabash-curare
㉡ tubo-curare
㉢ bamboo-curare
㉣ pot-curare

① ㉠, ㉡, ㉢
② ㉠, ㉢
③ ㉡, ㉣
④ ㉣
⑤ ㉠, ㉡, ㉢, ㉣

58. ① 59. ③ 60. ③ 61. ④

62 Curare를 조롱박에 넣은 것을?

㉠ pot – curare
㉡ tubo – curare
㉢ bamboo – curare
㉣ calabash – curare

① ㉠, ㉡, ㉢
② ㉠, ㉢
③ ㉡, ㉣
④ ㉣
⑤ ㉠, ㉡, ㉢, ㉣

63 Curare에 함유된 indol alkaloid는?

㉠ curarine
㉡ curine
㉢ toxiferine
㉣ tubocurarine

① ㉠, ㉡, ㉢
② ㉠, ㉢
③ ㉡, ㉣
④ ㉣
⑤ ㉠, ㉡, ㉢, ㉣

64 Curare에 함유된 benzylisoquinoline alkaloid는?

㉠ curarine
㉡ curine
㉢ toxiferine
㉣ tubocurarine

① ㉠, ㉡, ㉢
② ㉠, ㉢
③ ㉡, ㉣
④ ㉣
⑤ ㉠, ㉡, ㉢, ㉣

65 Curare의 성분인 tubocurarine의 약리활성은?

① 말초성근이완약
② 부교감신경흥분약
③ 축동약
④ 혈압강하제
⑤ 진정제

62. ③ 63. ② 64. ③ 65. ①

66 Pulvis Opii에 함유된 성분이 아닌 것은?

① morpine ② papaverine
③ heroin ④ codeine
⑤ noscapine

67 급성 morphine 중독의 3대 특징으로 이루어진 것은?

① 변비, 동공축소, 발한 ② 혼수, 변비, 오심
③ 구토, 발한, 설사 ④ 발한, 호흡억제, 오심
⑤ 혼수, 동공축소, 호흡억제

68 다음 Pulvis Opii 의 성분 중 phenanthrene alk.에 속한 것은?

① noscapine ② codeine
③ narcotine ④ papaverine
⑤ narceine

69 Pulvis Opii의 성분 중 강력한 진해작용이 있고 기관지 평활근을 이완시키는 성분은?

① narcotine ② thebaine
③ morphine ④ narceine
⑤ papaverine

70 천축황의 라틴생약명은?

① Bambusae Concletio Silicea ② Galla Rhois
③ Curare ④ Ferulae Resina
⑤ Benzoinum

71 천축황 기원식물의 과명은?

① Ranunculaceae ② Rubiaceae
③ Gramineae ④ Rosaceae
⑤ Leguminosqae

66. ③ 67. ⑤ 68. ② 69. ① 70. ① 71. ③

72 chrysarobin의 이명은?

㉠ andira powder
㉡ bahia powder
㉢ araroba powder
㉣ goa powder

① ㉠, ㉡, ㉢
② ㉠, ㉢
③ ㉡, ㉣
④ ㉣
⑤ ㉠, ㉡, ㉢, ㉣

73 크리사로빈의 기원식물명은?

① *Rheum palmatum*
② *Aloe ferox*
③ *Uncaria gambir*
④ *Rhus javanica*
⑤ *Andira araroba*

74 크리사로빈의 과명은?

① Ranunculaceae
② Rubiaceae
③ Gramineae
④ Rosaceae
⑤ Leguminosqae

75 크리사로빈의 성분명은?

① cinnamaldehide
② caterchin
③ chrysophanol
④ daidzein
⑤ wogonin

76 다음 anthraquinone계 성분 함유 생약 중 건선에 사용하는 것은?

① 후랑굴라피
② 카스카라사그라다피
③ 대황
④ 노회
⑤ 크리사로빈

72. ③ 73. ⑤ 74. ⑤ 75. ③ 76. ⑤

제11절 은화식물류

1. 총론

(1) 식물의 분류

1) 편의 위주의 분류법에 따르면 식물은 은화식물과 종자식물로 나누어진다.
2) 은화식물은 다시 엽상식물과 경엽식물로 나누어지고
3) 엽상식물은 균류와 조류로, 그리고 경엽식물은 지의류, 선태류, 양치류로 나눈다.
4) 종자식물은 다시 나자식물과 피자식물로 나누어지고
5) 이 중 피자식물은 단자엽식물과 쌍자엽식물로 나눈다.

(2) 균류(菌類)

1) 균류의 분류
   ㉠ 균류는 크게 Myxomycota(변형균문)와 Eumycota(진균식물문)의 2개의 문으로 나누고
   ㉡ Eumycota(진균식물문)는 다음과 같이 5개의 아문으로 나눈다.
   - Mastigomycotina(편모균아문)
   - Zygomycotina(접합균아문)
   - Ascomycotina(자낭균아문)
   - Basidiomycotina(담자균아문)
   - Deuteromycotina(불완전균아문)

2) 분류군과 생약
   ㉠ 진균식물문중 Ascomycotina(자낭균아문)과 Basidiomycotina(담자균아문)은 생약과 관련이 깊다.
   ㉡ Ascomycotina(자낭균아문)은 5개의 강으로 나누는데, 그 중 Pyrenomycetes(핵균강)에 맥각균과 Hypocleaceae(맥각, 동충하초)가 있다.
   ㉢ Basidiomycotina(담자균아문)은 3개의 강으로 나누는데
   - Teliomycetes(반담자균류)에 Saccharomycetaceae와 Aspergillaceae가 있고,
   - Hymenomycetes(균심강)에 Polyporaceae의 Ganoderma(영지), Poria(복령, 저령), Polyporus(뇌환)가 있으며,

- Gasteromycetes(복균강)에 Lycoperdaceae의 마발(*Lycopordon, Lasisphaera, Calvatia*)이 있다.
- 이 중 Polyporaceae는 잔나비걸상과에서 구멍장이벗과라 하는 것이 알맞다.

(3) 조류(藻類, 해산식물)

1) 생약에서 주로 논하는 조류는 갈조식물문의 갈조류와 홍조식물문의 홍조류이다.
2) Phaeophyta(갈조식물문)에는 곤포, 해조, 해대가 있고,
3) Rhodophyta(홍조식물문)에는 한천과 해인초가 있다.

(4) 양치류

골쇄보, 면마

2. 각론

(1) 균류

1) 영지(靈芝, Ganoderma)

㉠ KHP : 영지 Ganoderma lucidum Karsten 또는 기타 근연종 (잔나비걸상과 Polyporaceae)의 자실체이다.

㉡ 정리

적지(赤芝) *Ganoderma lucidum* 또는 자지(紫芝) *Ganoderma sinense* (구멍장이버섯과 Polyporaceae)의 자실체이다.

2) 복령(茯苓, Hoelen)

㉠ KP : 복령(茯苓) *Poria cocos* (잔나비걸상과 Polyporaceae)의 균핵으로 바깥층을 거의 제거한 것이다.

㉡ 정리

- 생약명 : 복령(茯苓) Poria
- 정의 : 복령(茯苓) *Poria cocos* (구멍장이버섯과 Polyporaceae)의 균핵이다.
- 분류
  - 복령을 채취하고 음건한 것을 복령개(茯苓介)라 한다.
  - 또는 복령을 채취하여 껍질부위를 잘라내고 음건할 때 껍질부위를 복령피라 하고, 껍질이 없는 부위를 복령괴(茯苓塊)라 한다.

- 복령괴중 건조한 후에 그 색이 흰 것을 백복령이라 하고 붉은색이 나는 것을 적복령이라 한다.
- 복령괴 중에서 가운데 소나무 뿌리가 있는 것을 복신괴(茯神塊)라 한다.
- 복신괴도 그 색에 따라 백복신(白茯神)과 적복신(赤茯神)으로 나눈다.
- 복신괴에서 얻어진 소나무 뿌리를 복신목(茯神木)이라 한다.

3) 저령(豬苓, Polyporus)

㉠ 저령(猪苓) *Polyporus umbellatus* Fries (잔나비걸상과 Polyporaceae)의 균핵이다.

㉡ 잔나비걸상과 → 구멍장이버섯과

(2) 조류

2-1. Phaeophyta(갈조식물문)

1) 곤포(昆布, Laminariae Japonicae Thallus)

다시마 *Laminaria japonica* (다시마과 Laminariaceae)의 엽상체이다.

2) 해대(海帶, Zosterae Herba)

거머리말 *Zostera marina* (거머리말과 Zosteraceae)의 전초이다.

3) 해조(海藻, Sargassum)

- 양서채(洋栖菜) *Sargassum fusiforme* (Harv.) Setch 또는 기타 동속 근연식물 (해마조과 Sargassaceae)의 전조이다.
- 양서채는 1속1종인 톳 *Hijikia fusiforme* (모자반과 Sargassaceae)로 독립되었다.

2-2. Rhodophyta(홍조식물문)

1) 한천

㉠ KP : 우뭇가사리 *Gelidium amansii* Lamouroux 및 그 밖의 동속식물 (Gelidiaceae)을 위주로 하고 여기에 여러 종류의 홍조류 (Rhodophyta)를 섞어 얻은 점액을 동결 탈수한 것이다.

㉡ 제법

- 타조의 배합 : 한천의 질을 좋게 하기 위하여 타조를 20~40%배합한다.
- 부착물의 제거 : 황산을 약간 탄 다량의 물을 가하고 70~80도에서 3~8시간 끓인 후 황산이 약간 들어있는 물을 가하여 8시간 방치한다.
- 응고 : 응고시킬 때의 조건에 따라 분말한천, 박한천, 세한천 등의 명칭이 붙는다.

• 동결건조 : −4도에서 −7도의 온도에서 이틀 밤 건조한다.

• 용해 : 건조가 완료되면 햇볕이 쪼이는 경사진 널빤지 위에서 건조시킨다.

2) 해인초(Digenea)

㉠ KHP : 해인초 Digenea simplex (해인초과 Rhodomelaceae)의 전조이다. Rhodomelaceae는 빨강검둥이과로 개정을 요함

1 건조효모의 라틴생약명은?

① Massa Medicata Fermentata ② Saccharomyces Siccatum
③ Hordei Fructus Germinatus ④ Olibanum
⑤ Cordyceps

2 건조효모의 효능은?

① 건위 ② 해열
③ 진정 ④ 이뇨
⑤ 비타민 B군 공급

3 신곡의 라틴생약명은?

① Massa Medicata Fermentata ② Saccharomyces Siccatum
③ Hordei Fructus Germinatus ④ Olibanum
⑤ Cordyceps

4 맥아의 라틴생약명은?

① Massa Medicata Fermentata ② Saccharomyces Siccatum
③ Hordei Fructus Germinatus ④ Olibanum
⑤ Cordyceps

[제11절] 1. ② 2. ⑤ 3. ① 4. ①

5 맥아의 효능은?

㉠ 건위 ㉡ 건망
㉢ 정장 ㉣ 비타민B군 공급

① ㉠, ㉡, ㉢ ② ㉠, ㉢
③ ㉡, ㉣ ④ ㉣
⑤ ㉠, ㉡, ㉢, ㉣

6 맥아의 적응증은?

㉠ 소화불량 ㉡ 식욕감퇴
㉢ 복부팽만 ㉣ 혈압강하

① ㉠, ㉡, ㉢ ② ㉠, ㉢
③ ㉡, ㉣ ④ ㉣
⑤ ㉠, ㉡, ㉢, ㉣

7 맥아의 기원식물은?

① Secale cereale ② Triticum aestivum
③ Oryza satica ④ Zea mays
⑤ Hordeum vulgare

8 ergometrine의 이명으로 가장 알맞은 것은?

㉠ ergotoxine ㉡ ergobasine
㉢ ergotamine ㉣ ergonobine

① ㉠, ㉡, ㉢ ② ㉠, ㉢
③ ㉡, ㉣ ④ ㉣
⑤ ㉠, ㉡, ㉢, ㉣

5. ② 6. ① 7. ⑤ 8. ③

9 다음 alkaloid 중 진통촉진제로 상용되고 있는 것으로 가장 알맞은 것은?

① ergometrine – hydrastine
② ergometrine – quinine
③ ergotamine – hydrastine
④ ergotamine – leonurine
⑤ ergotoxine – leonurine

10 다음 alkaloid 중 자궁지혈제로 상용되는 짝으로 가장 알맞은 것은?

① ergometrine – hydrastine
② ergometrine – quinine
③ ergotamine – hydrastine
④ ergotamine – leonurine
⑤ ergotoxine – leonurine

11 다음 ergot alkaloid 중 수용성인 것은?

㉠ ergotaminine
㉡ ergotoxine
㉢ ergotamine
㉣ ergometrine

① ㉠, ㉡, ㉢
② ㉠, ㉢
③ ㉡, ㉣
④ ㉣
⑤ ㉠, ㉡, ㉢, ㉣

12 ergometrine이 가수분해 생성물로서 가장 알맞은 것은?

㉠ D – lysergic acid
㉡ glucose
㉢ 2 – aminopropanol
㉣ D – isolysergic acid

① ㉠, ㉡, ㉢
② ㉠, ㉢
③ ㉡, ㉣
④ ㉣
⑤ ㉠, ㉡, ㉢, ㉣

9. ② 10. ③ 11. ④ 12. ②

13 맥각균의 숙주식물로서 가장 알맞은 것은?

㉠ *Secale cereale*　㉡ *Hordeum vulgare* var. *hexastichon*
㉢ *Triticum aestivum*　㉣ *Claviceps purpurea*

① ㉠, ㉡, ㉢
② ㉠, ㉢
③ ㉡, ㉣
④ ㉣
⑤ ㉠, ㉡, ㉢, ㉣

14 맥각균의 학명은?

㉠ *Secale cereale*　㉡ *Hordeum vulgare* var. *hexastichon*
㉢ *Triticum aestivum*　㉣ *Claviceps purpurea*

① ㉠, ㉡, ㉢
② ㉠, ㉢
③ ㉡, ㉣
④ ㉣
⑤ ㉠, ㉡, ㉢, ㉣

15 균핵을 용부로 사용하는 생약으로 가장 알맞은 것은?

㉠ 복령　㉡ 저령
㉢ 맥각　㉣ 골쇄보

① ㉠, ㉡, ㉢
② ㉠, ㉢
③ ㉡, ㉣
④ ㉣
⑤ ㉠, ㉡, ㉢, ㉣

16 복령의 라틴생약명은?

① Cordyceps
② Hoelen
③ Ganoderma
④ Olibanum
⑤ Myrrha

13. ①　14. ④　15. ①　16. ②

17 복령의 기원식물명은?

① *Poria cocos*
② *Aloe ferox*
③ *Uncaria gambir*
④ *Rhus javanica*
⑤ *Andira araroba*

18 생약의 용부가 균핵인 것은?

① Hoelen
② Aloe
③ Myrrha
④ Gambir
⑤ Olibanum

19 복령 제조시에 껍질을 벗겨 다듬고 말리는데 이 때 껍질 쪽의 생약명은?

① 복령개
② 복령피
③ 복령괴
④ 적복령
⑤ 복신

20 복령괴의 색이 붉은 것은?

① 복령개
② 복령괴
③ 적복령
④ 적복신
⑤ 복령피

21 Hoelen의 한자명은?

① 麥芽
② 茯苓
③ 三白草
④ 辛夷
⑤ 麥角

22 복령괴 중에서 가운데 소나무뿌리가 있는 것은?

① 복령개
② 복령피
③ 복령괴
④ 적복령
⑤ 복신

17. ① 18. ① 19. ② 20. ③ 21. ② 22. ⑤

23 복신에서 얻어진 소나무뿌리는?

① 복령개 ② 복령피
③ 복신목 ④ 적복령
⑤ 복신

24 복신의 라틴생약명은?

① Hoelen ② Poria
③ Polyporus ④ Ganoderma
⑤ Sclerotium Poria Circum Radicem Pini

25 복령의 triterpene계 성분은?

① ganoderic acid ② agarose
③ bassorin ④ α-kainic acid
⑤ pachymic acid

26 복령에 함유된 polysaccharide는?

① mannitol ② eugeniin
③ inulin ④ pinoresinol
⑤ pachyman

27 복령의 효능은?

㉠ 건위 ㉡ 이뇨
㉢ 진정 ㉣ 강간

① ㉠, ㉡, ㉢ ② ㉠, ㉢
③ ㉡, ㉣ ④ ㉣
⑤ ㉠, ㉡, ㉢, ㉣

23. ③ 24. ⑤ 25. ⑤ 26. ⑤ 27. ①

28 복신의 적응증은?

㉠ 경계　　㉡ 건망
㉢ 불면　　㉣ 해열

① ㉠, ㉡, ㉢　　② ㉠, ㉢
③ ㉡, ㉣　　④ ㉣
⑤ ㉠, ㉡, ㉢, ㉣

29 영지의 라틴생약명은?

① Ganoderma　　② Aloe
③ Myrrha　　④ Gambir
⑤ Olibanum

30 구멍장이버섯과(잔나비걸상과)에 소속된 생약은?

㉠ 영지　　㉡ 복령
㉢ 저령　　㉣ 몰약

① ㉠, ㉡, ㉢　　② ㉠, ㉢
③ ㉡, ㉣　　④ ㉣
⑤ ㉠, ㉡, ㉢, ㉣

31 영지의 triterperpene계 성분명은?

㉠ crataegolic acid　　㉡ lucidenic acid A-P
㉢ pachyman　　㉣ ganoderic acid A-T

① ㉠, ㉡, ㉢　　② ㉠, ㉢
③ ㉡, ㉣　　④ ㉣
⑤ ㉠, ㉡, ㉢, ㉣

28. ①　29. ①　30. ①　31. ③

32 저령의 라틴생약명은?

① Ganoderma ② Poria
③ Myrrha ④ Gambir
⑤ Polyporus

33 저령의 기원식물은?

① *Polyporus umbellatus* ② *Poria cocos*
③ *Ganoderma lucidum* ④ *Ganoderma sinense*
⑤ *Cordyceps sinensis*

34 저령탕으로 대표되는 저령의 효능은?

① 해열제 ② 건위제
③ 혈압강하제 ④ 사하제
⑤ 이뇨제

35 골쇄보의 라틴생약명은?

① Rhei Rhizoma ② Cnidii Rhizoma
③ Drynariae Rhizoma ④ Olibanum
⑤ Myrrha

36 골쇄보의 소속과명은?

① Polypodiaceae ② Rubiaceae
③ Gramineae ④ Rosaceae
⑤ Leguminosqae

32. ⑤ 33. ① 34. ⑤ 35. ③ 36. ①

37 골쇄보의 효능은?

㉠ 접골 ㉡ 지통
㉢ 구어혈 ㉣ 진정

① ㉠, ㉡, ㉢
② ㉠, ㉢
③ ㉡, ㉣
④ ㉣
⑤ ㉠, ㉡, ㉢, ㉣

38 환의제로 쓰는 생약은?

① 현초
② 아선약
③ 석송자
④ 오배자
⑤ 몰식자

39 동충하초균이 기생하는 곤충명은?

① 깍지벌레
② 오배자진딧물
③ 맥각균
④ 누에나방
⑤ 박쥐나방

40 동충하초균의 학명은?

① *Claviceps Purpurea*
② *Melaphis chinensis*
③ *Digenea simplex*
④ *Apis melifera*
⑤ *Cordyceps sinensis*

41 동충하초균의 소속과명은?

① Apideae
② Suidae
③ Bobidae
④ Cervidae
⑤ Hypocleaceae

37. ① 38. ③ 39. ⑤ 40. ⑤ 41. ⑤

42 동충하초의 라틴생약명은?

① Cordyceps ② Hoelen
③ Ganoderma ④ Olibanum
⑤ Myrrha

43 동충하초의 효능은?

㉠ 진해 ㉡ 지통
㉢ 강장 ㉣ 진정

① ㉠, ㉡, ㉢ ② ㉠, ㉢
③ ㉡, ㉣ ④ ㉣
⑤ ㉠, ㉡, ㉢, ㉣

44 한천의 질을 좋게 하기 위해서 가하는 다른 조류의 량은?

① 5 - 10% ② 10 - 20%
③ 20 - 30% ④ 20 - 40%
⑤ 30 - 40%

45 한천을 동결 건조할 때의 온도는?

① 4~7℃ ② 0°
③ 15~25℃ ④ 41℃
⑤ 100℃

46 한천에 함유된 다당류는?

㉠ cholesterol ㉡ agaropectin
㉢ glucuronic acid ㉣ agarose

① ㉠, ㉡, ㉢ ② ㉠, ㉢
③ ㉡, ㉣ ④ ㉣
⑤ ㉠, ㉡, ㉢, ㉣

42. ① 43. ② 44. ④ 45. ① 46. ③

47 다음 중 한천의 기원으로 알맞은 것은?

① *Digenea simplex*
② *Gelidium amansii*
③ *Ganoderma lucidum*
④ *Pachyma hoelen*
⑤ *Cordyceps sinensis*

48 다음 중 해인초의 기원으로 알맞은 것은?

① *Gelidium amansii*
② *Polyporus umbellatus*
③ *Poria cocos*
④ *Digenea simplex*
⑤ *Cordyceps sinensis*

49 다음 중 해인초의 성분에 해당되는 것은?

① α - kainic acid
② pachyman
③ ergotamine
④ adenine
⑤ V - B complex

50 해인초 성분인 α - kainic acid의 구조적인 특징은?

① phenylpropane
② pyrrolidine
③ lignan
④ sesquiterpene
⑤ anthraquinone

51 둘 다 장내 기생충 구제약으로 쓰는 것은?

① Pyrethri Flos - Koso Flos
② Chenopdii Herba - Ganoderma
③ Granati Cortex - Digenea
④ Cinae Flos - Aloe
⑤ Nicotianae Folium - Granati Cortex

47. ② 48. ④ 49. ① 50. ② 51. ③

제12절 동 물 류

【 동물성 생약의 분류 】

동물은 그 종류가 매우 많다. 이에 비하여 약용되고 있는 동물은 그 수가 매우 적고 그 중에서도 우리나라의 공정서에 수재된 약용 동물의 수는 50여종에 지나지 않는다.

이 때문에 약용 동물에 대해서는 동물분류학 전반을 도입하기는 어렵다. 그러므로 약용동물은 그 종으로서의 위치는 동물분류학의 체계를 따르고, 그 분류의 대강은 약용동물이 속하는 분류학적인 위치에 따라 몇 개의 문(門)으로 한정하는 것이 편리하다 하겠다.

현재 우리나라의 동물학계에서 채용하고 있는 동물계는 34문에 이르지만 중화본초에서는 해면강장동물약, 환절동물약, 연체동물약, 절지동물약, 태선극피동물약, 척삭동물약의 6개문을 채용하고 있다.

공정서 수재품을 중심으로 이를 살펴보면 다음과 같이 주로 5개의 문으로 정리할 수 있다.

1. 환형동물류(Annelida)

(1) 지룡(地龍, Lumbricus)

1) 낚시지렁이과(Lumbricidae)
- *Pericaeta communisma* Gate et Hatai
- 갈색지렁이 *Allolobophora caliginosa* var. *trapezoides* Anton

2) 지렁이과(Megascolocidae)
- *Pheretima aspergillum* E. Perrier

(2) 수질(水蛭, Hirudo)

1) 거머리과(Hirudinidae)
- 참거머리 *Hirudo niponica* Whitman,
- 말거머리 *Whitmania pigra* Whitman

2. 연체동물류(Mollusca) : 패류(貝類)라고도 함

(1) 석결명(石決明, Haliotidis Concha)

1) 전복과(Haliotidae)

- 말전복 *Haliotis gigantea*(Gmelin) 및 동속 근연동물

(2) 와릉자(瓦楞子, Arcae Concha)

1) 꼬막조개과(Arcidae)

- 꼬막 *Tegillarca granosa*(Linné) 또는 기타 동속조개

(3) 진주(珍珠, Margaritum)

1) 진주조개과는 Pteridae

- 진주조개 *Pinctada fucada* Gould 의 조갯살에 생긴 구슬(珠)이다.

(4) 문합(文蛤, Meretricis seu Cyclinae Concha)

1) 문합과(Veneridae)

- 문합조개 *Meretrix meretrix* (Linné)의 껍질(貝殼)이다.

(5) 모려(牡蠣, Ostreae Testa)

1) 굴과(Ostreidae)

- 굴 *Ostrea gigas* Thunberg의 껍질(貝殼)이다.

(6) 해표초(海螵蛸, Sepiae Os)

1) 갑오적과(Sepiidae)

- 갑오징어 *Sepia esculenta* Hoyle 또는 기타 동속동물의 내각이다.

3. 절지동물류(Arthropoda) : 충류(蟲類)라고도 함

(1) 전갈(Scorpion)

감갈 *Buthus martensii* Karsch(전갈과 Buthidae)을 끓는 물이나 끓는 소금물에 잠깐 담갔다가 말린 것이다.

(2) 오공(蜈蚣, Scolopendrae Corpus)

왕지네 *Scolopendra subspinipes multilans* Linné Koch(왕지네과 Scolopendridae)의 충체이다.

(3) 상표초(桑螵蛸, Mantidis Ootheca)

사마귀 *Paratenodera sinensis* De Saussure 또는 기타 동속 근연동물(사마귀과 Mantidae)의 알이 들어있는 벌레집을 찐 것이다.

(4) 선퇴(蟬退, Cicadidae Periostracum)

말매미 *Cryptotympana pustulata* Fabricius 또는 기타 근연곤충 (매미과 Cicadidae)이 성충이 될 때 탈피한 껍데기이다.

(5) 꿀(Mel)

양꿀벌 *Apis mellifera* Linné 또는 동양꿀벌 *Apis indica* Radoszkowski(꿀벌과 Apidae)이 벌집에 모은 감미물을 채취한 것이다.

(6) 노봉방(露蜂房, Vespae Nidus)

말벌 *Polistes mandarinus* Saussure 또는 기타 동속 근연벌(호봉과 Cespidae)이 만든 집이다.

(7) 맹충(虻蟲, Tabanus)

등에류의 일종인 *Tabanus bivittatus* Matsumura 또는 기타 동속곤충(등에과 Tabanidae)의 암컷의 성충을 건조한 것이다.

(8) 반묘(斑猫, Cantharides)

띠띤가뢰 *Mylabris cichorii* Linné, 중국가뢰 *Mylabris phalerata* Pallas 또는 줄먹가뢰 *Epicauta gorhami* Marseul(가뢰과 Meloidae)의 충체이다.

(9) 백강잠(白殭蠶, Bombycis Corpus)

누에 *Bombyx mori*(Linné)(누에과 Bombycidae)의 유충이 백강병균 *Beauveria bassiana* (Bals.) Vuill.의 감염에 의한 백강병으로 경직사한 충체이다.

(10) 동충하초(冬蟲夏草, Cordyceps)

동충하초균 *Cordyceps sinenesis* Sacc (매각균과 Hypocreaceae)이 박쥐나방과 곤충의 유충에서 기생하여 자란 자실체와 유충의 몸체이다.

4. 척삭동물(Chordata)

(1) 양서류

1) 섬소(蟾酥) Bufonis venenum

- 중국두꺼비(中華大蟾蜍) *Bufo bufo gargorizans* Cantor 또는 동속 근연동물(두꺼비과 Bufonidae)의 독선(毒腺)의 분비물을 모은 것이다.

(2) 파충류

1) 귀판(龜板) Testudinis Plastrum

- 남생이 *Chinemy reevesii* Gray(남생이과 Emydidae)의 복갑 또는 배갑이다.

(3) 조류

1) 계내금(鷄內金) Galli Stomchichum Corium

- 닭 *Gallus domesticus* Brisson (꿩과 Phasianidae)의 모래주머니의 내막이다.

(4) 어류

1) 간유

(5) 포유류

포유류 중에서 주로 뿔을 약용으로 하는 생약을 각류로 나누고 있다.

1) 일반포유류

㉠ 천산갑(穿山甲) Manitis Squama

- 천산갑 *Manis pentadactyla* Linné 또는 기타 동속 근연동물(천산갑과 Manidae)의 인갑(鱗甲)이다.

㉡ 웅담(熊膽) Fel Ursi

- 불곰 *Ursus arctos* Linné 또는 기타 근연동물(곰과 Ursidae)의 담즙을 말린 것이다.

㉢ 사향(麝香) Moschus

- 난쟁이사향노루 *Moschus berezovskii* Flerove, 산사향노루 *Moschus chrysogaster* Hodgson 또는 사향노루 *Moschus moschiferus* Linné(사향노루과 Moschidae) 수컷의 사향선 분비물로써 그 내용물을 꺼내어 말린 것을 가루사향이라 하고, 주머니 모양의 사낭(麝囊)을 그대로 잘라내어 말린 것을 주머니사향이라고 한다.

㉣ 우황(牛黃)Bezoar Bovis

- 소 *Bos taurus* Linné var. *domesticus* Gmelin(소과 Bovidae)의 담낭 중에 생긴 결석이다.

㉤ 저담(猪膽) Suilus Fel

- 멧돼지 *Sus scrofa* Linné (멧돼지과 Suidae)의 담즙이다.

2) 각류

㉠ 녹용(鹿茸) Cervi Parvum Cornu

- 매화록 *Cervus nippon* Temminck, 마록 *Cervus elaphus* Linné 또는 대록 *Cervus canadensis* Erxleben(사슴과 Cervidae)의 숫사슴의 털이 밀생되고 아직 골질화되지 않았거나 약간 골질화된 어린 뿔을 자른 다음 말린 것이다.

㉡ 녹각 Cervi Cornu

- 매화록 *Cervus nippon* Temminck, 마록 *Cervus elaphus* Linné 또는 대록 *Cervus canadensis* Erxleben(사슴과 Cervidae)의 골질화된 뿔이다.

㉢ 영양각(羚羊角) Antelopis Cornu

- 영양 *Gazella subgutturosa*(Guldenstaedt), 고비영양(高鼻羚羊) *Saiga tatarica* Linné 또는 기타 근연동물(소과 Bovidae)의 뿔이다.

㉣ 서각(犀角)

1 다음 중 패각류(貝殼類)에 속하는 생약은?

㉠ Mantis Squama　㉡ Haliotidis Concha
㉢ Lumbricus　㉣ Ostreae Testa

① ㉠, ㉡, ㉢　② ㉠, ㉢
③ ㉡, ㉣　④ ㉣
⑤ ㉠, ㉡, ㉢, ㉣

2 다음 중 충류(蟲類)에 속하는 생약은?

㉠ Vespae Nidus　㉡ Mantidis Ootheca
㉢ Cicadidae Periostracum　㉣ Fel Ursi

① ㉠, ㉡, ㉢　② ㉠, ㉢
③ ㉡, ㉣　④ ㉣
⑤ ㉠, ㉡, ㉢, ㉣

[제12절] 1. ③　2. ①

3 다음 중 어류에 속하는 것은?

㉠ 섬수　　㉡ 지룡
㉢ 전갈　　㉣ 간유

① ㉠, ㉡, ㉢　　② ㉠, ㉢
③ ㉡, ㉣　　④ ㉣
⑤ ㉠, ㉡, ㉢, ㉣

4 다음 중 조류에 속하는 것은?

㉠ 선퇴　　㉡ 동충하초
㉢ 꿀　　㉣ 계내금

① ㉠, ㉡, ㉢　　② ㉠, ㉢
③ ㉡, ㉣　　④ ㉣
⑤ ㉠, ㉡, ㉢, ㉣

5 다음 중 각류(角類)에 속하는 것은?

㉠ 전갈　　㉡ 사향
㉢ 백강잠　　㉣ 녹용

① ㉠, ㉡, ㉢　　② ㉠, ㉢
③ ㉡, ㉣　　④ ㉣
⑤ ㉠, ㉡, ㉢, ㉣

6 이 약의 $CHCl_3$용액에 $SbCl_3$시액을 넣으면 곧 청색을 나타낸다. 이 생약은?

① Oleum Cocois　　② Oleum Jecoris
③ Oleum Sojae　　④ Oleum Arachidis
⑤ Oleum Maydis

3. ④　4. ④　5. ④　6. ②

7 계내금의 효능은?

① 칼슘 공급
② 건위 소화
③ 구충
④ V-A, D 공급
⑤ 보혈

8 귀판의 생약명은?

① Bufonis venenum
② Testudinis Plastrum
③ Cervi Cornu
④ Antelopis Cornu
⑤ Cordyceps

9 꿀의 기원동물은?

① *Chinemys reevesii*
② *Gallus domesticus*
③ *Apis mellifera*
④ *Polistes mandarinus*
⑤ *Bos taurus*

10 노봉방의 생약명은?

① Honey Mel
② Vespae Nidus
③ Cantharides
④ Mantidis Ootheca
⑤ Scorpion

11 다음 중 사슴 또는 큰사슴의 새로 나온 뿔이 아직 골질화되지 않은 어린 뿔은?

① Cervi Cornu
② Cervi Cornu Colla
③ Cervi parvum Cornu
④ Cervi Cornu Degelatinatum
⑤ Sectilis Cervi Parvum Cornu

7. ② 8. ② 9. ③ 10. ② 11. ③

12 녹용의 기원동물은?

㉠ *Cervus unicolor*
㉡ *Cervus elaphus*
㉢ *Cervus dama*
㉣ *Cervus nippon*

① ㉠, ㉡, ㉢
② ㉠, ㉢
③ ㉡, ㉣
④ ㉣
⑤ ㉠, ㉡, ㉢, ㉣

13 토끼에 이 약의 가루를 투여하면 적혈구수와 혈색소량이 증가하고 망상적혈구도 증가한다. 이 약은?

① 간유
② 모려
③ 반묘
④ 지룡
⑤ 녹용

14 녹용의 약리활성은?

㉠ 발육촉진
㉡ 조혈작용
㉢ 면역증강작용
㉣ 강심작용

① ㉠, ㉡, ㉢
② ㉠, ㉢
③ ㉡, ㉣
④ ㉣
⑤ ㉠, ㉡, ㉢, ㉣

15 다음 중 *Cervus elaphus*와 기원이 다른 것은?

① 뉴질렌드 녹용
② 마랄
③ 동마녹용
④ 서마녹용
⑤ 대록

16 다음 중 *Cervus nippon*을 기원으로 하는 것은?

① 뉴질렌드 녹용
② 마랄
③ 마록
④ 화용
⑤ 대록

12. ③ 13. ⑤ 14. ⑤ 15. ⑤ 16. ④

17 녹각은 골질화된 사슴뿔이다. 그 기원동물은?

㉠ *Cervus elaphus*
㉡ *Cervus canadensis*
㉢ *Cervus nippon*
㉣ *Cervus unicolor*

① ㉠, ㉡, ㉢
② ㉠, ㉢
③ ㉡, ㉣
④ ㉣
⑤ ㉠, ㉡, ㉢, ㉣

18 다음 중 꽃사슴 또는 큰사슴의 골질화된 뿔은?

① Cervi Cornu
② Cervi Cornu Colla
③ Cervi parvum Cornu
④ Cervi Cornu Degelatinatum
⑤ Sectilis Cervi Parvum Cornu

19 Ostreae Testa의 한자명은?

① 犀角
② 地龍
③ 麝香
④ 牡蠣
⑤ 斑描

20 한방에서 진정약으로 도한 및 정신불안 등에 쓰는 약은?

① 계내금
② 저담
③ 천산갑
④ 모려
⑤ 오공

21 인적발포제로 사용이 가능한 것은?

㉠ Cantharides
㉡ Capsici fructus
㉢ Brasicae semen
㉣ Haliotidis concha

① ㉠, ㉡, ㉢
② ㉠, ㉢
③ ㉡, ㉣
④ ㉣
⑤ ㉠, ㉡, ㉢, ㉣

17. ① 18. ① 19. ④ 20. ④ 21. ①

22 반묘의 라틴 생약명은?

① Lumbricus
② Mel
③ Moschus
④ Cantharides
⑤ Cochineal

23 반묘의 성분은?

① scolopendrine
② bilirubin
③ taurin
④ cantharidin
⑤ butaotoxin

24 다음 중 백강잠과 관계가 가장 깊은 것은?

㉠ *Bombyx mori*
㉡ Myrabris
㉢ Bombychidae
㉣ Meloidae

① ㉠, ㉡, ㉢
② ㉠, ㉢
③ ㉡, ㉣
④ ㉣
⑤ ㉠, ㉡, ㉢, ㉣

25 다음 중 백강잠의 적응증으로 알맞은 것은?

① 허약체질
② 빈혈
③ 소아의 경간
④ 결핵
⑤ 구토

26 멸종위기에 처한 야생 동, 식물의 국제교역 등(CITES)에 의해 규제를 받는 생약은?

㉠ 서각
㉡ 사향
㉢ 호랑이 뼈
㉣ 우황

① ㉠, ㉡, ㉢
② ㉠, ㉢
③ ㉡, ㉣
④ ㉣
⑤ ㉠, ㉡, ㉢, ㉣

22. ④ 23. ④ 24. ② 25. ③ 26. ①

27 사향의 설명으로 올바른 것은?

㉠ 숫사향노루의 사향선 분비물
㉡ Muscone 함유
㉢ 호흡흥분작용
㉣ 항염증작용

① ㉠, ㉡, ㉢
② ㉠, ㉢
③ ㉡, ㉣
④ ㉣
⑤ ㉠, ㉡, ㉢, ㉣

28 다음 중 사향의 기원동물은?

① *Moschus moschifeus*
② *Cervus elaphus*
③ *Bos taurus* var. *domesticus*
④ *Ursus arctos*
⑤ *Rhinocerus unicornis*

29 상표초의 생약명은?

① Honey Mel
② Vespae Nidus
③ Cantharides
④ Mantidis Ootheca
⑤ Scorpion

30 다음 중 상표초의 종류로서 가장 적절한 것은?

㉠ 단표소(团螵蛸)
㉡ 장표소(長螵蛸)
㉢ 흑표소(黑螵蛸)
㉣ 백표소(白螵蛸)

① ㉠, ㉡, ㉢
② ㉠, ㉢
③ ㉡, ㉣
④ ㉣
⑤ ㉠, ㉡, ㉢, ㉣

31 다음 중 서각의 라틴생약명은?

① Cervi Cornu
② Vespae Nidus
③ Anteopis Cornu
④ Mantidis Oötheca
⑤ Rhinocerotis Cornu

27. ⑤ 28. ① 29. ④ 30. ① 31. ⑤

32 다음 중 서각의 기원동물은?

① *Moschus moschifeus*
② *Cervus elaphus*
③ *Bos taurus* var. *domesticus*
④ *Ursus arctos*
⑤ *Rhinocerus unicornis*

33 다음 중 석결명의 라틴생약명은?

① Ostreae Testa
② Vespae Nidus
③ Anteopis Cornu
④ Mantidis Ootheca
⑤ Halliotidis Concha

34 다음 중 눈의 충혈, 급성결막염, 백내장 등에 적용하는 생약은?

① 귀판
② 노봉방
③ 반묘
④ 영양각
⑤ 석결명

35 선퇴의 라틴생약명은?

① Ostreae Testa
② Vespae Nidus
③ Cicadidae Periostracum
④ Mantidis Oötheca
⑤ Halliotidis Concha

36 섬수의 생약명은?

① Bufonis venenum
② Testudinis Plastrum
③ Cervi Cornu
④ Antelopis Cornu
⑤ Cordyceps

37 다음 중 Bufonis Venenum의 한자명은?

① 犀角
② 蟾酥
③ 蟬退
④ 牡蠣
⑤ 斑描

32. ⑤ 33. ⑤ 34. ⑤ 35. ③ 36. ① 37. ②

38 Bufadienolide 계 강심배당체 성분에 속하는 것은?

① digitoxose
② bufalin
③ sarmentogenin
④ digitoxin
⑤ serotonine

39 다음 중 Salkowski 반응이나 Liebermann-Buchard 반응에 양성을 띠는 생약은?

① 섬수
② 선퇴
③ 연지충
④ 상표소
⑤ 반묘

40 다음 중 섬수의 기원 동물은?

① *Bufo bufo gargarizans*
② *Gadus macrocephalus*
③ *Theragra chalcogramma*
④ *Gallus domesticus*
⑤ *Chinemys reevesii*

41 다음 중 carmin red를 함유하는 생약은?

① Ostreae Testa
② Vespae Nidus
③ Cicadidae Periostracum
④ Cochineal
⑤ Halliotidis Concha

42 다음 중 영양각의 라틴생약명은?

① Bufonis venenum
② Testudinis Plastrum
③ Cervi Cornu
④ Antelopis Cornu
⑤ Cordyceps

43 영양각의 소속 과명은?

① Scolopendridae
② Coccidae
③ Bovidae
④ Cicadidae
⑤ Haliotidae

38. ② 39. ① 40. ① 41. ④ 42. ④ 43. ③

44 고열에 의한 두통이나 의식장애, 경련, 고혈압 등에 적용하는 생약은?

① 오공 ② 수질
③ 전갈 ④ 석결명
⑤ 영양각

45 다음 중 오공(蜈蚣)의 과명은?

① Scolopendridae ② Haliotidae
③ Bovidae ④ Cicadidae
⑤ Coccidae

46 다음 중 오공의 라틴생약명은?

① Ostreae Testa ② Scolopendrae Corpus
③ Cicadidae Periostracum ④ Cochineal
⑤ Halliotidis Concha

47 용골(龍骨)의 라틴생약명은?

① Antelopsis Cornu ② Scorpion
③ Fossilia ossis Mastodi ④ Scolopendrae Corpus
⑤ Cochineal

48 용골(龍骨)의 주성분은?

① $CaSO_4$ ② $CaCO_3$
③ bile acid ④ $CaHPO_4$
⑤ $Ca(OH)_2$

49 용골(龍骨)의 주 효능은?

① 고미건위 ② 진통
③ 사하 ④ 강심
⑤ 진정

44. ⑤ 45. ① 46. ② 47. ③ 48. ② 49. ⑤

50 우황(牛黃)의 라틴 생약명은?

① Antelopsis Cornu ② Bezoar Bovis
③ Fossilia ossis Mastodi ④ Scolopendrae Corpus
⑤ Cervi Cornu

51 다음 중 우황의 소속 과명은?

① Coccidae ② Haliotidae
③ Bovidae ④ Cicadidae
⑤ Scolopendridae

52 우황(牛黃)의 bile pigment 성분은?

① tauro-ursodeoxycholic acid ② taurine
③ chenodeoxycholic acid ④ cholic acid
⑤ bilirubin

53 우황에서 담즙산과 cholesterol을 확인할 수 있는 시약은?

① 무수초산, H_2SO_4 ② BaOH.아황산
③ NaOH, $CHCl_3$ ④ Br_2수, NH_4OH
⑤ Dragendorff

54 다음 중 우황의 기원동물은?

① *Gazella subgutturosa* ② *Bos taurus* var. *domesticus*
③ *Ursus arctos* ④ *Cryptotympana pustulata*
⑤ *Haliotis gigantea*

55 다음 중 동물 생약은?

① Chrysarobin ② Myrrha
③ Curare ④ Cinnabar
⑤ Bezoar

50. ② 51. ③ 52. ⑤ 53. ① 54. ② 55. ⑤

56 웅담(熊膽)의 라틴 생약명은?

① Antelopsis Cornu ② Bezoar Bovis
③ Fel Ursi ④ Scolopendrae Corpus
⑤ Cervi Cornu

57 웅담(熊膽)의 소속 과명은?

① Coccidae ② Haliotidae
③ Bovidae ④ Cicadidae
⑤ Ursidae

58 웅담(熊膽)의 주성분은?

① tauro-ursodeoxycholic acid ② chitin
③ lysozyme ④ peptide
⑤ conchiolin

59 웅담(熊膽)의 기원은?

① *Bos taurus* var. *domesticus* ② *Gazella subgutturosa*
③ *Ursus arctos* ④ *Cryptotympana pustulata*
⑤ *Haliotis gigantea*

60 저담(猪膽)의 기원은?

① *Bos taurus* var. *domesticus* ② *Gazella subgutturosa*
③ *Ursus arctos* ④ *Cryptotympana pustulata*
⑤ *Sus Scrofa*

61 저담(猪膽)의 라틴 생약명은?

① Antelopsis Cornu ② Bezoar Bovis
③ Suilus Fel ④ Fel Ursi
⑤ Cervi Cornu

56. ③ 57. ⑤ 58. ① 59. ③ 60. ⑤ 61. ③

62 저담(猪膽)의 주 효능은?

① 구풍, 건위
② 자양, 강장
③ 지혈, 지사
④ 발한, 진통
⑤ 황달, 백일해

63 저담(猪膽)의 소속 과명은?

① Coccidae
② Suidae
③ Bovidae
④ Cicadidae
⑤ Ursidae

64 전갈의 소속 과명은?

① Bovidae
② Haliotidae
③ Coccidae
④ Cicadidae
⑤ Buthidae

65 전갈의 생약명은?

① Honey Mel
② Vespae Nidus
③ Cantharides
④ Mantidis Ootheca
⑤ Scorpion

66 전갈(全蝎)의 독성분은?

① scolopendrine
② hypaconitine
③ bufotenine
④ butaotoxin
⑤ keratin

67 정제쉘락의 라틴 생약명은?

① Lacca Depurata
② Antelopsis Cornu
③ Fossilia ossis Mastodi
④ Scolopendrae Corpus
⑤ Cochineal

62. ⑤ 63. ② 64. ⑤ 65. ⑤ 66. ④ 67. ①

68 정제쉘락의 소속 과명은?

① Cicadidae ② Haliotidae
③ Coccidae ④ Bovidae
⑤ Buthidae

69 대구, 철갑상어 등의 부레로 만든 생약은?

① Piscis Colla ② Vespae Nidus
③ Cicadidae Periostracum ④ Cochineal
⑤ Halliotidis Concha

70 Lumbricus에 포함된 성분 중에 용혈작용을 나타내는 것은?

① hypoxanthine ② lumbritin
③ lumbroferin ④ riboflavin
⑤ terrestro-lumbrilysin

71 Lumbricus에 포함된 성분 중에 해열작용을 나타내는 것은?

① hypoxanthine ② lumbritin
③ lumbroferin ④ riboflavin
⑤ terrestro-lumbrilysin

72 지렁이 또는 낚시지렁이의 체내 내용물을 제거한 몸체를 기원으로 하는 생약은?

① Lumbricus ② Manitis Squama
③ Fel Ursi ④ Suilus Fel
⑤ Lacca Depurata

73 다음 중 천산갑의 라틴생약명은?

① Piscis Colla ② Vespae Nidus
③ Cicadidae Periostracum ④ Manitis Squama
⑤ Lumbricus

68. ③ 69. ① 70. ② 71. ① 72. ① 73. ④

74 다음 중 천산갑의 소속과명은?

① Cicadidae
② Haliotidae
③ Coccidae
④ Lumbricidae
⑤ Manidae

75 다음 중 활혈, 통경, 최유, 소종, 배농작용이 있는 생약은?

① 서각
② 웅담
③ 전갈
④ 오공
⑤ 천산갑

제13절 유 지 류

1 어유, 고래기름 및 동물성 또는 식물성 지방유에 수소를 첨가하여 얻은 지방유는?

① Oleum Hydrogenatum
② Oleum Oryzae
③ Oleum Arachidis
④ Oleum Camelliae
⑤ Oleum Perillae

2 다음 중 지방산의 glyceryl ester로서 가장 적절한 것은?

㉠ Olea Aetherea
㉡ Olea Pingua
㉢ 식물정유
㉣ 유지류

① ㉠, ㉡, ㉢
② ㉠, ㉢
③ ㉡, ㉣
④ ㉣
⑤ ㉠, ㉡, ㉢, ㉣

74. ⑤ 75. ⑤ [제13절] 1. ① 2. ③

3 다음 중 유지류 생약을 형성하는데 많이 들어있는 포화지방산은?

㉠ linoleic acid
㉡ palmitic acid
㉢ arachidonic acid
㉣ stearic acid

① ㉠, ㉡, ㉢
② ㉠, ㉢
③ ㉡, ㉣
④ ㉣
⑤ ㉠, ㉡, ㉢, ㉣

4 다음 중 유지류 생약을 형성하는데 많이 들어있는 불포화지방산은?

㉠ linoleic acid
㉡ arachidonic acid
㉢ linolenic acid
㉣ stearic acid

① ㉠, ㉡, ㉢
② ㉠, ㉢
③ ㉡, ㉣
④ ㉣
⑤ ㉠, ㉡, ㉢, ㉣

5 지방유의 건조와 관계가 가장 깊은 것은?

㉠ 요드가가 높다
㉡ 수분을 많이 함유하고 있다
㉢ 공기중에서 산화중합하여 표면에 피막을 형성한다.
㉣ 지방유를 저온에서 가열 건조한다.

① ㉠, ㉡, ㉢
② ㉠, ㉢
③ ㉡, ㉣
④ ㉣
⑤ ㉠, ㉡, ㉢, ㉣

6 다음 중 불건성유와 가장 가까운 것은?

㉠ palmitic acid
㉡ oleic acid
㉢ 요드가 140이상
㉣ 요드가 100이하

① ㉠, ㉡, ㉢
② ㉠, ㉢
③ ㉡, ㉣
④ ㉣
⑤ ㉠, ㉡, ㉢, ㉣

3. ③ 4. ① 5. ② 6. ③

7 다음 중 반건성유와 가장 가까운 것은?

㉠ oleic acid
㉡ linolenic acid
㉢ linoleic acid
㉣ 요드가 100이하

① ㉠, ㉡, ㉢
② ㉠, ㉢
③ ㉡, ㉣
④ ㉣
⑤ ㉠, ㉡, ㉢, ㉣

8 다음 중 건성유와 가장 가까운 것은?

㉠ oleic acid
㉡ linolenic acid
㉢ linoleic acid
㉣ 요드가 140이상

① ㉠, ㉡, ㉢
② ㉠, ㉢
③ ㉡, ㉣
④ ㉣
⑤ ㉠, ㉡, ㉢, ㉣

9 지방유와 그 안에 함유된 항산화성분이 맞은 것은?

㉠ 참기름 - sesamin
㉡ 올리브유 - oleeuropic acid
㉢ 면실유 - gossypol
㉣ 채종유 - oleic acid

① ㉠, ㉡, ㉢
② ㉠, ㉢
③ ㉡, ㉣
④ ㉣
⑤ ㉠, ㉡, ㉢, ㉣

10 주사용 용제로는 비점이 낮고 안정한 지방유를 쓰는데 다음 중 가장 적절한 지방유는?

㉠ 참기름
㉡ 올리브유
㉢ 동백유
㉣ 아마인유

① ㉠, ㉡, ㉢
② ㉠, ㉢
③ ㉡, ㉣
④ ㉣
⑤ ㉠, ㉡, ㉢, ㉣

7. ② 8. ③ 9. ① 10. ①

11 paint의 용제 등으로 사용되는 지방유는?

㉠ 참기름　　㉡ 올리브유
㉢ 동백유　　㉣ 아마인유

① ㉠, ㉡, ㉢　　② ㉠, ㉢
③ ㉡, ㉣　　④ ㉣
⑤ ㉠, ㉡, ㉢, ㉣

12 Oleum Oryzae의 한자명은?

① 菜種油　　② 丁香油
③ 鯨油　　④ 肝油
⑤ 糠油

13 Oleum Perillae의 한자명은?

① 棉實油　　② 胡麻油
③ 鯨油　　④ 荏油
⑤ 糠油

14 Oleum Cocois의 한자명은?

① 棉實油　　② 胡麻油
③ 椰子油　　④ 荏油
⑤ 糠油

15 Oleum Rapae의 한자명은?

① 菜種油　　② 丁香油
③ 鯨油　　④ 肝油
⑤ 糠油

11. ④　12. ⑤　13. ④　14. ③　15. ①

16 Oleum Gaultheriae의 한자명은?

① 落花生油 ② 丁香油
③ 硬化油 ④ 冬綠油
⑤ 冬柏油

17 Oleum Olivae의 채취 부위는?

① 종자 ② 종피
③ 과육 ④ 과피
⑤ 주두

18 Oleum Rapae에 관련된 내용으로 가장 알맞는 것은?

㉠ sesamolin ㉡ Cruciferae
㉢ sterculic acid ㉣ elucic acid

① ㉠, ㉡, ㉢ ② ㉠, ㉢
③ ㉡, ㉣ ④ ㉣
⑤ ㉠, ㉡, ㉢, ㉣

19 Elucic acid를 주성분으로 하는 생약은?

① Oleum Rapae ② Oleum Sojae
③ Oleum Ricini ④ Oleum Sesami
⑤ Oleum Olivae

20 유채씨에서 얻는 지방유는?

① Oleum Sojae ② Oleum Rapae
③ Oleum Ricini ④ Oleum Sesami
⑤ Oleum Maydis

16. ④ 17. ③ 18. ③ 19. ① 20. ②

21 피마자유의 기원식물은?

① *Ricinus communis*
② *Sesamum indicum*
③ *Linum usitatissimum*
④ *Gossypium herbaceum*
⑤ *Theobroma cacao*

22 피마자유의 소속과명은?

① Leguminosae
② Cruciferae
③ Euphorbiaceae
④ Compositae
⑤ Labiatae

23 피마자유의 성분은?

① oleic acid
② linolenic acid
③ linoleic acid
④ ricinoleic acid
⑤ arachidonic acid

24 피마자유의 성분인 ricinoleic acid를 200°이상으로 가열할 때 얻어지는 성분은?

㉠ oenanthol
㉡ sebasic acid
㉢ undecylenic acid
㉣ 2-octanol

① ㉠, ㉡, ㉢
② ㉠, ㉢
③ ㉡, ㉣
④ ㉣
⑤ ㉠, ㉡, ㉢, ㉣

25 피마자유의 성분인 ricinoleic acid를 alkali 용융할 때 얻어지는 성분은?

㉠ oenanthol
㉡ sebasic acid
㉢ undecylenic acid
㉣ 2-octanol

① ㉠, ㉡, ㉢
② ㉠, ㉢
③ ㉡, ㉣
④ ㉣
⑤ ㉠, ㉡, ㉢, ㉣

21. ① 22. ③ 23. ④ 24. ③ 25. ②

26 피마자유에 함유된 alkaloid 성분은?

① oenanthol
② sebasic acid
③ undecylenic acid
④ 2-octanol
⑤ ricinine

27 준하작용이 있는 생약은?

① Oleum Cocos
② Oleum Maydis
③ Oleum Rapae
④ Oleum Ricini
⑤ Oleum Sojae

28 낙화생유의 라틴생약명은?

① Oleum Rapae
② Oleum Sojae
③ Oleum Arachidis
④ Oleum Sesami
⑤ Oleum Olivae

29 낙화생유의 기원식물은?

① *Ricinus communis*
② *Sesamum indicum*
③ *Linum usitatissimum*
④ *Gossypium herbaceum*
⑤ *Arachis hypogaea*

30 낙화생유의 확인시험법은?

① Halphen 반응
② Bernard 반응
③ Carr-Price 반응
④ Bieber 반응
⑤ Elaidin 반응

31 동백유의 라틴생약명은?

① Oleum Rapae
② Oleum Sojae
③ Oleum Arachidis
④ Oleum Sesami
⑤ Oleum Camelliae

26. ⑤ 27. ④ 28. ③ 29. ⑤ 30. ② 31. ⑤

32 동백유 기원식물의 과명은?

① Leguminosae
② Cruciferae
③ Euphorbiaceae
④ Compositae
⑤ Theaceae

33 Oleum Camelliae의 확인시험법은?

① Halphen 반응
② Bernard 반응
③ Carr-Price 반응
④ Bieber 반응
⑤ Elaidin 반응

34 아마인유에 관련된 내용으로 가장 알맞는 것은?

㉠ elucic acid
㉡ 건성유
㉢ gossypol
㉣ Linaceae

① ㉠, ㉡, ㉢
② ㉠, ㉢
③ ㉡, ㉣
④ ㉣
⑤ ㉠, ㉡, ㉢, ㉣

35 아마(亞麻)는 다음 어느 과에 속하는가?

① Oleaceae
② Ranunculaceae
③ Linaceae
④ Moraceae
⑤ Ephedraceae

36 아마인유의 라틴생약명은?

① Oleum Ricini
② Oleum Cocois
③ Oleum Lini
④ Oleum Maydis
⑤ Oleum Rapae

32. ⑤ 33. ④ 34. ③ 35. ③ 36. ③

37 면실유에 포함되어 있고, 피임 작용을 나타내는 성분은?

① sterculic acid ② linoleic acid
③ oleic acid ④ gossypo
⑤ oryzanol

38 *Gossypium herbaceum* 또는 *Gossypium barbadense*의 씨를 압착하여 얻은 지방유는?

① 들기름 ② 면실유
③ 경화유 ④ 겨기름
⑤ 동백유

39 Oleum Gossypii에 포함된 sterculic acid를 확인하는 반응은?

① Halphen 반응 ② Biuret 반응
③ Carr-Price 반응 ④ Bieber 반응
⑤ Elaidin 반응

40 참기름에 관련된 내용으로 가장 알맞는 것은?

㉠ Labiatae ㉡ Pedalidaceae
㉢ Glycine max ㉣ sesamin

① ㉠, ㉡, ㉢ ② ㉠, ㉢
③ ㉡, ㉣ ④ ㉣
⑤ ㉠, ㉡, ㉢, ㉣

41 Baudouin반응의 원인 물질은?

① digitoxose ② cinchonine
③ sesamolin ④ berberine
⑤ gossypol

37. ④ 38. ② 39. ① 40. ③ 41. ③

42 고래에서 얻어지는 생약은?

① Cera Rhois
② Adeps Suillus
③ Sevum Bovinum
④ Cera Flava
⑤ Oleum Cetacea

43 다음 중 불포화지방산의 함량이 높은 지방유는?

① Oleum Ricini
② Oleum Cocois
③ Oleum Perillae
④ Oleum Maydis
⑤ Oleum Rapae

44 과실을 깨고 종자를 얻은 후 여러 가지 방법으로 발효시켜 얻은 생약은?

① 익지인
② 커피두
③ 파두
④ 카카오자
⑤ 의이인

45 상온에서 고형을 이루는 것은?

① Oleum Sesami
② Oleum Cacao
③ Oleum Chenopodii
④ Oleum Armeniacae
⑤ Oleum Olivae

제14절 식물정유류

1 식물의 기관을 수증기 증류하여 분취한 기름 모양의 물질은?

㉠ Olea Aetherea
㉡ Olea Pingua
㉢ 식물정유
㉣ 유지류

① ㉠, ㉡, ㉢
② ㉠, ㉢
③ ㉡, ㉣
④ ㉣
⑤ ㉠, ㉡, ㉢, ㉣

42. ⑤ 43. ③ 44. ④ 45. ② [제14절] 1. ②

2 다음 중 정유가 많이 함유되어 있는 과는?

㉠ Rutaceae ㉡ Myrtaceae
㉢ Lauraceae ㉣ Umbelliferae

① ㉠, ㉡, ㉢ ② ㉠, ㉢
③ ㉡, ㉣ ④ ㉣
⑤ ㉠, ㉡, ㉢, ㉣

3 다음 중 정유가 많이 함유되어 있는 과는?

㉠ Zingiberaceae ㉡ Rosaceae
㉢ Labiatae ㉣ Polyporaceae

① ㉠, ㉡, ㉢ ② ㉠, ㉢
③ ㉡, ㉣ ④ ㉣
⑤ ㉠, ㉡, ㉢, ㉣

4 Essential oil을 많이 함유한 과의 짝은?

① Leguminosae – Rubiaceae
② Lauraceae – Labiatae
③ Rutaceae – Polygonaceae
④ Convolvulaceae – Scrophulariaceae
⑤ Compositae – Araliaceae

5 정유에 함유된 성분군으로서 가장 적절한 것은?

㉠ monoterpene ㉡ phenylpropanoid
㉢ sesquiterpene ㉣ triterpene

① ㉠, ㉡, ㉢ ② ㉠, ㉢
③ ㉡, ㉣ ④ ㉣
⑤ ㉠, ㉡, ㉢, ㉣

2. ⑤ 3. ① 4. ② 5. ①

6 정유를 얻는 가장 일반적인 방법이지만 성분이 변화할 우려가 있다. 이것은?

① 수증기증류법 ② 압착법
③ 추출법 ④ pomade법
⑤ 온압법

7 주로 *Citrus*속식물의 과피에서 행해지는데 향기가 가장 신선한 것이 장점이다. 이것은?

① 수증기증류법 ② 압착법
③ 추출법 ④ pomade법
⑤ 온압법

8 정유제법으로 organic solvent를 쓰는 방법인데 추출 후에는 향정이라 하여 지방 모양의 부드러운 덩어리가 된다.

① 수증기증류법 ② 압착법
③ 추출법 ④ pomade법
⑤ 온압법

9 유리판의 앞면과 뒷면에 우지와 돈지의 화합물을 도포하고 여기에 신선한 꽃잎을 흩어놓는 것을 반복한 후에 85% 알코올 등으로 추출하여 얻는다. 이 방법은?

① 수증기증류법 ② 압착법
③ 추출법 ④ pomade법
⑤ 온압법

10 다음 중 Oleum Foeniculi에서 얻을 수 있는 것은?

① undecylenic acid ② ascaridol
③ thymol ④ anethol
⑤ menthol

6. ① 7. ② 8. ③ 9. ④ 10. ④

11 정유류 생약은?

① Oleum Menthae
② Oleum Ricini
③ Oleum Camelliae
④ Oleum Oryzae
⑤ Oleum Olivae

12 다음에서 비중이 물보다 큰 것은?

① Oleum Thymi
② Oleum Foeniculi
③ Oleum Menthae
④ Oleum Caryophylli
⑤ Oleum cocois

13 정유에 속하는 생약은?

① 동백유
② 면실유
③ 야자유
④ 유칼리유
⑤ 올리브유

14 박하유의 성분은?

① thymol
② ascaridol
③ menthol
④ eugenol
⑤ camphor

15 박하유의 라틴생약명은?

① Oleum Aurantii
② Oleum Menthae Japonicae
③ Oleum Caryophylli
④ Oleum Gautheriae
⑤ Oleum Limonis

16 오렌지유의 라틴생약명은?

① Oleum Aurantii
② Oleum Menthae Japonicae
③ Oleum Caryophylli
④ Oleum Gautheriae
⑤ Oleum Limonis

11. ① 12. ④ 13. ④ 14. ③ 15. ② 16. ①

17 유우칼리유의 소속과명은?

① Labiatae
② Rutaceae
③ Chenopodiaceae
④ Myrtaceae
⑤ Lauraceae

18 유칼리유의 용도는?

㉠ 소염
㉡ 방부
㉢ 거담
㉣ 함소제

① ㉠, ㉡, ㉢
② ㉠, ㉢
③ ㉡, ㉣
④ ㉣
⑤ ㉠, ㉡, ㉢, ㉣

19 장뇌의 주 성분은?

① camphor
② anethole
③ ascaridol
④ eugenol
⑤ carvone

20 장뇌의 소속과명은?

① Labiatae
② Rutaceae
③ Chenopodiaceae
④ Myrtaceae
⑤ Lauraceae

21 녹나무의 목부 가지를 절단하여 수증기 증류하여 얻어지는 생약은?

① 정향유
② 박하유
③ 목납
④ 계피유
⑤ 장뇌

17. ④ 18. ⑤ 19. ① 20. ⑤ 21. ⑤

22 다음 중 Lauraceae에 속하는 생약은?

① *Myristica fragrans*
② *Leonurus japonicus*
③ *Ranunculus japonicus*
④ *Cinnamomum camphora*
⑤ *Olea europaea*

23 승화성이고 호흡 흥분작용이 있는 성분은?

① arecoline
② myristicin
③ anethole
④ piperine
⑤ camphor

24 정향유의 주 성분은?

① thymol
② anethole
③ eugenol
④ camphor
⑤ cineol

25 치과영역에서 국소마취, 살균제 및 방부제로 쓰는 생약은?

① Oleum Aurantii
② Oleum Menthae Japonicae
③ Oleum Caryophylli
④ Oleum Gautheriae
⑤ Oleum Limonis

26 정향유의 기원식물은?

① *Myristica fragrans*
② *Leonurus japonicus*
③ *Ranunculus japonicus*
④ *Cinnamomum camphora*
⑤ *Syzygium aromaticum*

27 소나무 또는 송지를 수증기 증류하여 얻은 생약은?

① Oleum Aurantii
② Oleum Terebinthinae
③ Oleum Caryophylli
④ Oleum Gautheriae
⑤ Oleum Limonis

22. ④ 23. ⑤ 24. ③ 25. ③ 26. ⑤ 27. ②

28 테레핀유의 성분으로 peroxide를 형성하여 피부인적 효과를 나타내는 성분은?

① terpinenel
② α－pinene
③ dipentene
④ limonene
⑤ cineol

29 헤노포디유에 함유된 peroxide계 성분은?

① thymol
② cineol
③ ascaridol
④ α－pinene
⑤ eugenol

30 헤노포디유의 구충효과는?

㉠ 회충
㉡ 요충
㉢ 12지장충
㉣ 편충

① ㉠, ㉡, ㉢
② ㉠, ㉢
③ ㉡, ㉣
④ ㉣
⑤ ㉠, ㉡, ㉢, ㉣

31 수증기 증류하여 얻을 수 있는 생약은?

㉠ 박하유
㉡ 정향유
㉢ 장뇌
㉣ 콜히쿰자

① ㉠, ㉡, ㉢
② ㉠, ㉢
③ ㉡, ㉣
④ ㉣
⑤ ㉠, ㉡, ㉢, ㉣

28. ② 29. ③ 30. ⑤ 31. ①

제15절 탄수화물류

1 아라비아고무의 기원식물은?

① *Acasia senegal*
② *Acasia catechu*
③ *Astragalus gummifer*
④ *Gossypium herbaceum*
⑤ *Astragalus membranaceus*

2 Gummi Arabicum의 성분은?

㉠ bassorin
㉡ agarose
㉢ tragacanthin
㉣ agaropectin

① ㉠, ㉡, ㉢
② ㉠, ㉢
③ ㉡, ㉣
④ ㉣
⑤ ㉠, ㉡, ㉢, ㉣

3 이 약의 수용액에 묽은 lead subacetate시액을 가하면 흰색의 솜 같은 침전이 생긴다. 이 약은?

① Oleum Aurantii
② Tragacantha
③ Oleum Caryophylli
④ Oleum Gautheriae
⑤ Gummi Arabiacum

4 이 약을 물에 녹이면 투명한 액으로 된다. 이 약은?

① 트라가칸타
② 아라비아고무
③ 노회
④ 동록유
⑤ 밀전분

5 트라가칸타의 기원식물은?

① *Acasia senegal*
② *Acasia catechu*
③ *Astragalus gummifer*
④ *Gossypium herbaceum*
⑤ *Syzizium aromaticum*

[15절] 1. ① 2. ③ 3. ⑤ 4. ② 5. ③

6 트라가칸타의 성분은?

㉠ bassorin
㉡ agarose
㉢ tragacanthin
㉣ agaropectin

① ㉠, ㉡, ㉢
② ㉠, ㉢
③ ㉡, ㉣
④ ㉣
⑤ ㉠, ㉡, ㉢, ㉣

7 이 약의 가루에 묽은 요오드 시액을 가하여 현미경으로 보면 청색을 나타내는 전분이 있다. 이 약은?

① Oleum Aurantii
② Tragacantha
③ Oleum Caryophylli
④ Oleum Gautheriae
⑤ Gummi Arabiacum

8 다음 중 약전에 수재된 전분은?

① 고구마전분
② 칡전분
③ 얼레지전분
④ 감자전분
⑤ 하늘타리전분

9 다음 중 전전분립으로 되어 있는 전분은?

① Amylum Tritici
② Amylum Maydis
③ Amylum Oryzae
④ Amylum Solani
⑤ Amylum Puerariae

10 amylose 75–80%와 amylopectin 20–25%로 구성되어 있는 생약은?

① 트라가칸타
② 아라비아고무
③ 밀전분
④ 노회
⑤ 크리사로빈

6. ② 7. ② 8. ③ 9. ③ 10. ③

제16절 광 물 류

1. 광물분류의 종류

① 광학적 분류, 화학적 분류, 용도적 분류, 구조적 분류 등이 있음

② 현재 널리 이용되는 방법은

화학조성에 기초를 두고 결정화학적인 측면에서 광물을 분류하는 방법인 결정화학적 분류법이다.

2. 결정화학적분류법(Crystal - Chemical Classification)

① 음이온의 종류에 따라 크게 족(族, class)으로 나눔

② 족을 큰 구조적인 차이에 따라 아족(亞族, subclass)으로 나눔

③ 아족을 구조적인 유사성에 따라 군(群, group)으로 세분함

④ 군을 계(系, series) 또는 종(種, species)으로 구성함

3. 공정서의 분류법

① CP : 결정화학적분류법

② JP : 성분조성에 중점을 둠

③ KP : JP에 따르고 있음

④ KHP : 결정형에 중점을 둠

⑤ 중화본초 : 결정화학적분류법을 따르고 있으나, 그 배열은 양이온에 중점을 둠

우리나라 공정서의 방향은 음이온에 중점을 둔 결정화학적 분류법을 채용할 필요가 있음

4. 결정화학적 분류법

① 원소(elements)광물

② 황화물(sulfides), 셀레늄화물(selenides), 텔루르화물(tellurides), 비소화물(arsenides), 안티 몬화물(antimonides), 비스무드화물(bismuthinides) 광물

③ 할로겐(halides) 광물
④ 산화(oxides)광물, 수산화(hydroxides)광물, 요드화(iodides)광물
⑤ 질산염(nitrates)광물
탄산염(carbonates)광물
붕산염(borates)광물
⑥ 황산염(sulfides), 아황산염(sulfites), 크롬산염(chromates), 몰리브덴산염(molybdates), 텅스텐산염(wolframates), 셀레늄산염(selenates), 아셀레늄산염(selenites), 텔루르산염(tellurates), 아텔루르산염(tellurites) 광물
⑦ 인산염(Phosphates), 비산염(arsenates), 바나듐산염(vanadates), 안티몬산염(antimonates) 광물
⑧ 규산염(silicates)광물, 게르마늄산염(germanates)광물
⑨ 유기염(organic minerals)광물

5. 약용광물의 분류(결정화학적 분류법에 의함)

(1) 원소광물

1) 금박(金箔, Aurum Foil)
원소 광물 자연금을 가공하여 만든 박편
2) 석류황(石硫黃, Sulfur)
원소 광물 유황이나 유황을 함유하는 물질을 제련 승화하여 얻은 결정체
3) 수은(水銀, Hydrargyrum)
원소 광물 수은
4) 은박(銀箔, Argentum Foil)
원소 광물 자연은을 가공하여 만든 박편

(2) 황화광물

1) 주사(朱砂, Cinnabaris)
황화 광물 진사(辰砂)로서 황화수은 96.0 %이상을 함유함
2) 영사(靈砂, Cinnabar Artificial)
수은과 유황을 원료로 써서 가열 승화하여 얻은 황화수은으로 황화제이수은 98.0% 이상을 함유함

- 황화수은의 합성품에는 영사, 은주, 평구사, 미아사가 있는데, 그 중 은주(銀朱)가 Vermilion이다.
- 영사는 합성품 황화수은의 최종 결정체이므로 Vermilion이 아니라 Cinnabar Artificial이 적합하다.

3) 웅황(雄黃, Realgar)

황화 광물 계관석이다.

4) 자황(雌黃, Orpiment)

황화 광물 자황이다.

- 보통 웅황과 공생한다.

5) 자연동(自然銅, Pyritum)

황화 광물 황철석이다.

(3) 할로겐광물

1) 경분(輕粉, Calomelas)

승화법으로 연재하여 얻은 염화제일수은으로 염화제일수은 99.0% 이상을 함유함

- 중화본초 : 승화법으로 연제하여 얻은 염화제일수은이다. 일명 감홍이라고도 한다.

2) 뇨사(硇砂)

두 종류가 있다. 하나는 백뇨사로 성분은 염화암모늄이고, 또 하나는 자뇨사로 성분은 염화나트륨이다. KHP 수재품은 백뇨사를 가리키고 있다.

- 뇨사(硇砂, Sal Ammoniaci)
  할로겐화 광물 뇨사의 결정 또는 이를 정제한 것으로 염화암묘늄이다.
- 자뇨사(紫硇砂, Halite Violaceoum)
  뇨사물류 광물 자색 석염(石鹽) 결정체이다.

3) 자석영(紫石英) Fluoritum

할로겐화 광물 형석이다. 주로 형석이고 부분적으로 석영이 들어있다.

- 백석영(白石英) Quarz Album은 산화물류 석영족 광물 석영이다.

(4) 산화광물(수산화광물)

1) 대자석(代赭石, Haematitum)

산화 광물 적철석이다.

2) 밀타승(密陀僧, Lithargyrum)

황화 광물 방연석에서 은이나 납을 제련할 때 용광로의 밑바닥에 갈아 앉는 것 또는 납을 용융한 후에 이를 가공하여 만든 것이다.

조산화납(租酸化鉛)으로 105℃에서 2 시간 건조한 것은 PbO 95.0% 이상을 함유함

3) 연단(鉛丹, Plumbum Rubrum)

순수한 납을 가공하여 만든 정제품으로 사산화삼납 95.0% 이상을 함유함

4) 자석(磁石, Magnetitum)

산화 광물 자철석으로 주로 사삼산화철을 함유한다.

5) 해부석＝부석(浮石, Pumex)

화산의 용암이 갑자기 식어서 생긴, 다공질의 가벼운 돌이다.

주로 이산화실리콘을 비롯하여 산화알루미늄 등을 함유한다.

(5) 탄산염광물(질산염, 붕산염광물)

1) 노감석(爐甘石, Calamina)

주로 탄산염 광물 능아연석(菱亞鉛石)이나 수아연석(水亞鉛石)으로 된 단일 광물의 집합체 또는 능아연석(菱亞鉛石)이 위주인 다광물의 집합체이다.

2) 동청(銅靑, Malachitum)

구리그릇(銅器)의 겉면에 이산화탄소 또는 아세트산이 작용하여 생성된 염기성 탄산동이다.

3) 석연(石燕, Fossilia Spiriferis)

고생대의 화궁석연(華弓石燕) *Cyrtiospirifer sinensis* Graban 또는 기타 근연동물(석연과 Spiriferidae)의 화석이다.

4) 석종유(石鐘乳. Stalactite)

탄산염 광물 방해석의 종유상 집합체이다. 주로 탄산칼슘을 함유한다.

5) 한수석(Glauberite)

탄산염류 방해석족 광물 방해석 또는 황산염류 석고족 광물 석고이다.

전자는 남한수석으로 주로 탄산칼슘을 함유하며 후자는 북한수석으로 주로 함수황산칼슘을 함유함

6) 화예석(花蕊石, Ophicalcitum)

방해석과 사문석으로 구성된 변성암, 또는 방해석과 사문석의 집합체이다.

희고 반짝이는 흰 점은 방해석이고 황색의 반점과 화문은 사문석이다.

탄산칼슘, 탄산마그네슘을 주로 하는 것이 사문암(蛇紋岩)이다.

(6) 황산염광물(크롬산염, 텅스텐산염 및 몰리브덴산염광물)

1) 백반(白礬, Alumen)

황산염 광물 명반석을 가공하여 얻은 결정으로 명반 99.0 % 이상을 함유함

2) 망초(芒硝, Natri Sulfas)

- 황산염 광물 망초를 정제한 것이다. 천연산 망초에 열수를 가하여 용해 여과한 여액을 냉각할 때 처음으로 석출된 결정을 박초(朴硝)라 하고 이를 반복 재결정하여 얻은 결정을 망초라 한다.
- 주로 함수황산나트륨을 함유한다.

3) 석고(石膏, Gypsum)

황산염류 광물 석고로서 주로 함수항산칼슘을 함유한다. 그 중 그 결정형이 섬유상으로 돋보이는 것을 섬유석고(Gypsum Fibrosum), 즉 석고라 하고, 투명질인 것을 투석고 또는 명석고라 하는데 이를 특히 현정석(玄精石, selenitum)이라 부른다.

(7) 인산염광물(비산염, 바나듐산염광물)

1) 용골(龍骨, Os Draconis)

고대 포유동물인 코끼리류, 코뿔소류, 삼지마(三趾馬), 우류, 사슴류 등의 뼈나 치아가 화석화된 것으로 주로 탄산칼슘을 함유한다.

(8) 규산염광물

1) 양기석(陽起石, Tremolitum)

규산염류 각섬석(角閃石) 광물군 투각섬석(透角閃石) 또는 그 이종 투섬석석면(透閃石石綿)이다.

2) 운모(雲母, Muscovitum)

규산염류 광물 백운모군 백운모로 규산칼슘을 함유한다.

3) 청몽석(青礞石) Chalcocitum(KP), Lapis Chloriti(CP)

흑운모편암 Biotite Schist 또는 녹니석화한운모탄산염편암 Myca Carbonate Schist by Chloritization이다.

4) 적석지(赤石脂, Halloysitum Rubrum)

규산염류 광물 다수고령석족 다수고령석이다. 주로 함수규산알루미늄을 함유한다.

5) 활석(滑石, Talcum)

규산염류 활석 광물군 활석이다. 주로 함수규산마그네슘을 함유한다.

㉠ 원광물 : 북석과 남석으로 나눈다.

- 북석 : 북석은 용해하기 어려운 광물인 활석이 주이고 소량의 산성용해광물인 사문석, 녹니석과 알칼리성 용해 광물인 석영이 공존한다.
- 남석 : 점토질 활석으로서 수백운모가 주이고 석영, 장석, 운모 등을 소량 함유한다. 남석은 수운모를 주로 하며 탕제로 사용하는데 수용해율은 0.15%이고 분산율이 낮은 것은 광물 성분의 입도와 흡착물질에 의한 것이다.

1 **현재의 광물분류로 널리 채택되고 있는 광물분류법은?**

① 광학적 분류 ② 화학적 분류
③ 결정화학적 분류 ④ 용도적 분류
⑤ 구조적 분류

2 **다음 중 결정화학적 분류법의 기준으로 가장 가까운 것은?**

① 음이온의 종류 ② 양이온의 종류
③ 결정형 ④ 화학적구조
⑤ 용도

3 **다음 중 황산염광물에 속하는 것은?**

㉠ 백반 ㉡ 주사
㉢ 석고 ㉣ 영사

① ㉠, ㉡, ㉢ ② ㉠, ㉢
③ ㉡, ㉣ ④ ㉣
⑤ ㉠, ㉡, ㉢, ㉣

[16절] 1. ③ 2. ① 3. ②

4 다음 중 황화광물에 속하는 것은?

㉠ 백반　　㉡ 주사
㉢ 석고　　㉣ 영사

① ㉠, ㉡, ㉢　　② ㉠, ㉢
③ ㉡, ㉣　　④ ㉣
⑤ ㉠, ㉡, ㉢, ㉣

5 다음 중 규산염광물에 속하는 것은?

㉠ 백반　　㉡ 탈크
㉢ 석고　　㉣ 카올린

① ㉠, ㉡, ㉢　　② ㉠, ㉢
③ ㉡, ㉣　　④ ㉣
⑤ ㉠, ㉡, ㉢, ㉣

6 다음 중 백반의 기원광물은?

① 명반석　　② 진사
③ 석고　　④ 할로이사이트
⑤ 활석

7 다음 중 탈크의 기원광물은?

① 명반석　　② 진사
③ 석고　　④ 할로이사이트
⑤ 할석

8 다음 중 주사의 기원광물은?

① 명반석　　② 진사
③ 석고　　④ 할로이사이트
⑤ 활석

4. ③　5. ③　6. ①　7. ⑤　8. ②

9 다음 중 석고의 기원광물은?

① 명반석
② 진사
③ 석고
④ 할로이사이트
⑤ 활석

10 다음 중 천연규산알루미늄의 기원광물은?

① 명반석
② 진사
③ 석고
④ 할로이사이트
⑤ 활석

11 다음 중 백반의 라틴생약명은?

① Alumen
② Gypsum
③ Cinnabaris
④ Talcum
⑤ Halloysitum Rubrum

12 다음 중 석고의 라틴생약명은?

① Alumen
② Gypsum
③ Cinnabaris
④ Talcum
⑤ Halloysitum Rubrum

13 다음 중 주사의 라틴생약명은?

① Alumen
② Gypsum
③ Cinnabaris
④ Talcum
⑤ Halloysitum Rubrum

14 다음 중 영사의 라틴생약명은?

① Alumen
② Gypsum
③ Cinnabaris Artificial
④ Talcum
⑤ Halloysitum Rubrum

9. ③ 10. ④ 11. ① 12. ② 13. ③ 14. ③

15 다음 중 탈크의 라틴생약명은?

① Alumen ② Gypsum
③ Cinnabaris ④ Talcum
⑤ Halloysitum Rubrum

16 다음 중 천연규산알루미늄의 라틴생약명은?

① Alumen ② Gypsum
③ Cinnabaris ④ Talcum
⑤ Halloysitum Rubrum

17 다음 중 Alumen의 한자명은?

① 白礬 ② 石膏
③ 朱砂 ④ 滑石
⑤ 赤石脂

18 다음 중 Gypsum의 한자명은?

① 白礬 ② 石膏
③ 朱砂 ④ 滑石
⑤ 赤石脂

19 다음 중 Cinnabaris의 한자명은?

① 白礬 ② 石膏
③ 朱砂 ④ 滑石
⑤ 赤石脂

20 다음 중 Cinnabaris Artificial의 한자명은?

① 白礬 ② 石膏
③ 靈砂 ④ 滑石
⑤ 赤石脂

15. ④ 16. ④ 17. ① 18. ② 19. ③ 20. ③

21 다음 중 Talcum의 한자명은?

① 白礬 ② 石膏
③ 朱砂 ④ 滑石
⑤ 赤石脂

22 다음 중 Halloysitum Rubrum의 한자명은?

① 白礬 ② 石膏
③ 朱砂 ④ 滑石
⑤ 赤石脂

23 다음 중 백반의 성분 조성은?

① $KAl(SO4)_2 \cdot 12H_2O$ ② $CaSO_4 \cdot 2H_2O$
③ HgS ④ 함수규산마그네슘
⑤ $CaCO_3$

24 다음 중 석고 성분 조성은?

① $KAl(SO4)_2 \cdot 12H_2O$ ② $CaSO_4 \cdot 2H_2O$
③ HgS ④ 함수규산마그네슘
⑤ $CaCO_3$

25 다음 중 주사의 성분 조성은?

① $KAl(SO4)_2 \cdot 12H_2O$ ② $CaSO4 \cdot 2H_2O$
③ HgS ④ 함수규산마그네슘
⑤ $CaCO_3$

26 다음 중 영사의 성분 조성은?

① $KAl(SO4)_2 \cdot 12H_2O$ ② $CaSO4 \cdot 2H_2O$
③ HgS ④ 함수규산마그네슘
⑤ $CaCO_3$

21. ④ 22. ⑤ 23. ① 24. ⑤ 25. ③ 26. ③

27 다음 중 탈크의 성분 조성은?

① $KAl(SO4)_2 \cdot 12H_2O$
② $CaSO4 \cdot 2H_2O$
③ HgS
④ 함수규산마그네슘
⑤ $CaCO_3$

28 백반의 효능은?

① 청열, 지갈
② 진정, 안신
③ 사하
④ 소염, 이뇨
⑤ 외용수렴

29 석고의 효능은?

① 청열, 지갈
② 진정, 안신
③ 사하
④ 소염, 이뇨
⑤ 외용수렴약

30 주사의 효능은?

① 청열, 지갈
② 진정, 안신
③ 사하
④ 소염, 이뇨
⑤ 외용수렴약

31 영사의 효능은?

① 청열, 지갈
② 진정, 안신
③ 사하
④ 소염, 이뇨
⑤ 외용수렴약

32 활석의 효능은?

① 청열, 지갈
② 진정, 안신
③ 지사
④ 소염, 이뇨
⑤ 외용수렴약

27. ④ 28. ⑤ 29. ① 30. ② 31. ② 32. ④

제17절 생약의 성분

1 다음 중 감미를 갖는 성분은?

① capillarin
② scoparon
③ psoralen
④ bergapten
⑤ phyllodulcin

2 xanthine(purine) alkaloid와 salt를 이루는 성분은?

① chlorogenic acid
② quinic acid
③ citric acid
④ tropic acid
⑤ glucuronic acid

3 다음 중 purine alkaloid에 속하는 것은?

① theobromine
② cocaine
③ emetine
④ reserpine
⑤ vincamine

4 Secondary metabolite pathway에서 terpenoid의 생합성경로는?

① shikimate pathway
② mevalonate pathway
③ acetate–malonate pathway
④ acetate–malonate–shikimate pathway
⑤ shikimate–mevalonate pathway

[제17절] 1. ⑤ 2. ① 3. ① 4. ②

5 polyketide pathway에 속하는 성분군명?

㉠ anthraquinone
㉡ coumarin
㉢ phthalide
㉣ lignan

① ㉠, ㉡, ㉢
② ㉠, ㉢
③ ㉡, ㉣
④ ㉣
⑤ ㉠, ㉡, ㉢, ㉣

6 수지배당체를 함유한 약용식물은?

① *Ricinus communis*
② *Pharbitis nil*
③ *Aloe ferox*
④ *Pueraria thunbergiana*
⑤ *Nicotiana tabacum*

7 다음 약용식물 중 청산배당체를 함유하지 않는 것은?

① *Prunus persica*
② *Prunus amygdalus* var. *amara*
③ *Prunus amygdalus* var. *dulce*
④ *Prunus macrophylla*
⑤ *Prunus armeniaca*

8 Bufadienolide계 강심배당체를 함유하는 생약은?

① 디기탈리스엽
② 털디기탈리스엽
③ 해총
④ 스트로판치자
⑤ 영란

9 다음 중 isoquinoline alkaloid에 속하는 것은?

① higenamine
② vinbalastine
③ ergotamine
④ reserpine
⑤ yohimbine

5. ② 6. ② 7. ③ 8. ③ 9. ①

10 acid amide로 짝지어진 것은?

① sanshool – capsaicine
② piperine – capsanthin
③ shogaol – zingerol
④ sinigrin – sinapine
⑤ alliin – allicin

11 Indole alkaloid에 속하는 것은?

㉠ yohimbine
㉡ pilocarpine
㉢ physostigmine
㉣ emetine

① ㉠, ㉡, ㉢
② ㉠, ㉢
③ ㉡, ㉣
④ ㉣
⑤ ㉠, ㉡, ㉢, ㉣

12 다음 중 tropolone alkaloid에 속하는 것은?

① colchicine
② theobromine
③ ephedrine
④ arecoline
⑤ emetine

13 다음 중 2, 6 – dideoxysugar에 속하는 것은?

① rutinose
② cymarose
③ apiose
④ gentiobiose
⑤ glucuronic acid

14 다음에서 secoiridoid glycoside인 것은?

① gentiopicroside
② scilliroside
③ isoliquiritin
④ emetine
⑤ peiminoside

10. ① 11. ② 12. ① 13. ② 14. ①

15 Isoquinoline alkaloid를 함유하지 않는 생약은?

① Ipecacuanhae Radix
② Coptidis Rhizoma
③ Phellodendri Cortex
④ Hydrastidis Rhizoma
⑤ Scopoliae Rhizoma

16 alkaloid의 정의로서 가장 알맞은 것은?

㉠ 이성환 질소 화합물
㉡ 모두 염기성임
㉢ 미량에서 강력한 생리작용
㉣ 모두 식물체에서 발견됨

① ㉠, ㉡, ㉢
② ㉠, ㉢
③ ㉡, ㉣
④ ㉣
⑤ ㉠, ㉡, ㉢, ㉣

17 다음 alkaloid 중 염기성이 없는 것은?

① nicotine
② arecoline
③ isopelletierine
④ chavicine
⑤ colchicine

18 다음 alkaloid 중 식물 이외에서 발견되는 것은?

① bufotenine
② arecoline
③ isopelletierine
④ chavicine
⑤ colchicine

19 다음 alkaloid 중 단순히 탈탄산반응에 의해 형성되는 것은?

① protoalkaloid
② pseudoalkaloid
③ true alkaloid
④ imperfect alkaloid
⑤ steroidal alkaloid

15. ⑤ 16. ② 17. ⑤ 18. ① 19. ①

20 다음 alkaloid 중 pseudoalkaloid에 속하는 것은?

㉠ polyketide amine ㉡ isoprenoidal amine
㉢ steroidal amine ㉣ protoalkaloid

① ㉠, ㉡, ㉢ ② ㉠, ㉢
③ ㉡, ㉣ ④ ㉣
⑤ ㉠, ㉡, ㉢, ㉣

21 다음 alkaloid 중 carboxyl기가 남아있는 amide류는?

① protoalkaloid ② pseudoalkaloid
③ true alkaloid ④ imperfect alkaloid
⑤ steroidal alkaloid

22 다음 alkaloid 중 상온에서 액상인 것은?

㉠ nicotine ㉡ arecoline
㉢ isopelletierine ㉣ chavicine

① ㉠, ㉡, ㉢ ② ㉠, ㉢
③ ㉡, ㉣ ④ ㉣
⑤ ㉠, ㉡, ㉢, ㉣

23 tropane alkaloid와 체내에서 salt를 이루는 acid는?

① tropic acid ② quinic acid
③ meconic acid ④ chlorogenic acid
⑤ benzoic acid

24 cinchona alkaloid와 체내에서 salt를 이루는 acid는?

① tropic acid ② quinic acid
③ meconic acid ④ chlorogenic acid
⑤ benzoic acid

20. ① 21. ④ 22. ⑤ 23. ① 24. ②

25 purine alkaloid와 체내에서 salt를 이루는 acid는?

① tropic acid ② quinic acid
③ meconic acid ④ chlorogenic acid
⑤ benzoic acid

26 morphine alkaloid와 체내에서 salt를 이루는 acid는?

① tropic acid ② quinic acid
③ meconic acid ④ chlorogenic acid
⑤ benzoic acid

27 강심배당체에서 강심작용과 관련이 있는 구조적인 특징은?

① C_3-OH ② C_6-OH
③ $C_{11}-OH$ ④ $C_{23}-OH$
⑤ $C_{14}-OH$

28 다 강심작용이 있는 식물로 짝 지어진 것은?

① *Digitalis purpurea* - *Melaphis chinnsis*
② *Strophanthus kombe* - *Alpinia katsumadai*
③ *Bufo bufo gargorizans* - *Linum usitatissimum*
④ *Adonis amurensis* - *Convallaria keiskei*
⑤ *Digitalis lanata* - *Smilax china*

29 aconitine - mesaconitine의 성분계열은?

① diterpene alkaloid ② nitril glycoside
③ simple phenol glycoside ④ lignan
⑤ pyridine - piperidine alkaloid

25. ④ 26. ③ 27. ④ 28. ④ 29. ①

30 arbutin – paenolide의 성분계열은?

① diterpene alkaloid
② nitril glycoside
③ simple phenol glycoside
④ lignan
⑤ pyridine – piperidine alkaloid

31 arctigenin – pinoresinol의 성분계열은?

① diterpene alkaloid
② nitril glycoside
③ simple phenol glycoside
④ lignan
⑤ pyridine – piperidine alkaloid

32 arecoline – isopelletierine의 성분계열은?

① diterpene alkaloid
② nitril glycoside
③ simple phenol glycoside
④ lignan
⑤ pyridine – piperidine alkaloid

33 atractylon – santonin의 성분계열은?

① diterpene alkaloid
② nitril glycoside
③ sesquitrpenes
④ lignan
⑤ pyridine – piperidine alkaloid

34 bufallin – scilliroside의 성분계열은?

① diterpene alkaloid
② cardiac glycoside(bufadienolide)
③ sesquitrpenes
④ lignan
⑤ pyridine – piperidine alkaloid

35 camphor – thymol의 성분계열은?

① diterpene alkaloid
② monoterpene
③ sesquitrpenes
④ lignan
⑤ pyridine – piperidine alkaloid

30. ③ 31. ④ 32. ⑤ 33. ③ 34. ② 35. ②

36 capillin－panaxynol의 성분계열은?

① diterpene alkaloid
② monoterpene
③ sesquitrpenes
④ lignan
⑤ polyacetylenes

37 chavicine－piperine의 성분계열은?

① diterpene alkaloid
② monoterpene
③ sesquiterpene
④ lignan
⑤ acid amide

38 cinchonine－cinchonidine의 성분계열은?

① quinoline alkaloid
② phenylpropanoid
③ phthalide
④ tropane alkaloid
⑤ tropolone alkaloid

39 cinnamaldehyde의 성분계열은?

① quinoline alkaloid
② phenylpropanoid
③ phthalide
④ tropane alkaloid
⑤ tropolone alkaloid

40 cnidilide－ligustilide의 성분계열은?

① quinoline alkaloid
② phenylpropanoid
③ phthalide
④ tropane alkaloid
⑤ tropolone alkaloid

41 cocaine－ecgonine의 성분계열은?

① quinoline alkaloid
② phenylpropanoid
③ phthalide
④ tropane alkaloid
⑤ tropolone alkaloid

36. ⑤ 37. ⑤ 38. ① 39. ② 40. ③ 41. ④

42 colchicine의 성분계열은?

① quinoline alkaloid
② phenylpropanoid
③ phthalide
④ tropane alkaloid
⑤ tropolone alkaloid

43 convallatoxin - ouabain의 성분계열은?

① quinoline alkaloid
② phenylpropanoid
③ phthalide
④ tropane alkaloid
⑤ cardiac glycoside

44 curcumin - yakuchinone의 성분계열은?

① quinoline alkaloid
② arylheptanoide
③ phthalide
④ tropane alkaloid
⑤ cardiac glycoside

45 daidzein - formononetin의 성분계열은?

① quinoline alkaloid
② arylheptanoide
③ phthalide
④ tropane alkaloid
⑤ isoflavonoid

46 decursin - byakangelicin의 성분계열은?

① coumarin
② arylheptanoide
③ phthalide
④ tropane alkaloid
⑤ isoflavonoid

47 dioscin - sarmentogenin의 성분계열은?

① coumarin
② arylheptanoide
③ phthalide
④ saponins
⑤ isoflavonoid

42. ⑤ 43. ⑤ 44. ② 45. ⑤ 46. ① 47. ④

48 ephedrine - sineprine의 성분계열은?

① phenethylamine alkaloid ② phenylpropanoid
③ indole alkaloid ④ secoiridoide
⑤ pyrogallotannins

49 ugenol - anethole의 성분계열은?

① phenethylamine alkaloid ② phenylpropanoid
③ indole alkaloid ④ secoiridoide
⑤ pyrogallotannins

50 evodiamine - rutaecarpine의 성분계열은?

① phenethylamine alkaloid ② phenylpropanoid
③ indole alkaloid ④ secoiridoide
⑤ pyrogallotannins

51 gentiopicroside - amarogentin의 성분계열은?

① phenethylamine alkaloid ② phenylpropanoid
③ indole alkaloid ④ secoiridoide
⑤ pyrogallotannins

52 geraniin - penta - *m* - digalloylglucose의 성분계열은?

① phenethylamine alkaloid ② phenylpropanoid
③ indole alkaloid ④ secoiridoide
⑤ pyrogallotannins

53 humulone - rottlerin의 성분계열은?

① phenethylamine alkaloid ② phenylpropanoid
③ phloroglucinols ④ secoiridoide
⑤ pyrogallotannins

48. ① 49. ② 50. ③ 51. ④ 52. ⑤ 53. ③

54 higenamine－papaverine의 성분계열은?

① benzylisoquinoline alkaloid ② phenylpropanoid
③ phloroglucinols ④ secoiridoide
⑤ pyrogallotannins

55 jujuboside－protopanaxadiol의 성분계열은?

① benzylisoquinoline alkaloid ② phenylpropanoid
③ dammarane glycoside ④ secoiridoide
⑤ pyrogallotannins

56 laccaic acid－carminic acid의 성분계열은?

① benzylisoquinoline alkaloid ② phenylpropanoid
③ dammarane glycoside ④ secoiridoide
⑤ alizarin-type anthraquinone

57 theaflavin－cinchona tannin의 성분계열은?

① catechol tannins ② phenylpropanoid
③ dammarane glycoside ④ pyrogallotannins
⑤ alizarin-type anthraquinone

58 lobeline－nicotine의 성분계열은?

① pyridine－piperidine alkaloid ② flavonoid
③ flavonoid ④ monoterpenoid
⑤ protoberberine alkaloid

59 morusin－multiflorin A의 성분계열은?

① pyridine－piperidine alkaloid ② flavonoid
③ imidazole alkaloid ④ monoterpenoid
⑤ protoberberine alkaloid

54. ① 55. ③ 56. ⑤ 57. ① 58. ① 59. ②

60 obtusifolin－chrysarobin의 성분계열은?

① pyridine－piperidine alkaloid ② flavonoid
③ imidazole alkaloid ④ monoterpenoid
⑤ protoberberine alkaloid

61 paeoniflorin－cantharidin의 성분계열은?

① pyridine－piperidine alkaloid ② flavonoid
③ imidazole alkaloid ④ monoterpenoid
⑤ protoberberine alkaloid

62 palmatine－chelidonine의 성분계열은?

① pyridine－piperidine alkaloid ② flavonoid
③ imidazole alkaloid ④ monoterpenoid
⑤ protoberberine alkaloid

63 peimine－peiminoside의 성분계열은?

① pyridine－piperidine alkaloid ② flavonoid
③ imidazole alkaloid ④ monoterpenoid
⑤ steroidal alkaloid

64 pharbitin－jalapin의 성분계열은?

① pyridine－piperidine alkaloid ② flavonoid
③ imidazole alkaloid ④ resin glycoside
⑤ steroidal alkaloid

65 phyllodulcin－hydrangenol의 성분계열은?

① isocoumarin ② flavonoid
③ imidazole alkaloid ④ resin glycoside
⑤ steroidal alkaloid

60. ② 61. ④ 62. ⑤ 63. ⑤ 64. ④ 65. ①

66 pilocarpine - pilosine의 성분계열은?

① isocoumarin
② flavonoid
③ steroidal alkaloid
④ resin glycoside
⑤ imidazole alkaloid

67 scoparon - psoralen의 성분계열은?

① pyridine - piperidine alkaloid
② coumarin
③ steroidal alkaloid
④ resin glycoside
⑤ imidazole alkaloid

68 resepine - recinnamine이 소속되는 성분군명은?

① carboline type indol alkaloid
② triterpenoidal saponin
③ naphthoquinone
④ flavolignan
⑤ isothiocyanate glycoside

69 senegin - platycodin D의 성분계열은?

① carboline type indol alkaloid
② triterpenoidal saponin
③ naphthoquinone
④ flavolignan
⑤ isothiocyanate glycoside

70 shikonin - acetylshikonin의 성분계열은?

① carboline type indol alkaloid
② triterpenoidal saponin
③ naphthoquinone
④ flavolignan
⑤ isothiocyanate glycoside

71 silybin - silydianin 의 성분계열은?

① carboline type indol alkaloid
② triterpenoidal saponin
③ naphthoquinone
④ flavolignan
⑤ isothiocyanate glycoside

66. ⑤ 67. ② 68. ① 69. ② 70. ③ 71. ④

72 sinigrin - sinalbin의 성분계열은?

① carboline type indol alkaloid
② triterpenoidal saponin
③ naphthoquinone
④ flavolignan
⑤ isothiocyanate glycoside

73 sinomenine - codeine의 성분계열은?

① phenathrene alkaloid
② triterpenoidal saponin
③ naphthoquinone
④ flavolignan
⑤ isothiocyanate glycoside

74 tanshinone의 성분계열은?

① phenathrene alkaloid
② triterpenoidal saponin
③ phenanthraquinone
④ flavolignan
⑤ isothiocyanate glycoside

75 galantamine - lycorine의 성분계열은?

① phenathrene alkaloid
② ipecacuanha indole alkaloid
③ phenanthraquinone
④ flavolignan
⑤ isothiocyanate glycoside

76 theobromine - theophylline의 성분계열은?

① phenathrene alkaloid
② ipecacuanha indol alkaloid
③ purine alkaloid
④ flavolignan
⑤ isothiocyanate glycoside

72. ⑤ 73. ① 74. ③ 75. ② 76. ③

77 valtrate－acetovaltrate의 성분계열은?

① phenathrene alkaloid ② iridoids
③ purine alkaloid ④ flavolignan
⑤ isothiocyanate glycoside

78 quassinoid계 성분에 해당하는 것은?

① pinoresinol ② morusin
③ nigakilactone－D ④ penta－*m*－digalloylglucose
⑤ camphor

79 monoterpene계 성분에 해당하는 것은?

① pinoresinol ② morusin
③ nigakilactone－D ④ penta－*m*－digalloylglucose
⑤ camphor

80 phenylpropane계 성분에 해당하는 것은?

① pinoresinol ② morusin
③ nigakilactone－D ④ cinnamaldehyde
⑤ camphor

81 benzylisoquinoline alkaloid에 해당하는 것은?

① pinoresinol ② morusin
③ nigakilactone－D ④ penta－*m*－digalloylglucose
⑤ camphor

82 coumarin계 성분에 해당하는 것은?

① pinoresinol ② morusin
③ nigakilactone－D ④ penta－*m*－digalloylglucose
⑤ scopoletin

77. ② 78. ③ 79. ⑤ 80. ④ 81. ④ 82. ⑤

83 lignan계 성분에 해당하는 것은?

① pinoresinol
② morusin
③ nigakilactone - D
④ gastrodin
⑤ camphor

84 tannin계 성분에 해당하는 것은?

① pinoresinol
② condurangoglycoside
③ penta - *m* - digalloylglucose
④ gastrodin
⑤ camphor

85 anthraquinone계 성분에 해당하는 것은?

① pinoresinol
② condurangoglycoside
③ barbaloin
④ gastrodin
⑤ camphor

86 pregnane glycoside계 성분에 해당하는 것은?

① quinine
② condurangoglycoside
③ barbaloin
④ gastrodin
⑤ camphor

87 phloroglucinol계 성분에 해당하는 것은?

① quinine
② condurangoglycoside
③ barbaloin
④ aspidin
⑤ cinnamaldehyde

88 quinoline alkaloid계 성분에 해당하는 것은?

① ophiopogonins
② condurangoglycoside
③ barbaloin
④ gastrodin
⑤ quinine

83. ① 84. ③ 85. ③ 86. ② 87. ④ 88. ⑤

89 saponin계 성분에 해당하는 것은?

① ophiopogonins
② condurangoglycoside
③ barbaloin
④ sinomenine
⑤ cinnamaldehyde

90 flavonoid계 성분에 해당하는 것은?

① ophiopogonin
② condurango glycoside
③ barbaloin
④ morusin
⑤ cinnamaldehyde

91 phenanthrene alkaloid계 성분에 해당하는 것은?

① ophiopogonins
② sinomenine
③ barbaloin
④ morusin
⑤ cinnamaldehyde

92 phenol glycoside계 성분에 해당하는 것은?

① gastrodin
② sinomenine
③ barbaloin
④ morusin
⑤ cinnamaldehyde

93 arbutin의 가수분해 생성물과 관련 있는 것으로 가장 알맞은 것은?

㉠ hyperin
㉡ glucose
㉢ ursolic acid
㉣ hydroquinone

① ㉠, ㉡, ㉢
② ㉠, ㉢
③ ㉡, ㉣
④ ㉣
⑤ ㉠, ㉡, ㉢, ㉣

89. ① 90. ④ 91. ② 92. ① 93. ③

94 glycyrrhizin의 가수분해 생성물과 관련 있는 것으로 가장 알맞은 것은?

㉠ glabridin
㉡ liquiritin
㉢ licochalcone
㉣ glycyrrhetic acid

① ㉠, ㉡, ㉢
② ㉠, ㉢
③ ㉡, ㉣
④ ㉣
⑤ ㉠, ㉡, ㉢, ㉣

95 hydrastine의 산화 반응 생성물과 관련있는 것으로 가장 알맞은 것은?

㉠ berberine
㉡ opianic acid
㉢ borneol
㉣ hydrastinine chloride

① ㉠, ㉡, ㉢
② ㉠, ㉢
③ ㉡, ㉣
④ ㉣
⑤ ㉠, ㉡, ㉢, ㉣

96 lanatoside C의 가수분해 생성물과 관련 있는 것으로 가장 알맞은 것은?

㉠ digoxin
㉡ glucose
㉢ acetic acid
㉣ gitoxin

① ㉠, ㉡, ㉢
② ㉠, ㉢
③ ㉡, ㉣
④ ㉣
⑤ ㉠, ㉡, ㉢, ㉣

97 rutin의 가수분해 생성물과 관련 있는 것으로 가장 알맞은 것은?

① quercetin
② loganin
③ crocin
④ santonin
⑤ eugenol

94. ④ 95. ③ 96. ① 97. ①

98 sinigrin의 가수분해반응과 관련 있는 것으로 가장 알맞은 것은?

㉠ $KHSO_4$　　㉡ glucose
㉢ myrosinase　　㉣ allylisothiocyanate

① ㉠, ㉡, ㉢　　② ㉠, ㉢
③ ㉡, ㉣　　④ ㉣
⑤ ㉠, ㉡, ㉢, ㉣

99 ergometrine의 가수분해 생성물과 관련 있는 것으로 가장 알맞은 것은?

㉠ glucose　　㉡ lysergic acid
㉢ myrosinase　　㉣ 2-aminobutanol

① ㉠, ㉡, ㉢　　② ㉠, ㉢
③ ㉡, ㉣　　④ ㉣
⑤ ㉠, ㉡, ㉢, ㉣

100 hyoscyamine의 가수분해 생성물과 관련 있는 것으로 가장 알맞은 것은?

㉠ scopolin　　㉡ tropic acid
㉢ scopoletin　　㉣ tropine

① ㉠, ㉡, ㉢　　② ㉠, ㉢
③ ㉡, ㉣　　④ ㉣
⑤ ㉠, ㉡, ㉢, ㉣

101 cinnamoylcocaine의 가수분해 생성물과 관련 있는 것으로 가장 알맞은 것은?

㉠ cocaine　　㉡ truxilline
㉢ tropacocaine　　㉣ ecgonine

① ㉠, ㉡, ㉢　　② ㉠, ㉢
③ ㉡, ㉣　　④ ㉣
⑤ ㉠, ㉡, ㉢, ㉣

98. ⑤　99. ③　100. ④　101. ④

102 methylarbutine의 가수분해 생성물과 관련 있는 것으로 가장 알맞은 것은?

① brazilin
② cedrol
③ catechin
④ methlyhydroquinone
⑤ gallic acid

103 sinalbin의 가수분해반응과 관련 있는 것으로 가장 알맞은 것은?

㉠ allylisothiocyanate
㉡ myrosinase
㉢ glucuronic acid
㉣ acrinylisothiocyanate

① ㉠, ㉡, ㉢
② ㉠, ㉢
③ ㉡, ㉣
④ ㉣
⑤ ㉠, ㉡, ㉢, ㉣

104 ricinoleic acid를 200℃ 이상 가열할 때 생성되는 것으로 가장 알맞은 것은?

㉠ 2-pentanol
㉡ oenanthol
㉢ ricin
㉣ undecylenic acid

① ㉠, ㉡, ㉢
② ㉠, ㉢
③ ㉡, ㉣
④ ㉣
⑤ ㉠, ㉡, ㉢, ㉣

105 purpureaglycoside의 가수분해 생성물과 관련 있는 것으로 가장 알맞은 것은?

㉠ digitoxin
㉡ gitoxin
㉢ glucose
㉣ digitonin

① ㉠, ㉡, ㉢
② ㉠, ㉢
③ ㉡, ㉣
④ ㉣
⑤ ㉠, ㉡, ㉢, ㉣

102. ④ 103. ③ 104. ③ 105. ①

106 isoquinoline alkaloid와 관련 있는 것으로 가장 알맞은 것은?

① amentoflavone ② boswellic acid
③ chrysarobin ④ noscapine
⑤ morin

107 phenanthrene alkaloid와 관련 있는 것으로 가장 알맞은 것은?

① codeine ② boswellic acid
③ chrysarobin ④ noscapine
⑤ morin

108 shikimate pathway에 속하는 성분군은?

㉠ anthraquinone ㉡ coumarin
㉢ phthalide ㉣ lignan

① ㉠, ㉡, ㉢ ② ㉠, ㉢
③ ㉡, ㉣ ④ ㉣
⑤ ㉠, ㉡, ㉢, ㉣

109 mevalonate pathway에 속하는 성분군은?

㉠ anthraquinone ㉡ saponins
㉢ phthalide ㉣ terpenoid

① ㉠, ㉡, ㉢ ② ㉠, ㉢
③ ㉡, ㉣ ④ ㉣
⑤ ㉠, ㉡, ㉢, ㉣

106. ④ 107. ① 108. ③ 109. ③

110 amino acid pathway에 속하는 성분군은?

㉠ anthraquinone　　㉡ coumarin
㉢ phthalide　　㉣ alkaloid

① ㉠, ㉡, ㉢　　② ㉠, ㉢
③ ㉡, ㉣　　④ ㉣
⑤ ㉠, ㉡, ㉢, ㉣

111 narcotine - codeine의 효능으로 가장 알맞은 것은?

① 진해제　　② 자궁지혈제
③ 항아메바제　　④ 최음제
⑤ 진경제

112 hydrastine - ergotamine의 효능으로 가장 알맞은 것은?

① 진해제　　② 자궁지혈제
③ 항아메바제　　④ 최음제
⑤ 진경제

113 lycorine - emetine의 효능으로 가장 알맞은 것은?

① 진해제　　② 자궁지혈제
③ 항아메바제　　④ 최음제
⑤ 진경제

114 yohimbine - strychnine의 효능으로 가장 알맞은 것은?

① 진해제　　② 자궁지혈제
③ 항아메바제　　④ 최음제
⑤ 진경제

110. ②　111. ①　112. ②　113. ③　114. ④

115 atropine – hyoscyamine의 효능으로 가장 알맞은 것은?

① 진해제 ② 자궁지혈제
③ 항아메바제 ④ 최음제
⑤ 진경제

116 jalapin – pharbitin의 효능으로 가장 알맞은 것은?

① 진해제 ② 준하제
③ 피임제 ④ 최음제
⑤ 진경제

117 gossypol – lithospermic acid의 효능으로 가장 알맞은 것은?

① 관상동맥확장제 ② 준하제
③ 피임제 ④ 최음제
⑤ 진경제

118 silybin – scoparone의 효능으로 가장 알맞은 것은?

① 관상동맥확장제 ② 준하제
③ 피임제 ④ 자궁지혈제
⑤ 강간제

119 pilocarpine – physostigmine의 효능으로 가장 알맞은 것은?

① 준하제 ② 피임제
③ 강간제 ④ 부교감신경흥분제
⑤ 관상동맥확장제

120 khellin – visnadin의 효능으로 가장 알맞은 것은?

① 준하제 ② 피임제
③ 강간제 ④ 부교감신경흥분제
⑤ 관상동맥확장제

115. ⑤ 116. ② 117. ③ 118. ⑤ 119. ④ 120. ⑤

121 isopelletierine의 효능으로 가장 알맞은 것은?

① 구충제
② 질산염확인
③ 뇌부종치료제
④ 관상동맥확장제
⑤ 사하제

122 brucine의 효능으로 가장 알맞은 것은?

① 구충제
② 질산염확인
③ 뇌부종치료제
④ 관상동맥확장제
⑤ 사하제

123 aescin의 효능으로 가장 알맞은 것은?

① 구충제
② 질산염확인
③ 뇌부종치료제
④ 관상동맥확장제
⑤ 사하제

124 visnadin의 효능으로 가장 알맞은 것은?

① 구충제
② 질산염확인
③ 뇌부종치료제
④ 관상동맥확장제
⑤ 사하제

125 sennoside의 효능으로 가장 알맞은 것은?

① 구충제
② 질산염확인
③ 뇌부종치료제
④ 관상동맥확장제
⑤ 사하제

126 geraniin의 효능으로 가장 알맞은 것은?

① 구충제
② 질산염확인
③ 뇌부종치료제
④ 관상동맥확장제
⑤ 정장지사제

121. ① 122. ② 123. ③ 124. ④ 125. ⑤ 126. ⑤

127 tanshinone의 효능으로 가장 알맞은 것은?

① 관심병치료제 ② 건선치료제
③ 창상치유 ④ 뇌부종치료제
⑤ 항암제

128 chrysarobin의 효능으로 가장 알맞은 것은?

① 사하제 ② 건선치료제
③ 창상치유 ④ 뇌부종치료제
⑤ 항암제

129 shikonin의 효능으로 가장 알맞은 것은?

① 항아메바제 ② 건선치료제
③ 창상치유 ④ 뇌부종치료제
⑤ 항암제

130 esculin의 효능으로 가장 알맞은 것은?

① 사하제 ② 건선치료제
③ 창상치유 ④ 뇌부종치료제
⑤ 항암제

131 *nor*-dihydroguajaretic acid의 효능으로 가장 알맞은 것은?

① 항아메바제 ② 건선치료제
③ 창상치유 ④ 뇌부종치료제
⑤ 항암제

132 gomisin의 효능으로 가장 알맞은 것은?

① 항아메바제 ② 간세포보호제
③ 창상치유 ④ 자율신경실조개선제
⑤ 항암제

127. ① 128. ② 129. ③ 130. ④ 131. ⑤ 132. ②

133 pinoresinol diglucoside의 효능으로 가장 알맞은 것은?

① 통풍치료제 ② 간세포보호제
③ 창상치유 ④ 혈압강하제
⑤ 항암제

134 cinerin의 효능으로 가장 알맞은 것은?

① 통풍치료제 ② 건선치료제
③ 농업용살충제 ④ 혈압강하제
⑤ 항암제

135 γ-oryzanol의 효능으로 가장 알맞은 것은?

① 통풍치료제 ② 건선치료제
③ 자율신경실조개선제 ④ 혈압강하제
⑤ 항암제

136 colchicine의 효능으로 가장 알맞은 것은?

① 통풍치료제 ② 건선치료제
③ 자율신경실조개선제 ④ 혈압강하제
⑤ 항암제

137 valepotriate의 효능으로 가장 알맞은 것은?

① 진정제 ② 회충구제제
③ 항말라리아제 ④ 모세혈관강화제
⑤ 항암제

138 santonin의 효능으로 가장 알맞은 것은?

① 진정제 ② 회충구제제
③ 항말라리아제 ④ 모세혈관강화제
⑤ 항암제

133. ④ 134. ③ 135. ③ 136. ① 137. ① 138. ②

139 quinine의 효능으로 가장 알맞은 것은?

① 진정제 ② 회충구제제
③ 항말라리아제 ④ 모세혈관강화제
⑤ 항암제

140 rutin의 효능으로 가장 알맞은 것은?

① 진정제 ② 회충구제제
③ 항말라리아제 ④ 모세혈관강화제
⑤ 항암제

141 vincristine의 효능으로 가장 알맞은 것은?

① 진정제 ② 회충구제제
③ 항말라리아제 ④ 모세혈관강화제
⑤ 항암제

142 lobeline의 효능으로 가장 알맞은 것은?

① 진정제 ② 회충구제제
③ 호흡흥분제 ④ 모세혈관강화제
⑤ 항암제

143 tetramethylpyrazine의 효능으로 가장 알맞은 것은?

① 진정제 ② 회충구제제
③ 호흡흥분제 ④ 혈류량증가제
⑤ 항암제

144 bulbocapnine의 효능으로 가장 알맞은 것은?

① 진정제 ② 진전치료제
③ 호흡흥분제 ④ 혈류량증가제
⑤ 항히스타민제

139. ③ 140. ④ 141. ⑤ 142. ③ 143. ④ 144. ②

145 sinomenine의 효능으로 가장 알맞은 것은?

① 진정제
② 진전치료제
③ 호흡흥분제
④ 혈류량증가제
⑤ 항히스타민제

146 galanthamine의 효능으로 가장 알맞은 것은?

① 진정제
② 진전치료제
③ 호흡흥분제
④ 소아마비개선제
⑤ 항히스타민제

147 rotenone의 효능으로 가장 알맞은 것은?

① 농업용살충제
② 정장지사제
③ 심장성천식치료제
④ 강심제
⑤ 진경제

148 berberine의 효능으로 가장 알맞은 것은?

① 농업용살충제
② 정장지사제
③ 심장성천식치료제
④ 강심제
⑤ 진경제

149 theophylline의 효능으로 가장 알맞은 것은?

① 농업용살충제
② 정장지사제
③ 심장성천식치료제
④ 강심제
⑤ 진경제

150 higenamine의 효능으로 가장 알맞은 것은?

① 농업용살충제
② 정장지사제
③ 심장성천식치료제
④ 강심제
⑤ 요로방부제

145. ⑤ 146. ④ 147. ① 148. ② 149. ③ 150. ④

151 arbutin의 효능으로 가장 알맞은 것은?

① 농업용살충제 ② 정장지사제
③ 심장성천식치료제 ④ 강심제
⑤ 요로방부제

152 arecoline의 효능으로 가장 알맞은 것은?

① 농업용살충제 ② 정장지사제
③ 부교감신경흥분제 ④ 강심제
⑤ 요로방부제

153 tubocurarine의 효능으로 가장 알맞은 것은?

① 농업용살충제 ② 정장지사제
③ 부교감신경흥분제 ④ 강심제
⑤ 골격근이완제

154 papaverine의 효능으로 가장 알맞은 것은?

① 농업용살충제 ② 정장지사제
③ 부교감신경흥분제 ④ 강심제
⑤ 진경제

155 ergometrine의 효능으로 가장 알맞은 것은?

① 진통축진제 ② 정장지사제
③ 부교감신경흥분제 ④ 강심제
⑤ 진경제

156 ajmaline의 효능으로 가장 알맞은 것은?

① 진통축진제 ② 부정맥치료제
③ 부교감신경흥분제 ④ 강심제
⑤ 진경제

151. ⑤ 152. ③ 153. ⑤ 154. ⑤ 155. ① 156. ②

157 다음 중 berberine과 관계가 가장 깊은 것은?

㉠ 고미정장제　　㉡ 황색
㉢ isoqinoline alkaloid　　㉣ 최토제

① ㉠, ㉡, ㉢　　② ㉠, ㉢
③ ㉡, ㉣　　④ ㉣
⑤ ㉠, ㉡, ㉢, ㉣

158 다음 중 최토작용이 현저한 알카로이드를 함유하는 생약이 속한 과명은?

① Compositae　　② Rubiaceae
③ Rutaceae　　④ Punicaceae
⑤ Solanaceae

159 둘 다 독성 단백질을 함유하는 것은?

① Hydnocarpi Semen－Lini Semen
② Torreyae Semen－Arecae Semen
③ Ricini Semen－Tiglii Semen
④ Sinapis Semen－Colchici Semen
⑤ Coicis Semen－Plantaginis semen

160 다음 성분 중 관상혈관 확장 작용이 있는 것은?

① anethole　　② khellin
③ crocin　　④ berberine
⑤ curcumin

161 salicin유래의 의약품은?

① aspirin　　② octatropine
③ procaine　　④ decamethonium
⑤ dioxyline phosphate

157. ①　158. ②　159. ③　160. ②　161. ①

162 atropine유래의 의약품은?

① aspirin ② octatropine
③ procaine ④ decamethonium
⑤ dioxyline phosphate

163 cocaine유래의 의약품은?

① aspirin ② octatropine
③ procaine ④ decamethonium
⑤ dioxyline phosphate

164 tubocurarine유래의 의약품은?

① aspirin ② octatropine
③ procaine ④ decamethonium
⑤ dioxyline phosphate

165 anethole유래의 의약품은?

① aspirin ② octatropine
③ diethylstilbesterol ④ decamethonium
⑤ dioxyline phosphate

166 둘 다 dianthrone glycoside를 함유하는 것은?

① 센나엽 – 대황 ② 카스카라사그라다 – 결명자
③ 후랑굴라피 – 양제근 ④ 알로에 – 결명자
⑤ 대황 – 알로에

167 부교감신경 말초를 흥분시켜 땀샘, 침샘, 눈물샘의 분비를 항진시키는 것은?

① nicotine ② pilocarpine
③ scopolamine ④ hyosciamine
⑤ atropine

161. ① 162. ② 163. ③ 164. ④ 165. ③ 166. ① 167. ②

168 indole alkaloid에 속하고 atropine의 작용에 길항하는 성분은?

① physostimine ② pilocarpine
③ arecoline ④ hyosciamine
⑤ colchicine

169 lignan계 성분을 주성분으로 하는 생약은?

① 황백 ② 목단피
③ 상백피 ④ 석류피
⑤ 두충

170 혈압강하작용이 있는 성분은?

① acathoside ② taxol
③ condurangoglycoside ④ crocin
⑤ pinoresinol diglucoside

171 pyridine alkaloid를 함유하는 생약은?

① 석류피 ② 홍화
③ 고목 ④ 자단향
⑤ 아위

172 다음 중 모세혈관 강화작용과 지혈작용이 있는 것은?

① dicoumarol ② cinnamaldehyde
③ pelletierine ④ rutin
⑤ morusin

173 synephrine을 함유하는 생약은?

① Bupleuri Radix ② Evodiae Fructus
③ Carthami Flos ④ Hydrastidis Rhizoma
⑤ Eucommiae Cortex

168. ① 169. ⑤ 170. ⑤ 171. ① 172. ④ 173. ②

174 살충제로 쓰이는 성분은?

① ascaridol
② santonin
③ aspidin
④ rottlerin
⑤ pyrethrin

175 가수분해에 의해 glucuronic acid를 생성하는 것은?

① glycyrrhizin
② rutin
③ purpreaglycoside
④ hydrastne
⑤ ergobasine

176 다음 중 피임활성이 있는 성분끼리 조합된 것은?

㉠ icariin
㉡ lythospermic acid
㉢ bilobol
㉣ gossypol

① ㉠, ㉡, ㉢
② ㉠, ㉢
③ ㉡, ㉣
④ ㉣
⑤ ㉠, ㉡, ㉢, ㉣

177 Liebermann-Burchard 반응에 양성인 물질은?

① rhaponticin
② sennoside
③ ergosterol
④ rhein
⑤ emetine

178 anthraquinone 화합물의 확인 반응 중의 하나인 것은?

① Keller 반응
② Carr-Price 반응
③ Grahae 반응
④ Bortraeger 반응
⑤ Murexide 반응

174. ⑤ 175. ① 176. ③ 177. ③ 178. ④

179 Vitali반응의 대상 성분은?

① digoxine
② emetine
③ quinine
④ hyoscyamine
⑤ ephedrine

180 Tannin함유생약의 확인시험에 가장 많이 쓰이는 시약은?

① $FeCl_3$
② KOH
③ $CaOCl_4$
④ c－H_2SO_4
⑤ $AlCl_3$

제18절 생약성분의 구조

1 다음 구조식을 가지는 생약 성분은?

① matrine
② decursin
③ daidzein
④ tanshinone
⑤ platycodin A

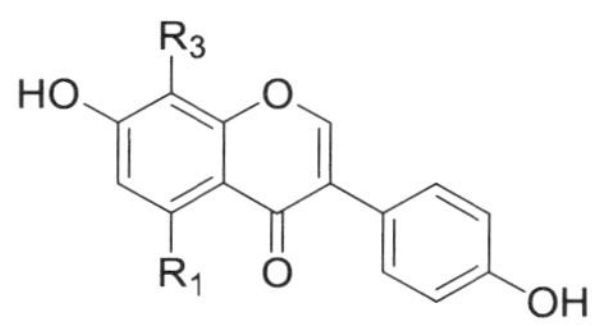

2 다음 구조식을 가지는 생약 성분은?

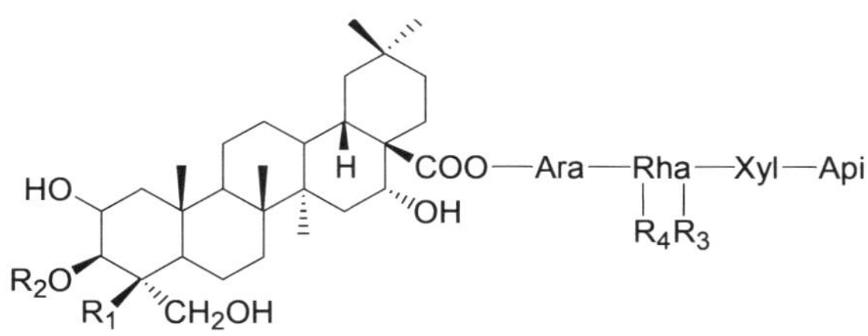

① matrine
② decursin
③ daidzein
④ tanshinone
⑤ platycodin D

3 다음 구조식을 가지는 생약 성분은?

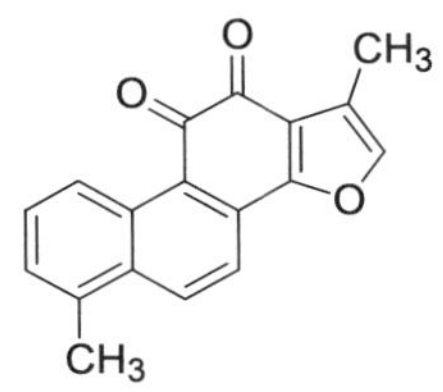

① matrine
② decursin
③ daidzein
④ tanshinone
⑤ platycodin D

4 다음 구조식을 가지는 생약 성분은?

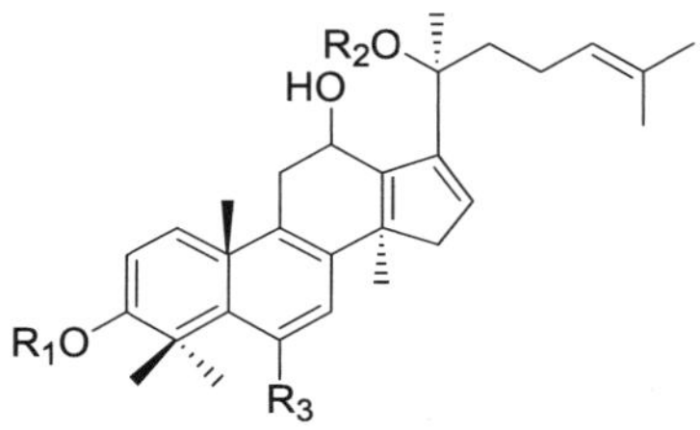

R_1=Glc$\overset{2}{-}$Glc, R_2=Glc$\overset{6}{-}$Glc, R_3=H

① wogonin
② ginsenoside Rb1
③ daidzein
④ tanshinone
⑤ matrine

5 다음 구조식을 가지는 생약 성분은?

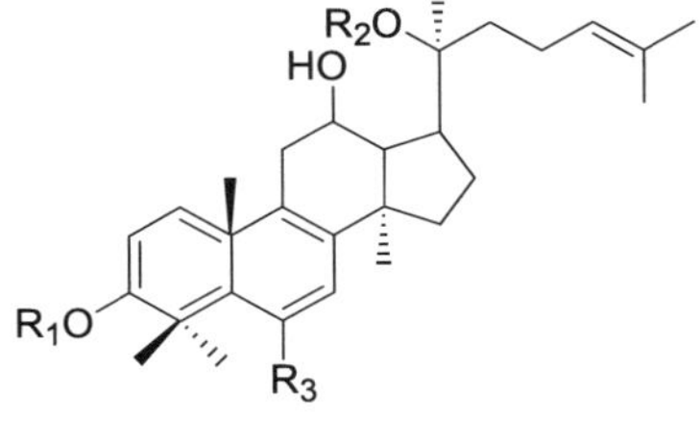

, R_1=H, R_2=Glc, R_3=OGlc

① wogonin
② ginsenoside Rg1
③ daidzein
④ tanshinone
⑤ matrine

3. ④ 4. ② 5. ②

6 다음 구조식을 가지는 생약 성분은?

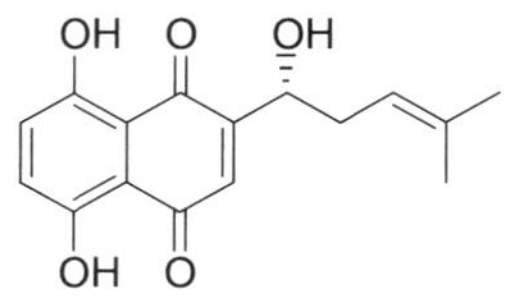

① wogonin
② ginsenoside Rg1
③ shikonin
④ curcumin
⑤ matrine

7 다음 구조식을 가지는 생약 성분은?

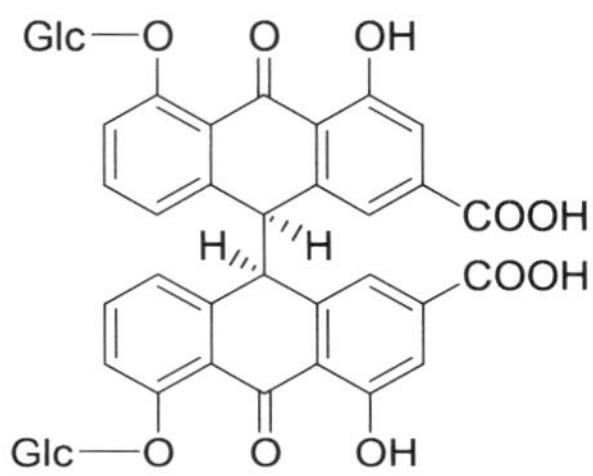

① sinomenine
② sennoside A
③ limonene
④ curcumin
⑤ matrine

8 다음 구조식을 가지는 생약 성분은?

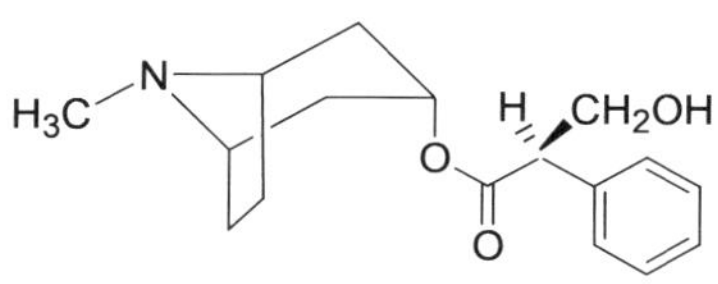

① sinomenine
② higenamine
③ thymol
④ hyoscyamine
⑤ menthol

9 다음 구조식을 가지는 생약 성분은?

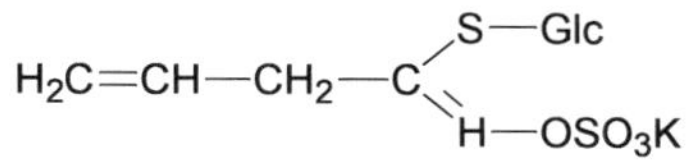

① menthol ② higenamine
③ sinigrin ④ camphor
⑤ caffeine

10 다음 구조식을 가지는 생약 성분은?

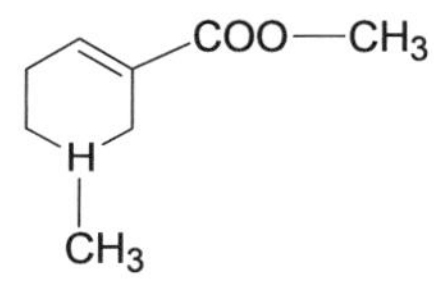

① arecoline ② berberine
③ sinigrin ④ morphine
⑤ caffeine

11 다음 구조식을 가지는 생약 성분은?

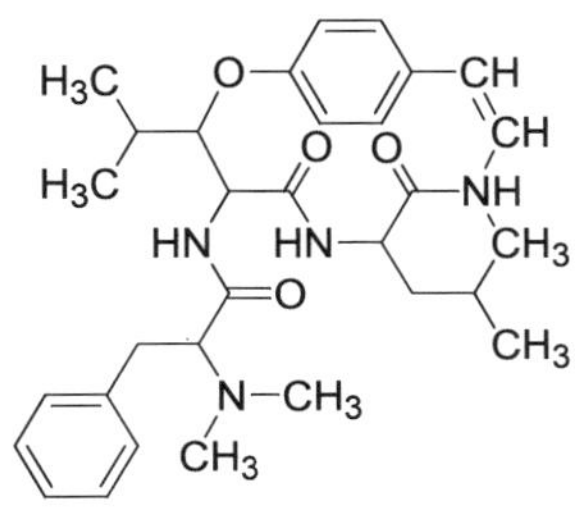

① arecoline ② colchicine
③ sinigrin ④ sanjoinine A
⑤ caffeine

9. ③ 10. ① 11. ④

12 다음 구조식을 가지는 생약 성분은?

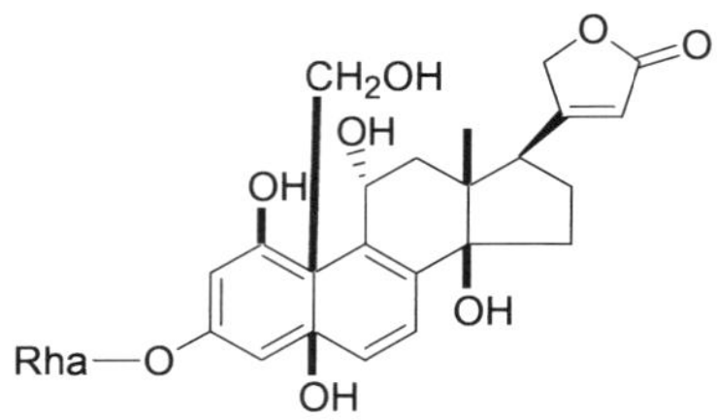

① daidzein
② thymol
③ sinigrin
④ G-strophanthin
⑤ caffeine

13 다음 구조식을 가지는 생약 성분은?

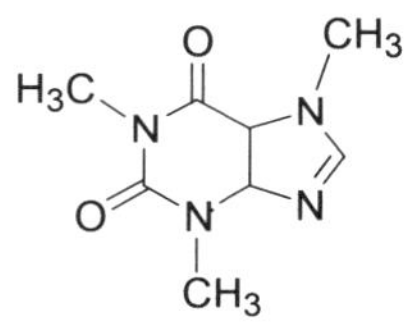

① daidzein
② ascaridol
③ sinigrin
④ santonin
⑤ caffeine

14 다음 구조식을 가지는 생약 성분은?

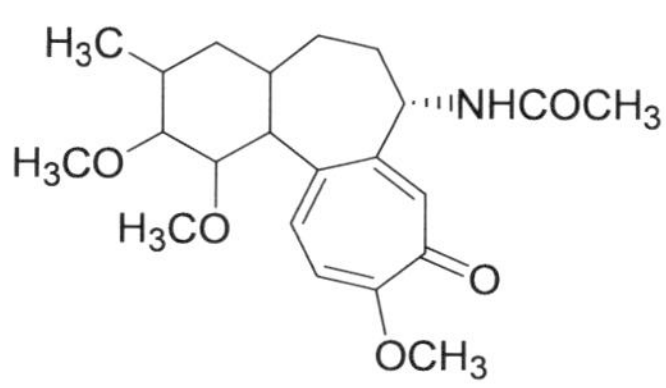

① daidzein
② colchicine
③ sinigrin
④ isopelletierine
⑤ caffeine

12. ④ 13. ⑤ 14. ②

15 다음 구조식을 가지는 생약 성분은?

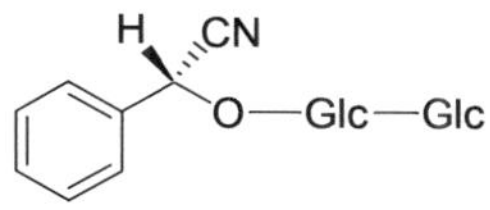

① amygdalin
② borneol
③ camphor
④ capsaicine
⑤ silybin

16 다음 구조식을 가지는 생약 성분은?

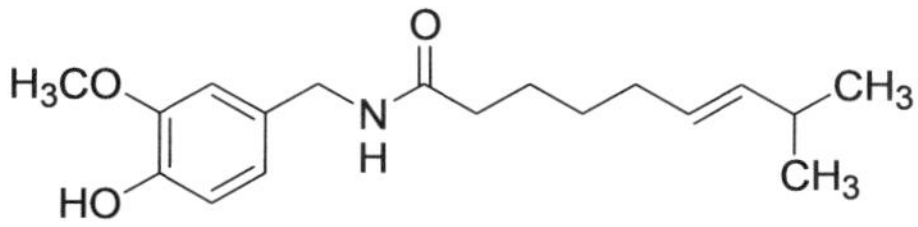

① amygdalin ② borneol
③ camphor ④ capsaicine
⑤ silybin

17 다음 구조식을 가지는 생약 성분은?

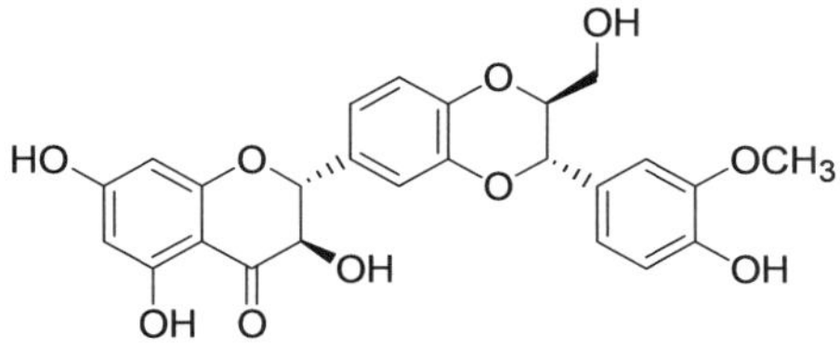

① amygdalin ② borneol
③ camphor ④ capsaicine
⑤ silybin

18 다음 구조식을 가지는 생약 성분은?

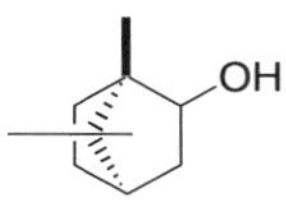

① amygdalin
② borneol
③ thymol
④ capsaicine
⑤ silybin

15. ① 16. ④ 17. ⑤ 18. ②

19 다음 구조식을 가지는 생약 성분은?

① amygdalin
② menthol
③ camphor
④ capsaicine
⑤ silybin

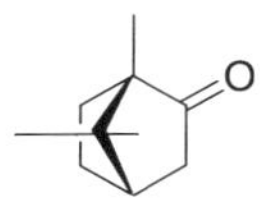

20 다음 구조식을 가지는 생약 성분은?

① amygdalin
② anethol
③ camphor
④ ephedrine
⑤ rutin

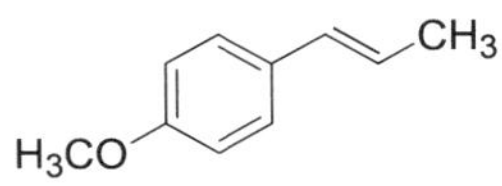

21 다음 구조식을 가지는 생약 성분은?

① amygdalin
② anethol
③ arecoline
④ ephedrine
⑤ piperine

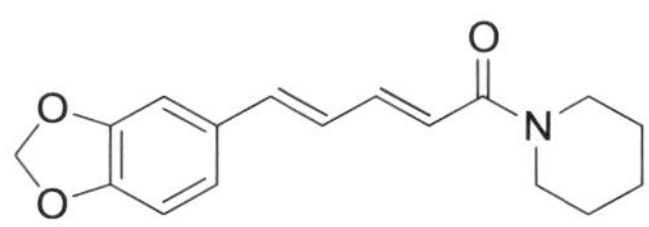

22 다음 구조식을 가지는 생약 성분은?

① amygdalin
② lobeline
③ arecoline
④ ephedrine
⑤ piperine

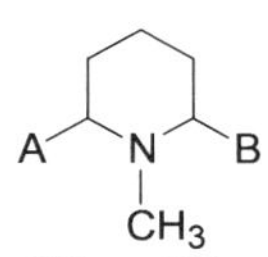

A$=$$CH_2$—CO—$C_6H_5$
B$=$$CH_2$—COOH—$C_6H_5$

19. ③ 20. ② 21. ⑤ 22. ②

23 다음 구조식을 가지는 생약 성분은?

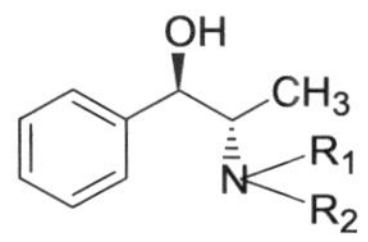

R_1=CH_3, R_2=H

① caffeine
② lobeline
③ menthol
④ ephedrine
⑤ thymol

24 다음 구조식을 가지는 생약 성분은?

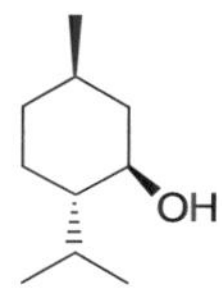

① caffeine
② lobeline
③ menthol
④ ephedrine
⑤ thymol

25 다음 구조식을 가지는 생약 성분은?

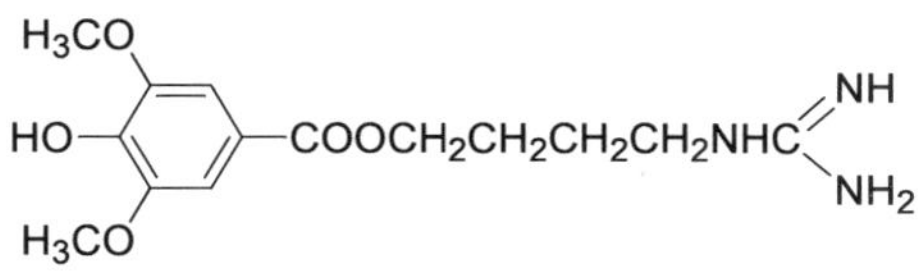

① solanine
② hypericin
③ menthol
④ leonurine
⑤ thymol

26 다음 구조식을 가지는 생약 성분은?

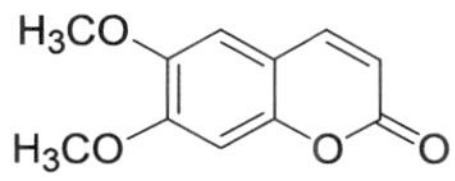

① solanine
② hypericin
③ menthol
④ leonurine
⑤ esculetin-6, 7-dimethyl ether

27 다음 구조식을 가지는 생약 성분은?

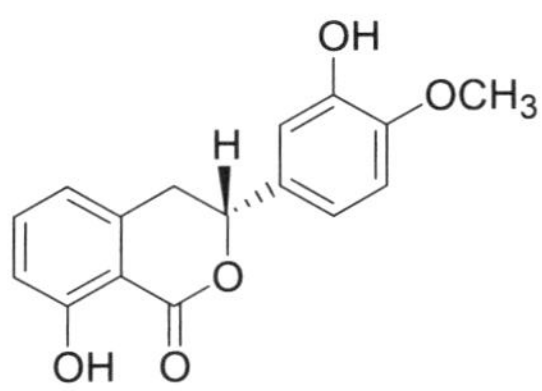

① arbutin ② phyllodulcin
③ digitoxin ④ sinigrin
⑤ esculetin-6, 7-dimethyl ether

28 다음 구조식을 가지는 생약 성분은?

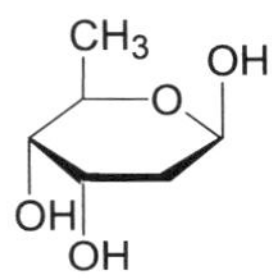

① arbutin ② phyllodulcin
③ digitoxin ④ sinigrin
⑤ digitoxose

29 다음 구조식을 가지는 생약 성분은?

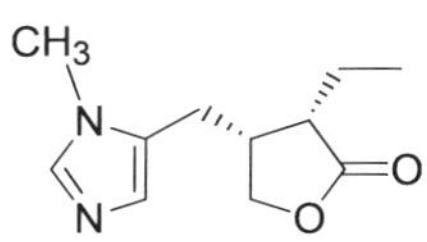

① arbutin ② capsaicine
③ digitoxin ④ pilocarpine
⑤ amygdalin

30 다음 구조식을 가지는 생약 성분은?

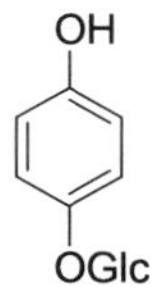

① arbutin ② capsaicine
③ digitoxin ④ colchicine
⑤ amygdalin

31 다음 구조식을 가지는 생약 성분은?

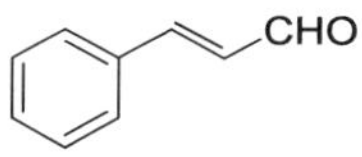

① arbutin ② capsaicine
③ cinnamaldehyde ④ morusin
⑤ paeonoside

32 다음 구조식을 가지는 생약 성분은?

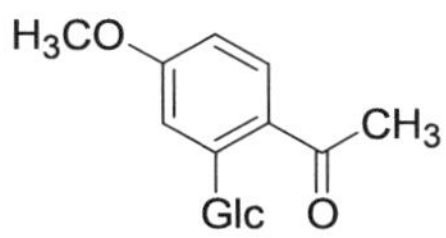

① arbutin ② capsaicine
③ cinnamaldehyde ④ morusin
⑤ paeonoside

33 다음 구조식을 가지는 생약 성분은?

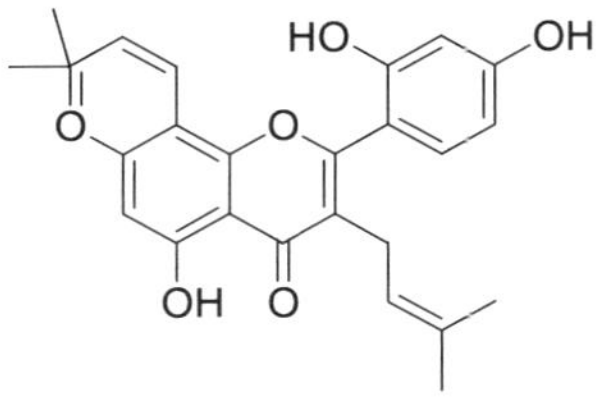

① barbaloin
② capsaicine
③ cinnamaldehyde
④ morusin
⑤ paeonoside

34 다음 구조식을 가지는 생약 성분은?

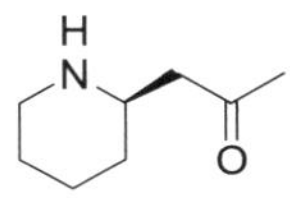

① barbaloin
② pelletierine
③ cinnamaldehyde
④ quinine
⑤ paeonoside

35 다음 구조식을 가지는 생약 성분은?

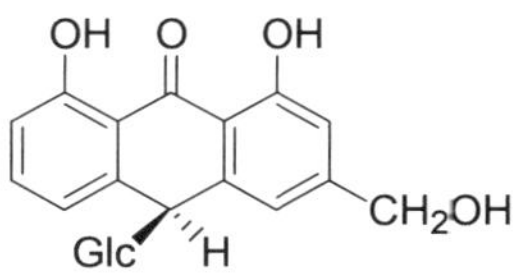

① barbaloin
② pelletierine
③ cinnamaldehyde
④ quinine
⑤ paeonoside

36 다음 구조식을 가지는 생약 성분은?

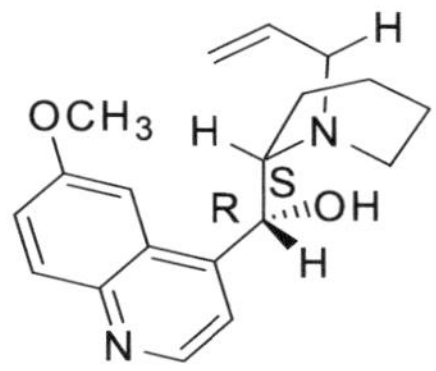

① barbaloin ② pelletierine
③ magnolol ④ quinine
⑤ honokiol

37 다음 구조식을 가지는 생약 성분은?

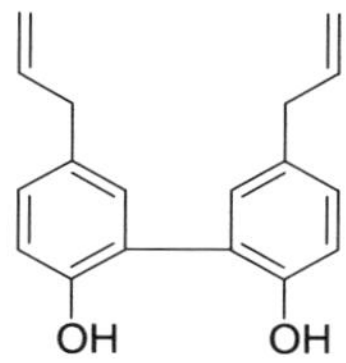

① rutin ② santonin
③ magnolol ④ quinine
⑤ honokiol

38 다음 구조식을 가지는 생약 성분은?

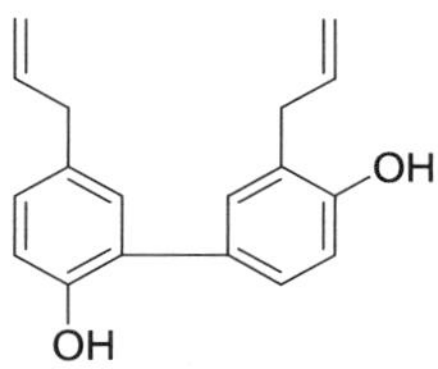

① rutin ② santonin
③ magnolol ④ quinine
⑤ honokiol

36. ④ 37. ③ 38. ⑤

39 다음 구조식을 가지는 생약 성분은?

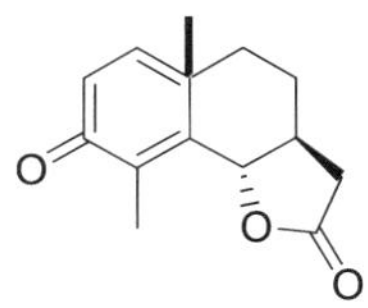

① rutin ② santonin
③ magnolol ④ quinine
⑤ honokiol

40 다음 구조식을 가지는 생약 성분은?

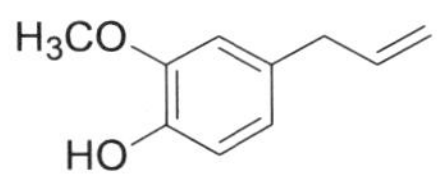

① carthamin ② catechin
③ magnolol ④ eugenol
⑤ digitoxin

41 다음 구조식을 가지는 생약 성분은?

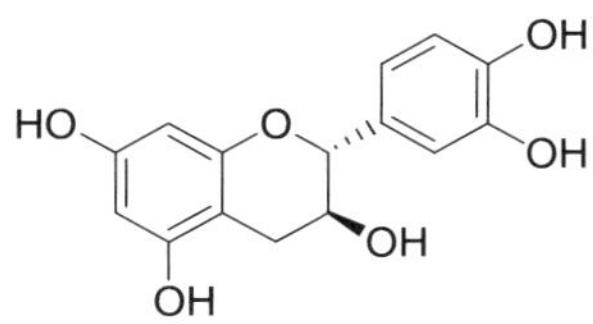

① carthamin ② catechin
③ morphine ④ eugenol
⑤ digitoxin

39. ② 40. ④ 41. ②

42 다음 구조식을 가지는 생약 성분은?

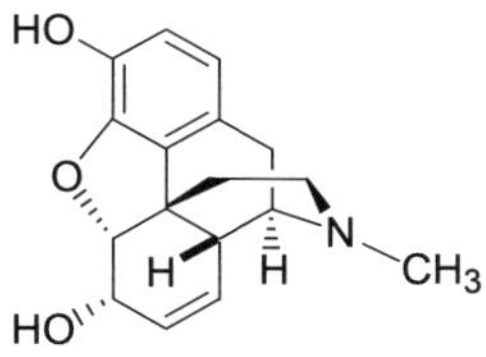

① carthamin ② catechin
③ morphine ④ eugenol
⑤ digitoxin

43 다음 구조식을 가지는 생약 성분은?

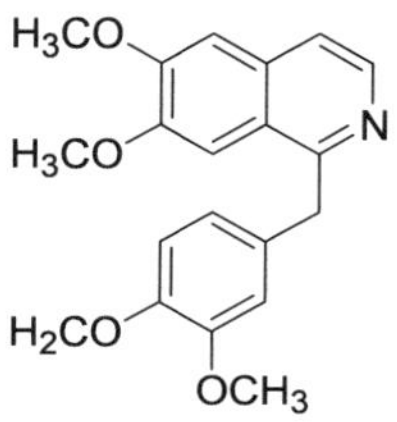

① kainic acid ② daidzein
③ morphine ④ papaverine
⑤ decursin

44 다음 구조식을 가지는 생약 성분은?

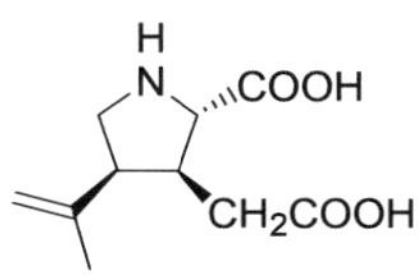

① kainic acid ② daidzein
③ morphine ④ papaverine
⑤ carminic acid

42. ③ 43. ④ 44. ①

45 다음 구조식을 가지는 생약 성분은?

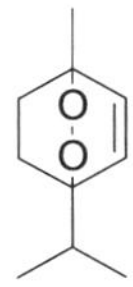

① kainic acid
② ricinoleic acid
③ morphine
④ ascaridol
⑤ carminic acid

46 다음 구조식의 성분계열은?

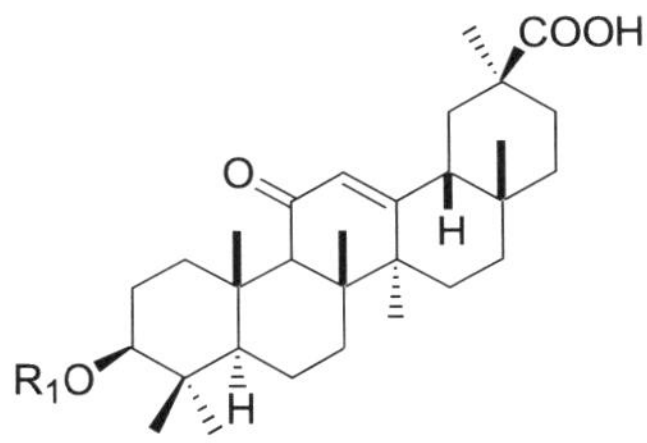

R_1=GlcA−GlcA

① quinone
② triterpene glycoside
③ coumarin
④ isofalvone
⑤ lignan

47 다음 구조식의 성분계열은?

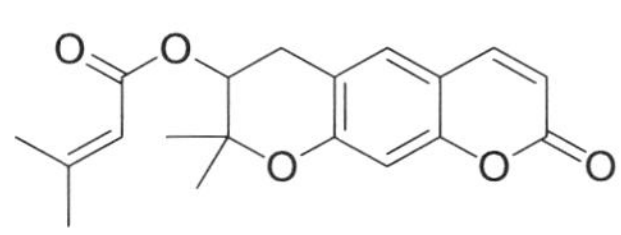

① flavonoid
② triterpene glycoside
③ coumarin
④ isofalvone
⑤ lignan

48 다음 구조식의 성분계열은?

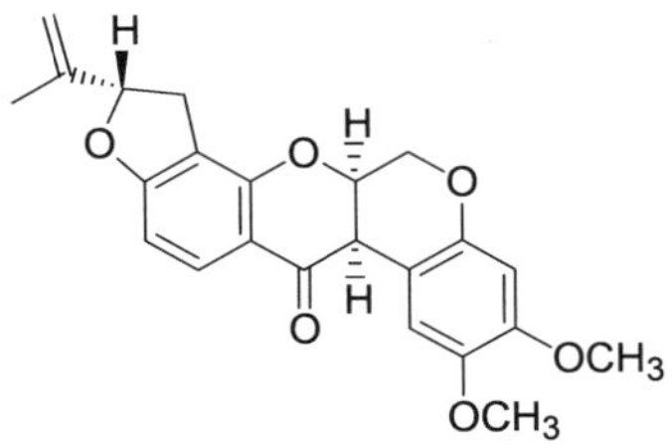

① purine alkaloid
② triterpene glycoside
③ coumarin
④ homoisofalvononid
⑤ lignan

49 다음 구조식의 성분계열은?

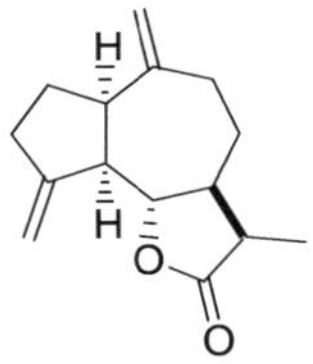

① purine alkaloid
② sesquiterpenoid
③ coumarin
④ homoisofalvononid
⑤ diterpene

50 다음 구조식의 성분계열은?

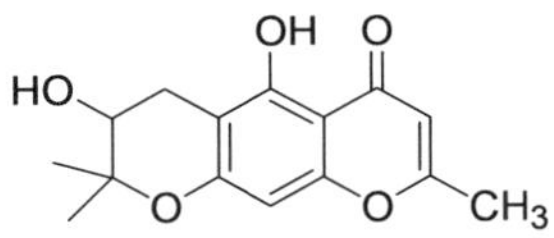

① purine alkaloid
② sesquiterpenoid
③ coumarin
④ polyacethylene
⑤ chromone

48. ④ 49. ② 50. ⑤

51 다음 구조식의 성분계열은?

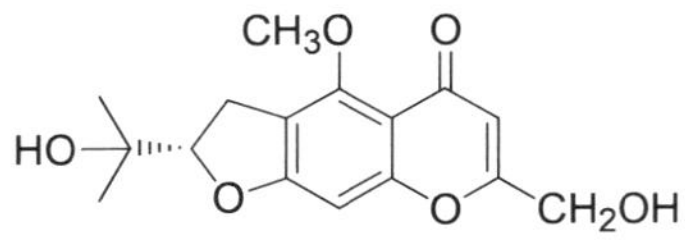

① purine alkaloid
② sesquiterpenoid
③ coumarin
④ polyacethylene
⑤ chromone

52 다음 구조식의 성분계열은?

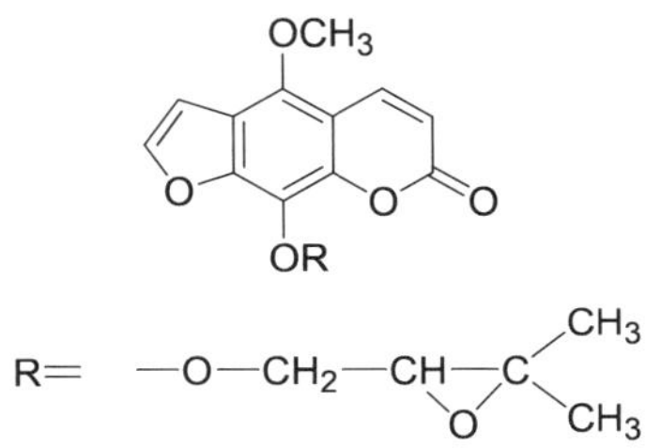

① indole alkaloid
② sesquiterpenoid
③ furanocoumarin
④ polyacethylene
⑤ chromone

53 다음 구조식의 성분계열은?

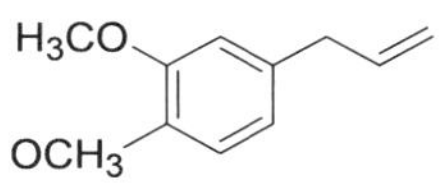

① monoterpenoid
② sesquiterpenoid
③ chromone
④ phenylpropanoid
⑤ lignan

54 다음 구조식을 가지는 생약 성분은?

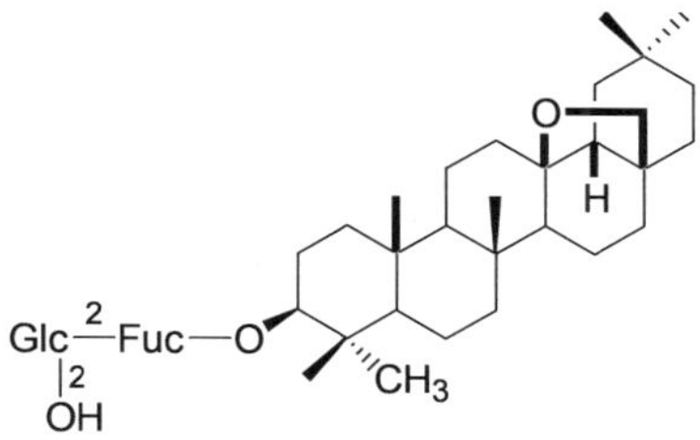

① steroid ② triterpenoid saponin
③ pyridine alkaloid ④ curcuminoid
⑤ sesquiterpene

55 다음 구조식을 갖는 생약 성분은?

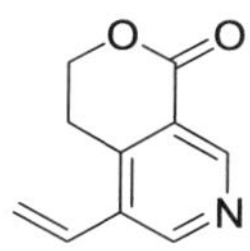

① ecdysteroid ② saikosaponin a
③ gentianine ④ curcuminoid
⑤ turmerone

56 다음 구조식의 성분계열은?

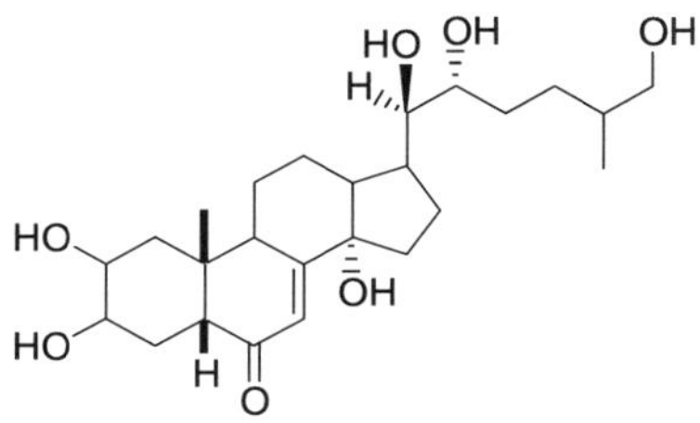

① ecdysteroid ② diterpenoid
③ pyridine alkaloid ④ curcuminoid
⑤ sesquiterpene

54. ② 55. ③ 56. ①

57 다음 구조식의 성분계열은?

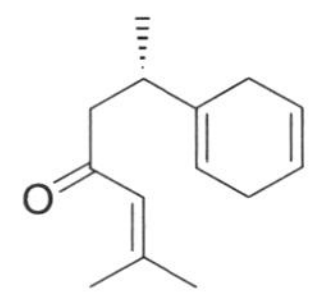

① steroid
② saponin
③ pyridine alkaloid
④ curcuminoid
⑤ sesquiterpene

58 다음 구조식의 성분 계열은?

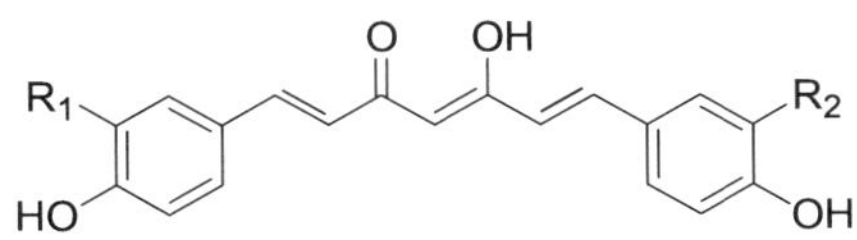

① steroid
② saponin
③ pyridine alkaloid
④ curcuminoid
⑤ sesquiterpene

59 다음 구조식을 갖는 생약 성분은?

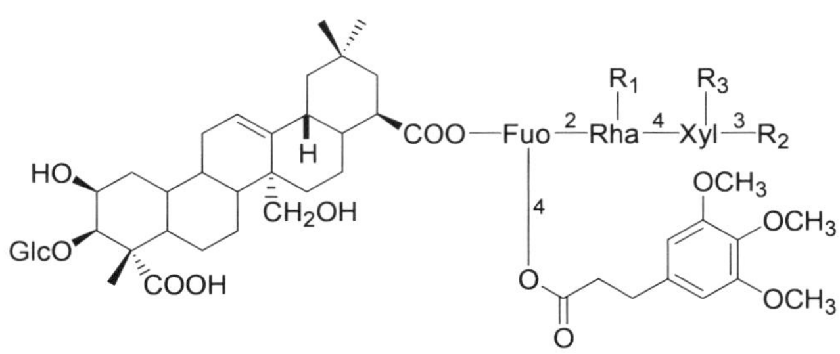

R_1=H, R_2=H, R_3=Gal

① paeonoflorin
② onjisaponin
③ deoxypodophylotoxin
④ acetylshikonin
⑤ loganin

57. ⑤ 58. ④ 59. ②

60 다음 구조식을 갖는 생약 성분은?

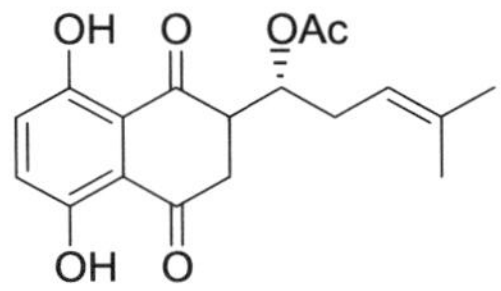

① paeonoflorin ② onjisaponin
③ deoxypodophylotoxin ④ acetylshikonin
⑤ loganin

61 다음 구조식을 갖는 생약 성분은?

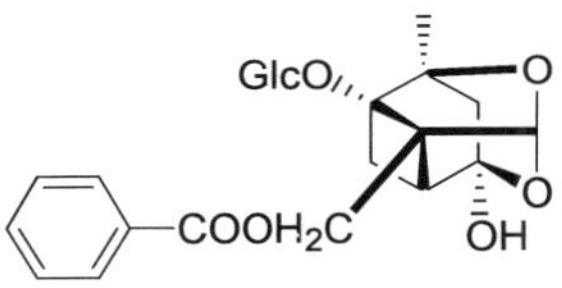

① paeonoflorin ② onjisaponin
③ deoxypodophylotoxin ④ acetylshikonin
⑤ loganin

62 다음 구조식의 성분계열은?

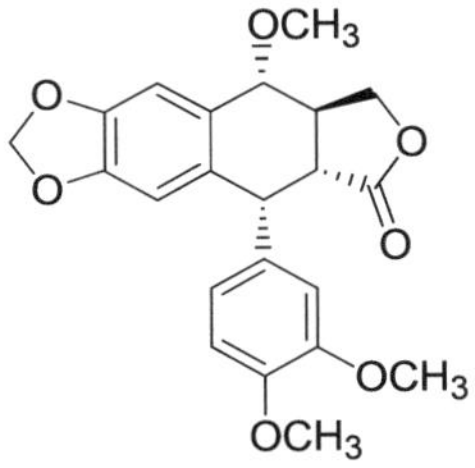

① monoterpene glycoside ② saponin
③ lignan ④ naphthoquinone
⑤ iridoid

60. ④ 61. ① 62. ③

63 다음 구조식의 성분계열은?

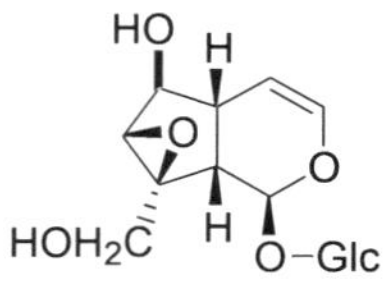

① monoterpene glycoside
② saponin
③ lignan
④ naphthoquinone
⑤ iridoid

64 다음 구조식을 갖는 생약 성분은?

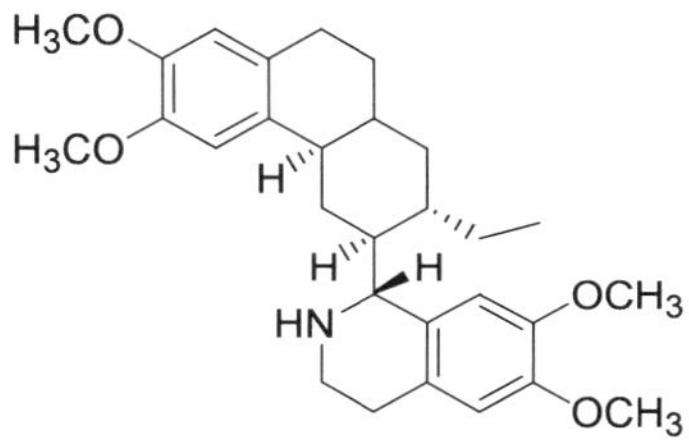

① emetine
② baicalein
③ scopolamine
④ visnadin
⑤ sinomenine

65 다음 구조식의 성분계열은?

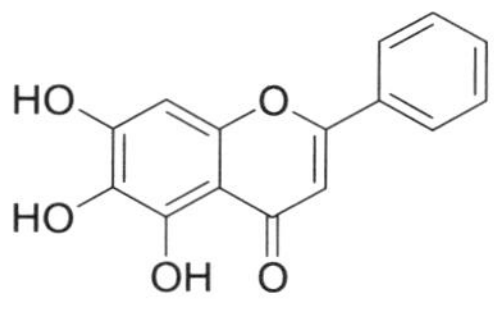

① tropane alkaloid
② isoquinoline alkaloid
③ flavone
④ phenanthrene alkaloid
⑤ chromone

66 다음 구조식의 성분계열은?

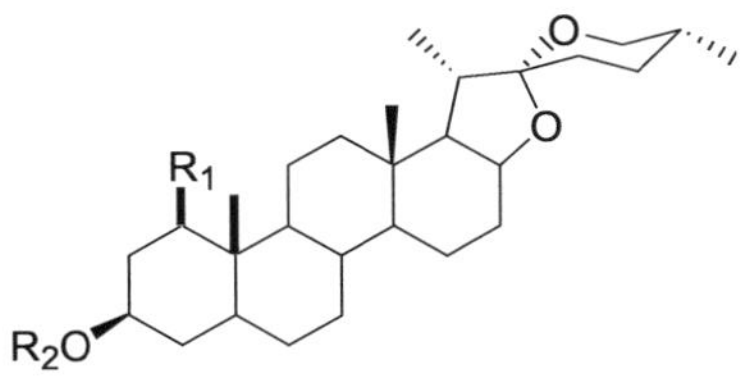

① tropane alkaloid
② isoquinoline alkaloid
③ flavone
④ steroidal saponin
⑤ chromone

67 다음 구조식을 갖는 생약 성분은?

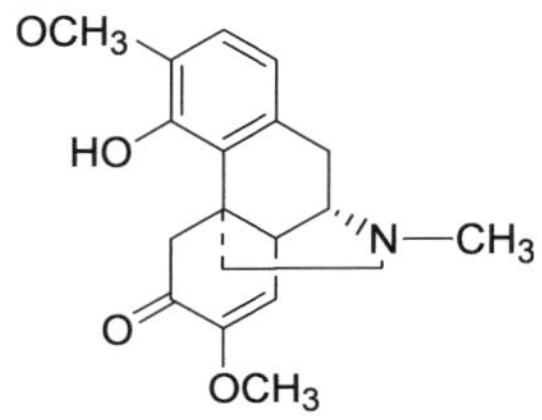

① emetine
② baicalein
③ scopolamine
④ visnadin
⑤ sinomenine

68 다음 구조식을 갖는 생약 성분은?

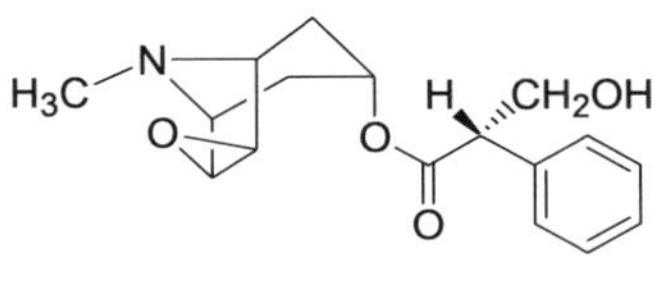

① emetine
② baicalein
③ scopolamine
④ visnadin
⑤ sinomenine

66. ④ 67. ⑤ 68. ③

69 다음 구조식의 성분계열은?

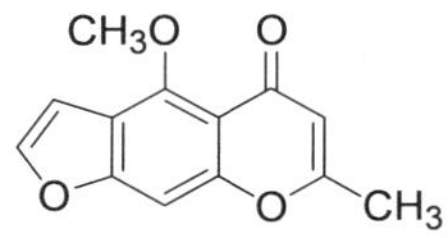

① tropane alkaloid
② isoquinoline alkaloid
③ flavone
④ phenanthrene alkaloid
⑤ chromone

70 다음 구조식의 성분계열은?

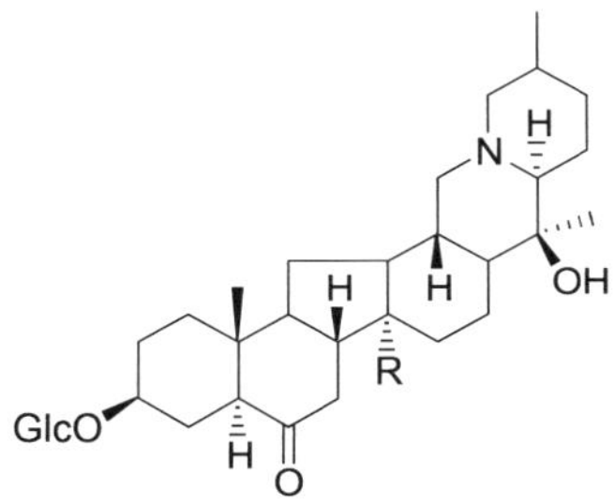

① triterpenoid alkaloid
② protoberberine alkaloid
③ phthalide
④ isoquinoline alkaloid
⑤ naphthalene compound

71 다음 구조식을 갖는 생약 성분은?

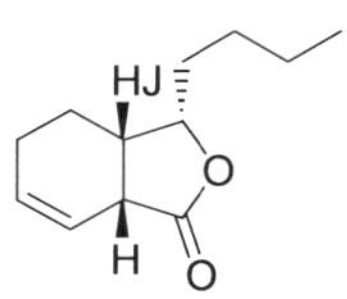

① falcarinol
② berberine
③ cnidilide
④ hydrastine
⑤ torachrysone

69. ⑤ 70. ① 71. ③

72 다음 구조식을 갖는 생약 성분은?

$$H_2C{=}CH{-}CH(OH){-}C{\equiv}C{-}C{\equiv}C{-}CH_2{-}CH{=}CH{-}(CH_2)_6{-}CH_3$$

① falcarinol ② berberine
③ cnidilide ④ hydrastine
⑤ torachrysone

73 다음 구조식을 갖는 생약 성분은?

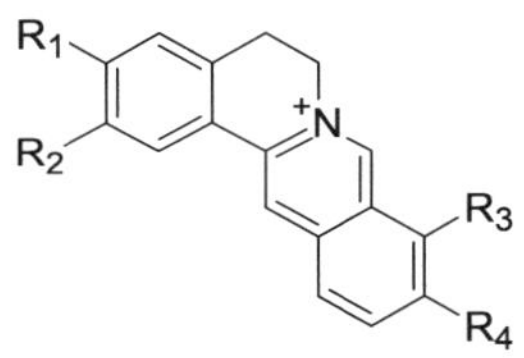

$R_1{=}R_2{=}\text{-}OCH_2O\text{-}$, $R_3{=}R_4{=}OCH_3$

① falcarinol ② berberine
③ cnidilide ④ hydrastine
⑤ torachrysone

74 다음 구조식을 갖는 생약 성분은?

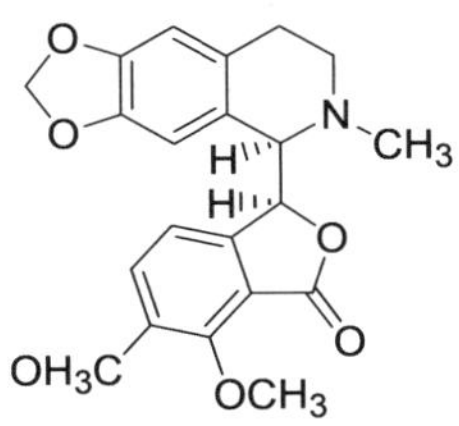

① falcarinol ② berberine
③ cnidilide ④ hydrastine
⑤ torachrysone

72. ① 73. ② 74. ④

75 다음 구조식을 갖는 생약 성분은?

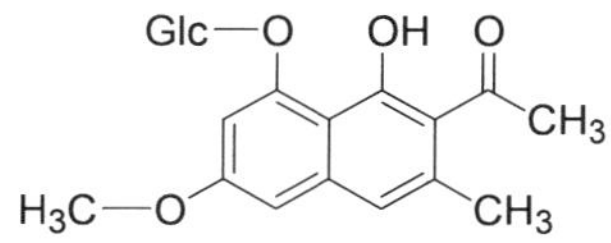

① falcarinol
② berberine
③ cnidilide
④ hydrastine
⑤ torachrysone

76 다음 구조식의 성분계열은

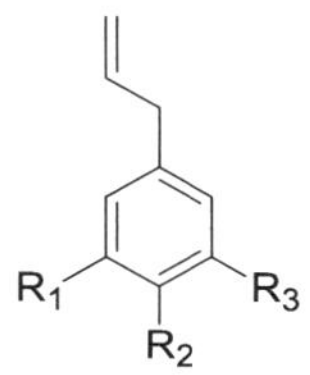

$R_1 = R_2 =$ -OCH_2O-, $R_3 = OCH_3$

① phenylpropane
② lignan
③ indole alkaloid
④ coumarin
⑤ flavonoid

77 다음 구조식을 갖는 생약 성분은?

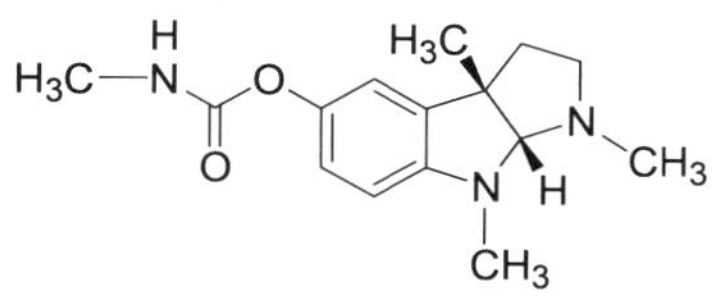

① myristicine
② pinoresinol
③ physostigmine
④ schisandrin
⑤ evodiamine

78 다음 구조식의 성분계열은?

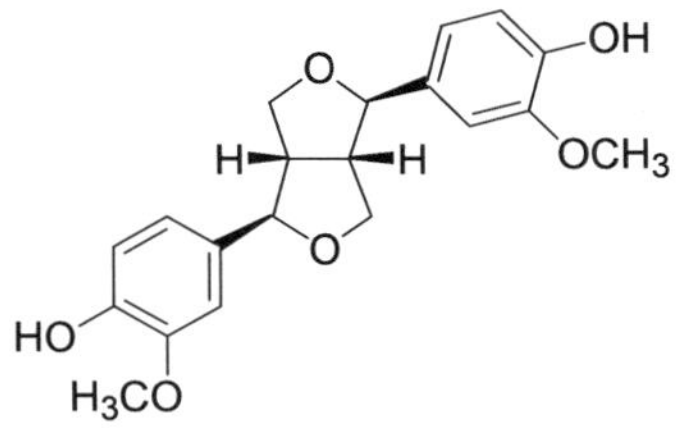

① phenylpropane ② lignan
③ indole alkaloid ④ coumarin
⑤ flavonoid

79 다음 구조식을 갖는 생약 성분은?

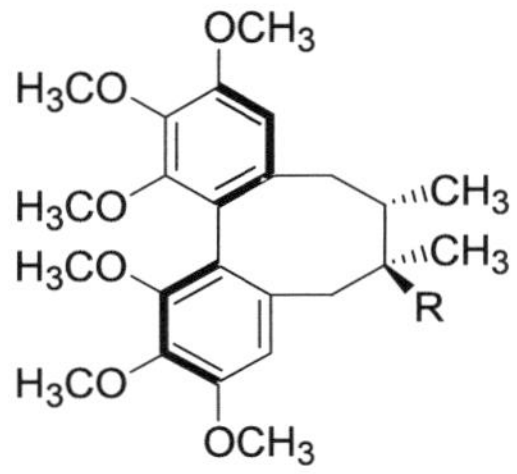

① myristicine ② pinoresinol
③ physostigmine ④ schisandrin
⑤ evodiamine

80 다음 구조식의 성분계열은?

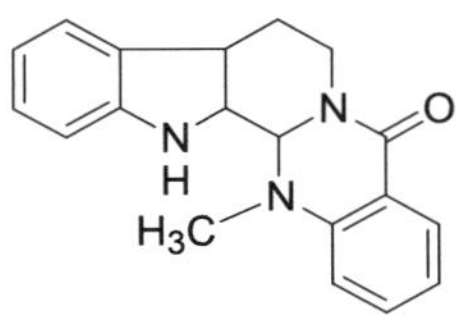

① phenylpropane ② lignan
③ indole alkaloid ④ coumarin
⑤ flavonoid

78. ② 79. ④ 80. ③

81 다음 구조식의 성분계열은?

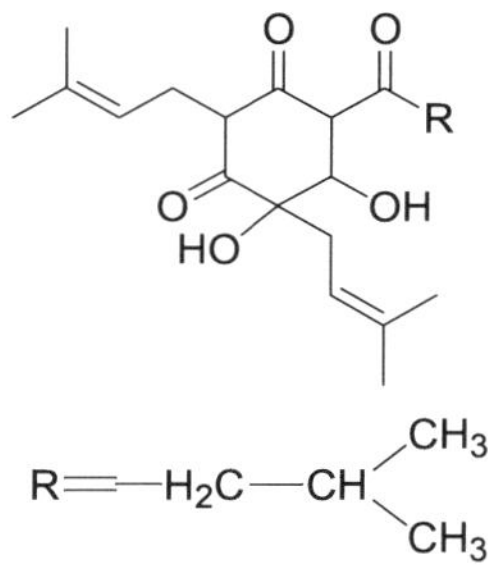

① steroidal alkaloid
② anthraquinone
③ phloroglucinol
④ chalkone
⑤ triterpene alkaloid

82 다음 구조식의 성분계열은?

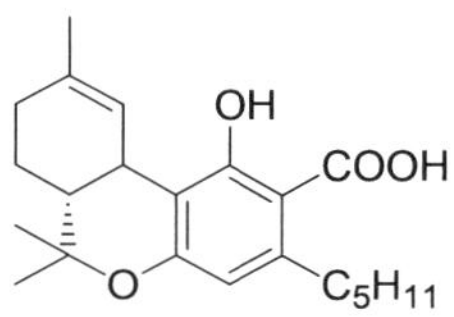

① steroidal alkaloid
② anthraquinone
③ phloroglucinol
④ chalkone
⑤ triterpene alkaloid

83 다음 구조식의 성분계열은?

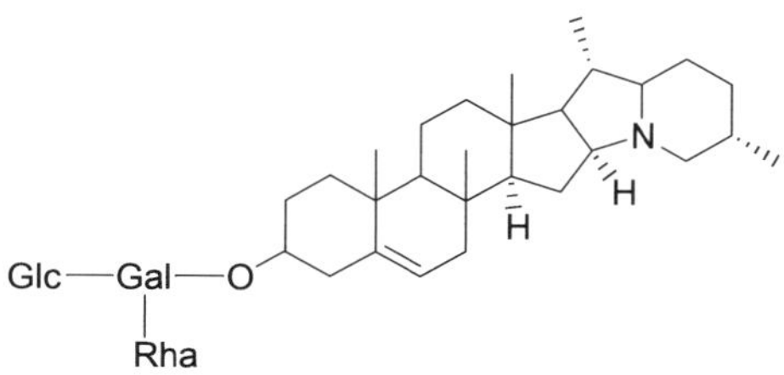

① steroidal alkaloid
② anthraquinone
③ phloroglucinol
④ chalkone
⑤ triterpene alkaloid

81. ③ 82. ③ 83. ①

84

다음 구조식의 성분계열은?

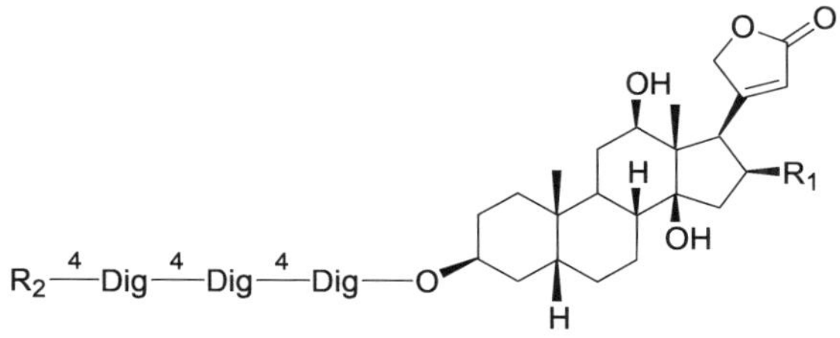

① steroidal alkaloid
② anthraquinone
③ phloroglucinol
④ chalkone
⑤ cardiac glycoside

85

다음 구조식의 성분계열은?

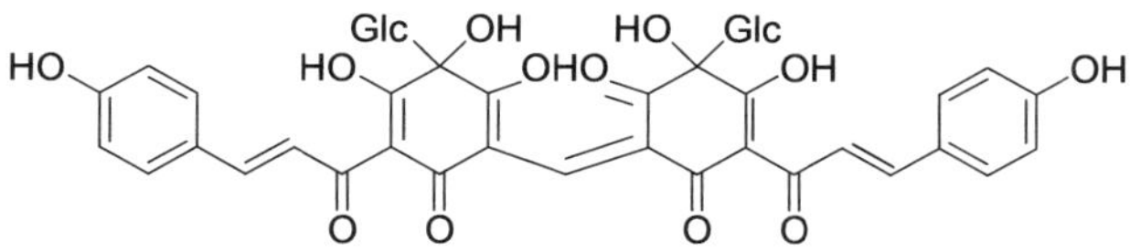

① steroidal alkaloid
② anthraquinone
③ phloroglucinol
④ chalkone
⑤ triterpene alkaloid

86

다음 구조식의 성분계열은?

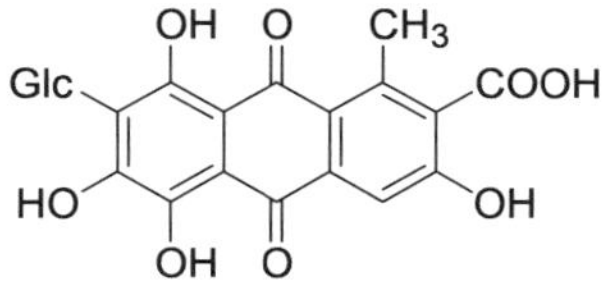

① steroidal alkaloid
② anthraquinone
③ phloroglucinol
④ chalkone
⑤ triterpene alkaloid

84. ⑤ 85. ④ 86. ②

87 다음 구조식의 함유생약은?

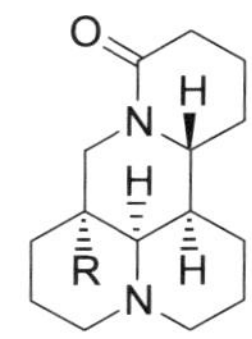

① 진교
② 일당귀
③ 고삼
④ 길경
⑤ 우슬

88 다음 구조식의 함유생약은?

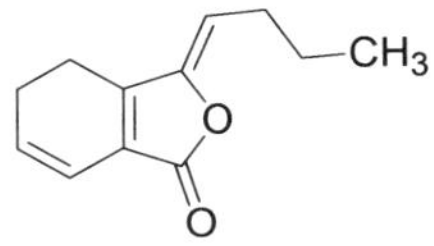

① 진교
② 일당귀
③ 고삼
④ 길경
⑤ 우슬

89 다음 구조식의 함유생약은?

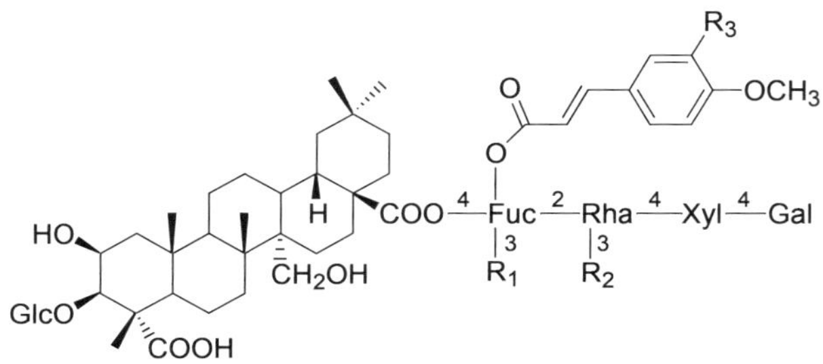

R_1=H, R_2=H, R_3=$OHCH_3$

① 감초
② 방풍
③ 울금
④ 세네가
⑤ 현삼

87. ③ 88. ② 89. ④

90 다음 구조식의 함유생약은?

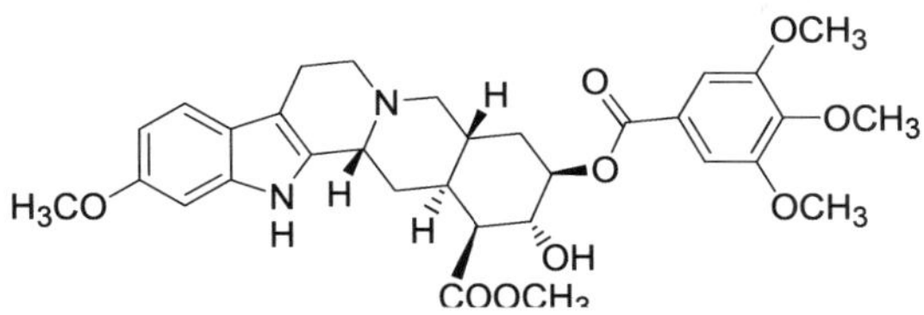

① 고삼
② 인도사목
③ 울금
④ 세네가
⑤ 원지

91 다음 구조식의 함유생약은?

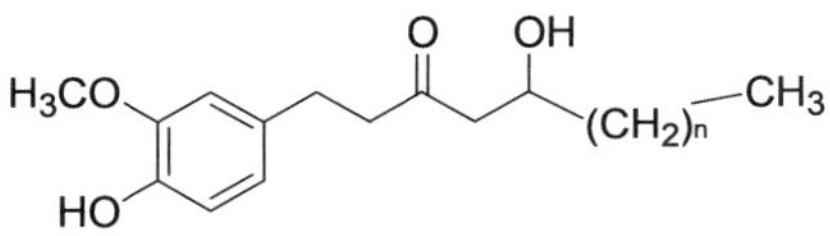

① 건강
② 인도사목
③ 울금
④ 목향
⑤ 원지

92 다음 구조식의 함유생약은?

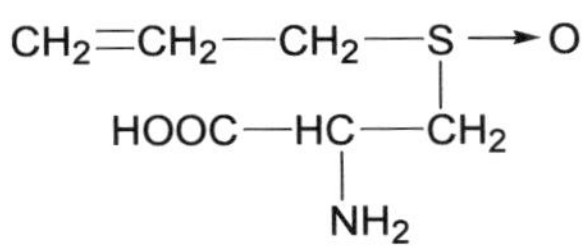

① 길경
② 대산
③ 울금
④ 목향
⑤ 원지

90. ② 91. ① 92. ②

93 다음 구조식의 함유생약은?

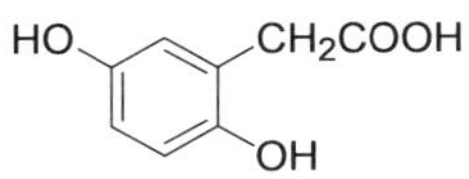

① 길경
② 대산
③ 반하
④ 빈카
⑤ 해인초

94 다음 구조식의 함유생약은?

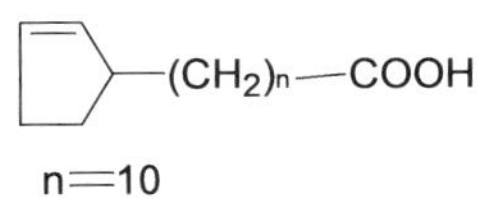

① 승마
② 황련
③ 대풍자
④ 대황
⑤ 개자

95 다음 구조식의 함유생약은?

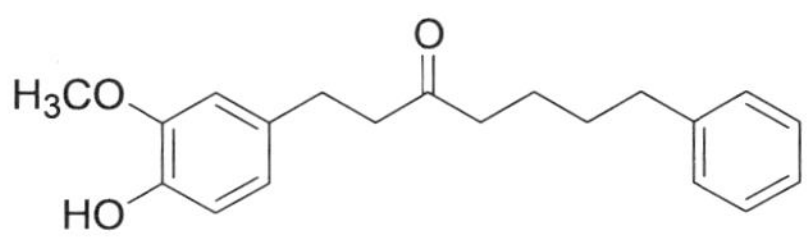

① 익지 ② 황련
③ 견우자 ④ 오수유
⑤ 등피

96 다음 구조식의 함유생약은?

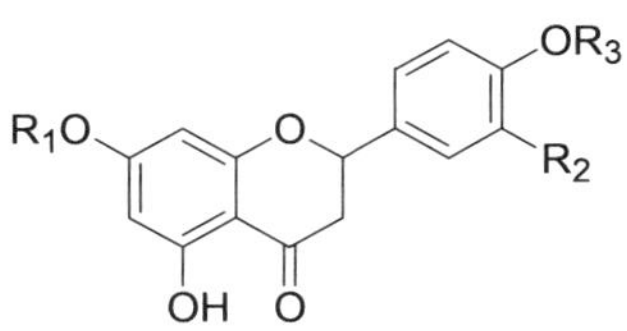

① 사군자 ② 황련
③ 오미자 ④ 오수유
⑤ 등피

93. ③ 94. ③ 95. ① 96. ⑤

97 다음 구조식의 함유생약은?

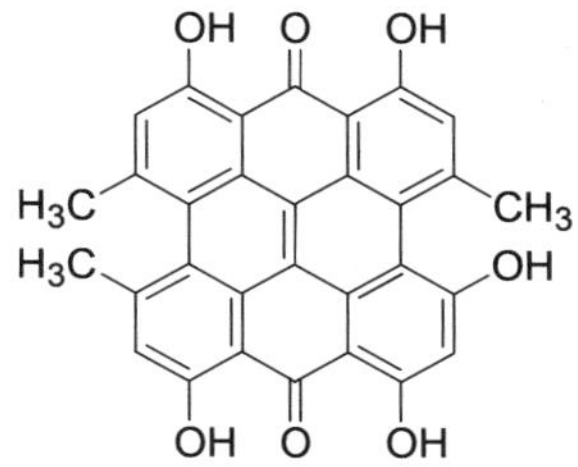

① 인진호
② 용규
③ 오미자
④ 자소엽
⑤ 히페리시초

98 다음 구조식의 함유생약(라틴명)은?

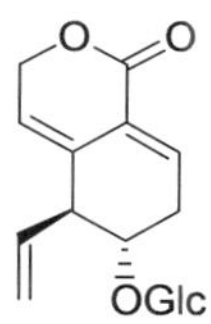

① Angelicae Gigantis Radix
② Bupleuri Radix
③ Gentianae Scabrae Radix
④ Ginseng Radix Alba
⑤ Rauwolfiae Radix

제2장 약용식물학

제1절 세 포 벽

1 식물조직의 세포와 세포사이에 있는 얇은 부분으로 서로 간에 대사산물을 이동시키는 곳은?

① 세포간극
② 중심주
③ 막공
④ 수선
⑤ 내피

2 다음 중 세포막을 구성하고 있는 주성분은?

㉠ 세포막다당류
㉡ 세스키테르펜
㉢ 리그닌
㉣ 플라보노이드

① ㉠, ㉡, ㉢
② ㉠, ㉢
③ ㉡, ㉣
④ ㉣
⑤ ㉠, ㉡, ㉢, ㉣

[제1절] 1. ③ 2. ②

3 세포막다당류로 알맞은 것은?

㉠ cellulose ㉡ hemicellulose
㉢ pectin ㉣ agarose

① ㉠, ㉡, ㉢ ② ㉠, ㉢
③ ㉡, ㉣ ④ ㉣
⑤ ㉠, ㉡, ㉢, ㉣

4 다음은 lignin에 관한 것이다. 가장 가까운 것은?

㉠ 식물체의 25 - 30%를 차지함
㉡ coniferyl alcohol의 중합체
㉢ vanilin · HCl에 의해 홍색으로 물듦
㉣ isoprene의 중합체

① ㉠, ㉡, ㉢ ② ㉠, ㉢
③ ㉡, ㉣ ④ ㉣
⑤ ㉠, ㉡, ㉢, ㉣

5 lignification과 가장 가까운 것은?

㉠ 세포의 2차벽에 일어나는 2차변화이다.
㉡ 물만을 통과시킨다.
㉢ phloroglucinol - HCl에 의해 선홍색이 된다.
㉣ corallin sodium에 의해 홍색으로 염색된다.

① ㉠, ㉡, ㉢ ② ㉠, ㉢
③ ㉡, ㉣ ④ ㉣
⑤ ㉠, ㉡, ㉢, ㉣

3. ① 4. ① 5. ①

6 코르크화와 가장 가까운 것은?

㉠ xylem구성 세포에 일어나는 2차변화이다.
㉡ 세포벽에 suberin이 침착하여 생긴다.
㉢ 물만을 통과시킨다.
㉣ 방수성과 기밀성을 가진다.

① ㉠, ㉡, ㉢ ② ㉠, ㉢
③ ㉡, ㉣ ④ ㉣
⑤ ㉠, ㉡, ㉢, ㉣

7 세포의 2차벽에 lignin이 침착하여 목화된 것으로 가장 적당한 것은?

㉠ 도관 ㉡ 유세포
㉢ 후막세포 ㉣ pith

① ㉠, ㉡, ㉢ ② ㉠, ㉢
③ ㉡, ㉣ ④ ㉣
⑤ ㉠, ㉡, ㉢, ㉣

제2절 세 포 질

8 백색체가 주로 함유하는 것은?

① starch ② protein
③ lipid ④ carotenoid
⑤ oil

9 amyloplast가 다량 함유하고 있는 것으로 가장 옳은 것은?

㉠ carotenoid ㉡ protein
㉢ lipid ㉣ starch

① ㉠, ㉡, ㉢ ② ㉠, ㉢
③ ㉡, ㉣ ④ ㉣
⑤ ㉠, ㉡, ㉢, ㉣

6. ③ 7. ② [제2절] 8. ① 9. ④

10 다음 중 적색과 황색이 잘 나타나는 색소체는?

① chromoplast ② chloroplast
③ amyloplast ④ leucoplast
⑤ chlorophill

11 다음 중 식물세포에는 있고 동물세포에는 없는 것은?

㉠ 핵 ㉡ 액포
㉢ 원형질 ㉣ 세포벽

① ㉠, ㉡, ㉢ ② ㉠, ㉢
③ ㉡, ㉣ ④ ㉣
⑤ ㉠, ㉡, ㉢, ㉣

12 액포 중에 함유되어 있는 것으로 가장 알맞은 것은?

㉠ 무기염 ㉡ 수용성단백질
㉢ alkaloid ㉣ anthocyanin

① ㉠, ㉡, ㉢ ② ㉠, ㉢
③ ㉡, ㉣ ④ ㉣
⑤ ㉠, ㉡, ㉢, ㉣

13 수산칼슘집정을 많이 함유하는 생약은?

㉠ 인삼 ㉡ 작약
㉢ 대황 ㉣ 석류피

① ㉠, ㉡, ㉢ ② ㉠, ㉢
③ ㉡, ㉣ ④ ㉣
⑤ ㉠, ㉡, ㉢, ㉣

10. ① 11. ③ 12. ⑤ 13. ⑤

14 수산칼슘집정을 많이 함유하는 생약은?

㉠ 센나 ㉡ 반하
㉢ 다투라 ㉣ 계피

① ㉠, ㉡, ㉢ ② ㉠, ㉢
③ ㉡, ㉣ ④ ㉣
⑤ ㉠, ㉡, ㉢, ㉣

15 수산칼슘침정을 함유하는 생약은?

㉠ 작약 ㉡ 용담
㉢ 대황 ㉣ 계피

① ㉠, ㉡, ㉢ ② ㉠, ㉢
③ ㉡, ㉣ ④ ㉣
⑤ ㉠, ㉡, ㉢, ㉣

16 수산칼슘 속침정이 자주 관찰되는 과는?

㉠ Liliaceae ㉡ Dioscoreaceae
㉢ Araceae ㉣ Paeoniaceae

① ㉠, ㉡, ㉢ ② ㉠, ㉢
③ ㉡, ㉣ ④ ㉣
⑤ ㉠, ㉡, ㉢, ㉣

17 수산칼슘 사정을 많이 함유하는 생약은?

㉠ 키나 ㉡ 스코폴리아근
㉢ 우슬 ㉣ 벨라돈나엽

① ㉠, ㉡, ㉢ ② ㉠, ㉢
③ ㉡, ㉣ ④ ㉣
⑤ ㉠, ㉡, ㉢, ㉣

14. ② 15. ③ 16. ① 17. ⑤

18 대황, 석류피, 작약 및 다투라엽의 내부구조에서 공통점은?

① 수산칼슘 집정 ② 이상유관속
③ 결정섬유속 ④ 석세포군
⑤ 속침정

19 종유체를 함유하는 과는?

① Zingiberaceae ② Solanaceae
③ Moraceae ④ Gentianaceae
⑤ Lauraceae

20 종유체를 함유하는 생약은?

㉠ 대마초 ㉡ 상엽
㉢ 율초 ㉣ 우슬

① ㉠, ㉡, ㉢ ② ㉠, ㉢
③ ㉡, ㉣ ④ ㉣
⑤ ㉠, ㉡, ㉢, ㉣

21 배꼽점과 층문이 확실하지 않은 전전분립을 함유하는 생약은?

① 밀전분 ② 쌀전분
③ 감자전분 ④ 옥수수전분
⑤ 칡전분

22 전분립이 없거나 현저히 적은 과는?

㉠ Gentianaceae ㉡ Polygalaceae
㉢ Campanulceae ㉣ Compositae

① ㉠, ㉡, ㉢ ② ㉠, ㉢
③ ㉡, ㉣ ④ ㉣
⑤ ㉠, ㉡, ㉢, ㉣

18. ① 19. ③ 20. ① 21. ② 22. ⑤

23 전분립이 없거나 현저히 적은 생약은?

㉠ 용담　　㉡ 원지
㉢ 길경　　㉣ 백출

① ㉠, ㉡, ㉢　　② ㉠, ㉢
③ ㉡, ㉣　　④ ㉣
⑤ ㉠, ㉡, ㉢, ㉣

24 세포액 중에서는 액상으로 존재하기 때문에 식물조직을 alcohol에 담가 두었다가 검출하는 것은?

① starch　　② Cal.oxalate
③ coumarin　　④ inulin
⑤ essential oil

25 inulin을 많이 함유하는 과는?

㉠ Compositae　　㉡ Campanulaceae
㉢ Liliaceae　　㉣ Gramineae

① ㉠, ㉡, ㉢　　② ㉠, ㉢
③ ㉡, ㉣　　④ ㉣
⑤ ㉠, ㉡, ㉢, ㉣

26 단백질 결정으로 색소를 잘 흡수하고 물에 팽창하는 성질이 있는 것은?

① 백색체　　② 호분립
③ 잡색체　　④ 전분체
⑤ 가정체

27 지방이 풍부한 종자의 배유조직이나 자엽중에 저장물질로 존재하는 단백질 결정은?

① 백색체　　② 호분립
③ 잡색체　　④ 전분체
⑤ 가정체

23. ⑤　24. ④　25. ①　26. ⑤　27. ②

28 호분립을 많이 함유하는 과는?

㉠ Euphorbiaceae ㉡ Gramineae
㉢ Leguminosae ㉣ Umbelliferae

① ㉠, ㉡, ㉢ ② ㉠, ㉢
③ ㉡, ㉣ ④ ㉣
⑤ ㉠, ㉡, ㉢, ㉣

29 정유를 많이 함유하는 과는?

㉠ Umbelliferae ㉡ Labiatae
㉢ Zingiberaceae ㉣ Rutaceae

① ㉠, ㉡, ㉢ ② ㉠, ㉢
③ ㉡, ㉣ ④ ㉣
⑤ ㉠, ㉡, ㉢, ㉣

30 pentose 점액은 methylene blue에 청색으로 나타난다. 다음 중 많이 함유한 과는?

① Umbelliferae ② Malvaceae
③ Labiatae ④ Zingiberaceae
⑤ Rutaceae

31 cellulose 점액은 Cong red에 반응한다. 다음 중 많이 함유한 과는?

㉠ Orchidaceae ㉡ Polygonaceae
㉢ Liliaceae ㉣ Rutaceae

① ㉠, ㉡, ㉢ ② ㉠, ㉢
③ ㉡, ㉣ ④ ㉣
⑤ ㉠, ㉡, ㉢, ㉣

28. ① 29. ⑤ 30. ② 31. ①

제3절 세포간극

32 서로 인접한 세포의 중층에서 pectin질이 용해되어 세포와 세포사이에 만들어진 작은 세포간극은?

㉠ 파생세포간극　　㉡ 이파생세포간극
㉢ 분비세포　　㉣ 이생세포간극

① ㉠, ㉡, ㉢　　② ㉠, ㉢
③ ㉡, ㉣　　④ ㉣
⑤ ㉠, ㉡, ㉢, ㉣

33 특정 부위에 있는 세포의 세포막이 용해 붕괴되어 생긴 큰 세포간극은?

㉠ 파생세포간극　　㉡ 이파생세포간극
㉢ 분비세포　　㉣ 이생세포간극

① ㉠, ㉡, ㉢　　② ㉠, ㉢
③ ㉡, ㉣　　④ ㉣
⑤ ㉠, ㉡, ㉢, ㉣

제4절 조직과 조직계

34 분열조직의 종류에 속하는 것으로 가장 알맞은 것은?

㉠ 정단분열조직　　㉡ 형성층
㉢ 절간분열조직　　㉣ 엽연분열조직

① ㉠, ㉡, ㉢　　② ㉠, ㉢
③ ㉡, ㉣　　④ ㉣
⑤ ㉠, ㉡, ㉢, ㉣

[제3절] 32. ④　33. ②　[제4절] 34. ⑤

35 다음 중 영구조직에 속하는 것으로 가장 적절한 것은?

㉠ 표피조직　　㉡ 유조직
㉢ 후각조직　　㉣ 후벽조직

① ㉠, ㉡, ㉢　　② ㉠, ㉢
③ ㉡, ㉣　　④ ㉣
⑤ ㉠, ㉡, ㉢, ㉣

36 다음 중 영구조직에 속하는 것으로 가장 적절한 것은?

㉠ 목부　　㉡ 사부
㉢ 분비조직　　㉣ 형성층

① ㉠, ㉡, ㉢　　② ㉠, ㉢
③ ㉡, ㉣　　④ ㉣
⑤ ㉠, ㉡, ㉢, ㉣

37 Sachs가 분류한 조직계는?

㉠ 표피계　　㉡ 유관속계
㉢ 기본조직계　　㉣ 중심주

① ㉠, ㉡, ㉢　　② ㉠, ㉢
③ ㉡, ㉣　　④ ㉣
⑤ ㉠, ㉡, ㉢, ㉣

[표피계]

38 다음 중 Sach's의 표피조직에 속하는 것으로 가장 적절한 것은?

㉠ 표피조직　　㉡ 기공
㉢ 털　　㉣ 석세포

① ㉠, ㉡, ㉢　　② ㉠, ㉢
③ ㉡, ㉣　　④ ㉣
⑤ ㉠, ㉡, ㉢, ㉣

35. ⑤　36. ①　37. ①　38. ①

39 인접하고 있는 두 개의 표피세포가 특수화되어 그 사이에 공극을 이룬 것이 기공인데, 그 특수화한 세포의 명칭은?

① guard cell
② central slit
③ subsidiary cell
④ frontal cavity
⑤ hind cavity

40 다음 중 기공과 관련이 깊은 것으로 가장 알맞은 것은?

㉠ guard cell
㉡ central slit
㉢ subsidiary cell
㉣ respiratory cavity

① ㉠, ㉡, ㉢
② ㉠, ㉢
③ ㉡, ㉣
④ ㉣
⑤ ㉠, ㉡, ㉢, ㉣

41 다음 중 공변세포에 원형질이 없기 때문에 열리고 닫히는 기능도 없는 것은?

① 표피
② 기공
③ 피목
④ 전분초
⑤ 수공

42 다음 중 단세포모에 속하는 것은?

㉠ 면모
㉡ 선모
㉢ 강모
㉣ 인모

① ㉠, ㉡, ㉢
② ㉠, ㉢
③ ㉡, ㉣
④ ㉣
⑤ ㉠, ㉡, ㉢, ㉣

39. ① 40. ⑤ 41. ⑤ 42. ②

43 다음 중 다세포모에 속하는 것은?

㉠ 선모 ㉡ 선린
㉢ 인모 ㉣ T-자모

① ㉠, ㉡, ㉢ ② ㉠, ㉢
③ ㉡, ㉣ ④ ㉣
⑤ ㉠, ㉡, ㉢, ㉣

44 털끝이 특히 굵으며 여기에 정유, 수지 등을 함유하는 것은?

① 선모 ② 선린
③ 인모 ④ 면모
⑤ 강모

45 선모를 볼 수 있는 생약은?

㉠ 박하엽 ㉡ 디기탈리스엽
㉢ 자소엽 ㉣ 다투라엽

① ㉠, ㉡, ㉢ ② ㉠, ㉢
③ ㉡, ㉣ ④ ㉣
⑤ ㉠, ㉡, ㉢, ㉣

46 선모의 선단세포가 분열하여 여러 개의 분비세포가 되고 여기에 정유를 저장하는 것은?

① T-자모 ② 선린
③ 인모 ④ 면모
⑤ 강모

43. ⑤ 44. ① 45. ⑤ 46. ②

[기본조직계]

47 유관은 단유관과 연합유관으로 나뉘는데 연합유관이 분포하는 과는?

㉠ Papaveraceae　　㉡ Campanulaceae
㉢ Compositae　　㉣ Moraceae

① ㉠, ㉡, ㉢　　② ㉠, ㉢
③ ㉡, ㉣　　④ ㉣
⑤ ㉠, ㉡, ㉢, ㉣

48 기본조직계에 속하는 것은?

㉠ 기계조직　　㉡ 동화조직
㉢ 통기조직　　㉣ 유관속

① ㉠, ㉡, ㉢　　② ㉠, ㉢
③ ㉡, ㉣　　④ ㉣
⑤ ㉠, ㉡, ㉢, ㉣

49 기계조직에 속하는 것은?

㉠ 후막유조직　　㉡ 후각조직
㉢ 후벽조직　　㉣ 표피조직

① ㉠, ㉡, ㉢　　② ㉠, ㉢
③ ㉡, ㉣　　④ ㉣
⑤ ㉠, ㉡, ㉢, ㉣

50 후벽조직에 속하는 것은?

㉠ 선모　　㉡ 석세포
㉢ 분비세포　　㉣ 섬유

① ㉠, ㉡, ㉢　　② ㉠, ㉢
③ ㉡, ㉣　　④ ㉣
⑤ ㉠, ㉡, ㉢, ㉣

47. ①　48. ①　49. ①　50. ③

51 다음 중 보강세포에 속하는 것은?

㉠ 이형세포 ㉡ 후각세포
㉢ 석세포 ㉣ 단세포모

① ㉠, ㉡, ㉢ ② ㉠, ㉢
③ ㉡, ㉣ ④ ㉣
⑤ ㉠, ㉡, ㉢, ㉣

52 다음 중 영양조직에 속하는 것은?

㉠ 동화조직 ㉡ 분비조직
㉢ 저장조직 ㉣ 통기조직

① ㉠, ㉡, ㉢ ② ㉠, ㉢
③ ㉡, ㉣ ④ ㉣
⑤ ㉠, ㉡, ㉢, ㉣

53 다음 중 동화조직에 속하는 것은?

㉠ 책상조직 ㉡ 분비조직
㉢ 해면조직 ㉣ 섬유

① ㉠, ㉡, ㉢ ② ㉠, ㉢
③ ㉡, ㉣ ④ ㉣
⑤ ㉠, ㉡, ㉢, ㉣

54 단세포성이고 보통 유세포와 같은 모양이며 그 속에 정유, 수지, 탄닌 등이 들어있는 것은?

① 단유관 ② 연합유관
③ 포간성분비물저장기 ④ 수지도
⑤ 분비세포

51. ② 52. ① 53. ② 54. ⑤

55 포간성분비물저장기에 해당하는 것은?

㉠ 유실 ㉡ 유도
㉢ 수지도 ㉣ 유관

① ㉠, ㉡, ㉢ ② ㉠, ㉢
③ ㉡, ㉣ ④ ㉣
⑤ ㉠, ㉡, ㉢, ㉣

56 유관은 단유관과 연합유관으로 나뉘는데 단유관이 분포하는 과는?

㉠ Euphorbiaceae ㉡ Apocynaceae
㉢ Asclepiadaceae ㉣ Moraceae

① ㉠, ㉡, ㉢ ② ㉠, ㉢
③ ㉡, ㉣ ④ ㉣
⑤ ㉠, ㉡, ㉢, ㉣

[유관속계]

57 나자식물 및 쌍자엽식물에서 가장 흔히 발견되는 중심주는?

① 다환중심주 ② 진정중심주
③ 부제중심주 ④ 원생중심주
⑤ 환상중심주

58 다음 중 일반적으로 유관속의 사부요소에 속하는 것은?

㉠ 사관 ㉡ 반세포
㉢ 사부섬유 ㉣ 사부유세포

① ㉠, ㉡, ㉢ ② ㉠, ㉢
③ ㉡, ㉣ ④ ㉣
⑤ ㉠, ㉡, ㉢, ㉣

55. ① 56. ⑤ 57. ② 58. ④

59 다음 중 양치식물 유관속의 사부요소로서 가장 적절한 것은?

㉠ 사관
㉡ 사부섬유
㉢ 사부유세포
㉣ 반세포

① ㉠, ㉡, ㉢
② ㉠, ㉢
③ ㉡, ㉣
④ ㉣
⑤ ㉠, ㉡, ㉢, ㉣

60 다음 중 나자식물 유관속의 사부요소로서 가장 알맞은 것은?

㉠ 사관
㉡ 사부섬유
㉢ 사부유세포
㉣ 반세포

① ㉠, ㉡, ㉢
② ㉠, ㉢
③ ㉡, ㉣
④ ㉣
⑤ ㉠, ㉡, ㉢, ㉣

61 다음 중 피자식물 유관속의 사부요소로서 가장 알맞은 것은?

㉠ 사관
㉡ 사부섬유
㉢ 사부유세포
㉣ 반세포

① ㉠, ㉡, ㉢
② ㉠, ㉢
③ ㉡, ㉣
④ ㉣
⑤ ㉠, ㉡, ㉢, ㉣

62 다음 중 일반적으로 유관속의 목부요소에 속하는 것은?

㉠ 도관
㉡ 가도관
㉢ 목부섬유
㉣ 목부유세포

① ㉠, ㉡, ㉢
② ㉠, ㉢
③ ㉡, ㉣
④ ㉣
⑤ ㉠, ㉡, ㉢, ㉣

59. ② 60. ① 61. ⑤ 62. ④

63 다음 중 양치식물 유관속의 목부요소에 속하는 것으로 가장 알맞은 것은?

㉠ 도관상가도관　　㉡ 섬유상가도관
㉢ 목부유세포　　㉣ 목부섬유

① ㉠, ㉡, ㉢　　② ㉠, ㉢
③ ㉡, ㉣　　④ ㉣
⑤ ㉠, ㉡, ㉢, ㉣

64 다음 중 나자식물 유관속의 목부요소에 속하는 것으로 가장 알맞은 것은?

㉠ 도관상가도관　　㉡ 섬유상가도관
㉢ 목부섬유　　㉣ 목부유세포

① ㉠, ㉡, ㉢　　② ㉠, ㉢
③ ㉡, ㉣　　④ ㉣
⑤ ㉠, ㉡, ㉢, ㉣

65 다음 중 피자식물 유관속의 목부요소에 속하는 것은?

㉠ 도관　　㉡ 가도관
㉢ 목부섬유　　㉣ 목부유세포

① ㉠, ㉡, ㉢　　② ㉠, ㉢
③ ㉡, ㉣　　④ ㉣
⑤ ㉠, ㉡, ㉢, ㉣

66 다음 중 그 유관속이 폐쇄성유관속인 것은?

㉠ 쌍자엽식물　　㉡ 양치식물
㉢ 나자식물　　㉣ 단자엽식물

① ㉠, ㉡, ㉢　　② ㉠, ㉢
③ ㉡, ㉣　　④ ㉣
⑤ ㉠, ㉡, ㉢, ㉣

63. ①　64. ③　65. ⑤　66. ③

67 다음 중 그 유관속이 개방성유관속인 것은?

㉠ 쌍자엽식물　　㉡ 양치식물
㉢ 나자식물　　㉣ 단자엽식물

① ㉠, ㉡, ㉢　　② ㉠, ㉢
③ ㉡, ㉣　　④ ㉣
⑤ ㉠, ㉡, ㉢, ㉣

68 유관속의 안쪽에 목부가 있고 바깥쪽에 사부가 있는 유관속은?

① 외사포위유관속　　② 방사유관속
③ 병립유관속　　④ 양립유관속
⑤ 외목포위유관속

69 목부가 가운데 있고 그 바깥쪽과 안쪽에 사부가 있는 유관속은?

① 외사포위유관속　　② 방사유관속
③ 병립유관속　　④ 양립유관속
⑤ 외목포위유관속

70 외사포위유관속이 관찰되는 생약은?

㉠ 창포　　㉡ 영란
㉢ 석창포　　㉣ 관중

① ㉠, ㉡, ㉢　　② ㉠, ㉢
③ ㉡, ㉣　　④ ㉣
⑤ ㉠, ㉡, ㉢, ㉣

71 외목포위유관속이 관찰되는 생약은?

㉠ 창포　　㉡ 영란
㉢ 석창포　　㉣ 관중

① ㉠, ㉡, ㉢　　② ㉠, ㉢
③ ㉡, ㉣　　④ ㉣
⑤ ㉠, ㉡, ㉢, ㉣

67. ② 68. ③ 69. ④ 70. ④ 71. ①

72 대부분의 식물 뿌리의 1차 조직에서 유관속은?

① 외사포위유관속 ② 방사유관속
③ 병립유관속 ④ 양립유관속
⑤ 외목포위유관속

73 Sanio's bar가 있는 것은?

① 도관 ② 가도관
③ 사관 ④ 반세포
⑤ 내피

74 Pinaceaae 등에서 볼 수 있고 hematoxylin시액에 의해 홍색으로 염색되는 것은?

① Caspaian strip ② Guard cell
③ Sanior'bar ④ Central cylinder
⑤ Endodermis

75 겨울에 추어지면 사판에 형성되었다가 봄이 되어 따뜻해지면 없어져서 체관활동을 시작하게 하는 것은?

① Caspaian's strip ② Callus plate
③ Sanior'bar ④ Central cylinder
⑤ Endodermis

76 phloroglucinol－HCl에 의해 Casparian's strip이 관찰되는 곳은?

① 도관 ② 가도관
③ 사관 ④ 반세포
⑤ 내피

72. ② 73. ② 74. ③ 75. ② 76. ⑤

77 피층의 최내부에, 중심주의 최외부에 질서정연하게 배열된 1층의 세포열은?

① Caspaian's strip ② Callus
③ Vascular bundle ④ Central cylinder
⑤ Endodermis

78 통과세포(passage cell)를 관찰할 수 있는 곳은?

① 도관 ② 가도관
③ 사관 ④ 반세포
⑤ 내피

79 내피세포가 전부 목화되어 통과세포가 되지 않아 내피가 최 외측에 노출된 것을?

① 표피 ② 피목
③ 보호초 ④ 유관속초
⑤ 내초

80 내피의 안쪽에 있는 한층-수층의 세포층은?

① 표피 ② 피목
③ 보호초 ④ 유관속초
⑤ 내초

81 양치식물의 근경에서 주로 관찰되는 유관속은?

① 외사포위유관속 ② 외목포위유관속
③ 병립유관속 ④ 양립유관속
⑤ 방사유관속

82 단자엽식물의 뿌리에서 관찰되는 유관속은?

① 외사포위유관속 ② 외목포위유관속
③ 병립유관속 ④ 양립유관속
⑤ 방사유관속

77. ⑤ 78. ⑤ 79. ③ 80. ⑤ 81. ① 82. ①

83 다환중심주가 관찰되는 생약은?

① 감초 ② 당귀
③ 천궁 ④ 관중
⑤ 황기

제5절 배와 식물체

84 배의 구성으로 가장 알맞은 것은?

㉠ 배축 ㉡ 유근
㉢ 자엽(떡잎) ㉣ 유아(어린 눈)

① ㉠, ㉡, ㉢ ② ㉠, ㉢
③ ㉡, ㉣ ④ ㉣
⑤ ㉠, ㉡, ㉢, ㉣

85 다음 중 영양기관에 속하는 것은?

㉠ 뿌리 ㉡ 줄기
㉢ 잎 ㉣ 종자

① ㉠, ㉡, ㉢ ② ㉠, ㉢
③ ㉡, ㉣ ④ ㉣
⑤ ㉠, ㉡, ㉢, ㉣

86 다음 중 영양기관에 속하는 것은?

㉠ 뿌리 ㉡ 줄기
㉢ 잎 ㉣ 종자

① ㉠, ㉡, ㉢ ② ㉠, ㉢
③ ㉡, ㉣ ④ ㉣
⑤ ㉠, ㉡, ㉢, ㉣

83. ④ [제5절] 84. ⑤ 85. ① 86. ④

87 다음 중 생식기관에 속하는 것은?

㉠ 꽃 ㉡ 열매
㉢ 종자 ㉣ 줄기

① ㉠, ㉡, ㉢ ② ㉠, ㉢
③ ㉡, ㉣ ④ ㉣
⑤ ㉠, ㉡, ㉢, ㉣

88 다음 중 잎이 달리는 곳으로 가장 알맞은 곳은?

① 절 ② 절간
③ 엽액 ④ 엽초
⑤ 절과 절간

89 지하경의 변태로서 가장 알맞은 것은?

㉠ 근경 ㉡ 괴경
㉢ 인경 ㉣ 구경

① ㉠, ㉡, ㉢ ② ㉠, ㉢
③ ㉡, ㉣ ④ ㉣
⑤ ㉠, ㉡, ㉢, ㉣

90 액과의 일종으로 외과피는 비교적 단단하고 중과피와 내과피가 장질인 것은?

① 스트로판투스 ② 현초
③ 포도 ④ 차전자
⑤ 밤

91 표피 밑에 있는 cork가 표피층을 뚫고 나와 통기작용을 하는 것을?

① 피목 ② 내피
③ 내초 ④ 코르크형성층
⑤ 막공

87. ① 88. ① 89. ⑤ 90. ③ 91. ①

92 다음 중 정근에 해당하는 것으로 가장 옳은 것은?

㉠ 주근　　㉡ 기근
㉢ 측근　　㉣ 저장근

① ㉠, ㉡, ㉢　　② ㉠, ㉢
③ ㉡, ㉣　　④ ㉣
⑤ ㉠, ㉡, ㉢, ㉣

93 평행맥(나란히 맥)이 관찰되는 과명은?

① Leguminosae　　② Umbelliferae
③ Ranunculaceae　　④ Zingiberaceae
⑤ Rutaceae

94 이차맥계가 관찰되는 과는?

① Leguminosae　　② Liliaceae
③ Amarilidaceae　　④ Zingiberaceae
⑤ Ginkgoaceae

95 주판1개, 기판1쌍 및 익판1쌍으로 모두 5개로 된 화관은?

① 두형화관　　② 백합화관
③ 제비꽃화관　　④ 순형화관
⑤ 호상화관

96 6개의 화피가 2열로 배열된 화관은?

① 두형화관　　② 백합화관
③ 제비꽃화관　　④ 순형화관
⑤ 호상화관

92. ②　93. ④　94. ⑤　95. ①　96. ②

97 꽃잎 5개중 2쌍이 좌우상칭이고 나머지 1매의 화판에 거(距)가 달린 화관은?

① 두형화관
② 백합화관
③ 제비꽃화관
④ 순형화관
⑤ 호상화관

98 화관의 상하면에 입술모양으로 내어 민 열편을 가지고 있는 화관은?

① 두형화관
② 백합화관
③ 제비꽃화관
④ 순형화관
⑤ 호상화관

99 위는 좁아졌으나 끝은 뒤로 젖혀져서 단지모양으로 보이는 화관은?

① 두형화관
② 백합화관
③ 제비꽃화관
④ 순형화관
⑤ 호상화관

100 암술을 형성하는 심피(carpel)의 구성요소로서 가장 적합한 것은?

㉠ 씨방(자방, ovary)
㉡ 화주(style)
㉢ 주두(stigma)
㉣ 태좌

① ㉠, ㉡, ㉢
② ㉠, ㉢
③ ㉡, ㉣
④ ㉣
⑤ ㉠, ㉡, ㉢, ㉣

101 자방을 잘라 보면 그 안에 장차 씨가 될 투명한 알맹이들이 들어 있다. 이것은?

① 심피
② 약
③ 극핵
④ 태좌
⑤ 배주

97. ③ 98. ④ 99. ⑤ 100. ① 101. ⑤

102 **배주가 태좌에 달릴 때 주병, 합점, 제 및 주공이 일직선상에 있는 것은?**

① 직생배주
② 측생배주
③ 만생배주
④ 반측생배주
⑤ 측막태좌

103 **배주가 자방벽의 안 쪽 벽에 달린 태좌는?**

① 중축태좌
② 중륵태좌
③ 변연태좌
④ 중앙태좌
⑤ 측막태좌

104 **다음 중 유한화서에 속하는 것은?**

① 수상화서
② 산방화서
③ 미상화서
④ 육수화서
⑤ 단정화서

105 **다음 중 유한화서에 속하는 것은?**

① 두상화서
② 산형화서
③ 원추화서
④ 은두화서
⑤ 집산화서

106 **다음 중 무한화서에 속하는 것은?**

① 산형화서
② 단정화서
③ 집산화서
④ 권산화서
⑤ 호산화서

107 **다음 중 그 과실이 견과에 속하는 것은?**

① 스트로판투스
② 현초
③ 작약
④ 차전자
⑤ 밤

102. ① 103. ⑤ 104. ⑤ 105. ⑤ 106. ① 107. ⑤

108 다음 중 그 과실이 수과에 속하는 것은?

① 스트로판투스 ② 현초
③ 작약 ④ 차전자
⑤ 밤

109 다음 중 그 과실이 삭과에 속하는 것은?

① 스트로판투스 ② 현초
③ 작약 ④ 차전자
⑤ 밤

110 다음 중 그 과실이 골돌과에 속하는 것은?

① 스트로판투스 ② 현초
③ 작약 ④ 차전자
⑤ 밤

111 다음 중 그 과실이 횡열과에 속하는 것은?

① 스트로판투스 ② 현초
③ 작약 ④ 차전자
⑤ 밤

112 다음 중 그 과실이 핵과에 속하는 것은?

① 행인 ② 현초
③ 작약 ④ 차전자
⑤ 밤

113 다음 중 그 과실이 집과에 속하는 것은?

① 복분자 ② 현초
③ 작약 ④ 차전자
⑤ 밤

108. ① 109. ② 110. ③ 111. ④ 112. ① 113. ①

114 다음 중 그 과실이 복과에 속하는 것은?

① 스트로판투스
② 현초
③ 작약
④ 차전자
⑤ 뽕나무

[기타]

115 선린(Glandular Scale)을 가진 것은?

① Menthae Folium
② Theae Folium
③ Nicotianae Folium
④ Scopoliae Folium
⑤ Digitalis Folium

116 잎에 종유체가 발달한 과는?

① Moraceae
② Malvaceae
③ Campanulaceae
④ Linaceae
⑤ Labiatae

117 Essential oil 함유식물이 특히 많은 과로 짝지어진 것은?

① Menispermaceae－Papaveraceae
② Leguminosae－Lauraceae
③ Umbelliferae－Ranunculaceae
④ Zingiberaceae－Labiatae
⑤ Rutaceae－Polyporaceae

118 Inulin을 많이 함유하는 약용식물은?

① 감초
② 길경
③ 복령
④ 황기
⑤ 인삼

114. ⑤ 115. ① 116. ① 117. ④ 118. ②

119 Labiatae에서 보듯이 소화경이 없거나 아주 짧은 꽃이 주축을 따라 엽액에 하나씩 달리는 화서는?

① 수상화서 ② 두상화서
③ 산형화서 ④ 육수화서
⑤ 단정화서

120 Compositae에서 보듯이 납작한 접시모양을 이루고 있는 화축 위에 꽃이 많이 달리는 화서는?

① 수상화서 ② 두상화서
③ 산형화서 ④ 육수화서
⑤ 단정화서

121 Umbelliferae에서 보듯이 우산살처럼 펼쳐진 소화경의 끝에 꽃이 달려 윗면이 편평하게 보이는 화서는?

① 수상화서 ② 두상화서
③ 산형화서 ④ 육수화서
⑤ 단정화서

122 Araceae에서 보듯이 다육질인 화축에 소화경이 없는 꽃이 달리는 화서는?

① 수상화서 ② 두상화서
③ 산형화서 ④ 육수화서
⑤ 단정화서

123 가루 생약을 현미경 검사할 때 피류 생약에는 없고 목류생약에는 있는 것은?

① 유세포 ② 석세포
③ 수산칼슘 결정 ④ 도관
⑤ 섬유

119. ① 120. ② 121. ③ 122. ④ 123. ④

124 Endodermis와 관계가 깊은 것은?

① Epidermis
② Caspary's point
③ Guard cell
④ Sanior's bar
⑤ Crystal-bearing fiber

125 Essential oil 함유식물이 특히 많은 과의 짝으로서 옳은 것은?

① Leguminosae – Rubiaceae
② Lauraceae – Labiatae
③ Rutaceae – Polygonaceae
④ Convolvulaceae – Scrophulariaceae
⑤ Compositae – Araliaceae

126 다음 중 갈조식물문에 속하는 생약은?

① 생강
② 아출
③ 다시마
④ 콜히쿰자
⑤ 사간

127 다음 중 홍조식물문에 속하는 생약은?

① 알로에
② 한천
③ 택사
④ 지모
⑤ 천문동

128 다음 중 홍조식물문에 속하는 생약은?

① 울금
② 아출
③ 축사
④ 소두구
⑤ 해인초

124. ② 125. ② 126. ③ 127. ② 128. ⑤

129 다음 중 진균식물문에 속하는 생약은?

① 익지 ② 저령
③ 양강 ④ 백두구
⑤ 강황

130 다음 중 진균식물에 속하는 생약은?

㉠ 효모 ㉡ 동충하초
㉢ 복령 ㉣ 영지

① ㉠, ㉡, ㉢ ② ㉠, ㉢
③ ㉡, ㉣ ④ ㉣
⑤ ㉠, ㉡, ㉢, ㉣

131 다음 중 지의식물에 속하는 생약은?

① 익지 ② 양강
③ 백두구 ④ 송라
⑤ 강황

132 다음 중 양치식물에 속하는 생약은?

① 석송자 ② 생강
③ 해총 ④ 비해
⑤ 양강

133 다음 중 양치식물에 속하는 생약은?

㉠ 골쇄보 ㉡ 면마
㉢ 석송자 ㉣ 영지

① ㉠, ㉡, ㉢ ② ㉠, ㉢
③ ㉡, ㉣ ④ ㉣
⑤ ㉠, ㉡, ㉢, ㉣

129. ② 130. ⑤ 131. ④ 132. ① 133. ①

134 다음 중 나자식물에 속하는 과는?

① Cyperaceae ② Ginkgoaceae
③ Zingiberaceae ④ Orchidaceae
⑤ Amaryllidaceae

135 다음 중 나자식물에 속하는 과는?

㉠ Taxaceae ㉡ Ephedraceae
㉢ Pinaceae ㉣ Papaveaceae

① ㉠, ㉡, ㉢ ② ㉠, ㉢
③ ㉡, ㉣ ④ ㉣
⑤ ㉠, ㉡, ㉢, ㉣

136 다음 중 나자식물에 속하는 생약은?

① 상백피 ② 몰식자
③ 은행 ④ 호프
⑤ 대마

137 다음 중 단자엽식물에 속하는 과는?

① Eucommiaceae ② Alismataceae
③ Moraceae ④ Pinaceae
⑤ Polygonaceae

138 다음 중 단자엽식물에 속하는 과는?

㉠ Taxaceae ㉡ Amaryllidaceae
㉢ Ephedraceae ㉣ Dioscoreaceae

① ㉠, ㉡, ㉢ ② ㉠, ㉢
③ ㉡, ㉣ ④ ㉣
⑤ ㉠, ㉡, ㉢, ㉣

134. ② 135. ① 136. ③ 137. ② 138. ③

139 다음 중 단자엽식물에 속하는 과는?

㉠ Cyperaceae　　㉡ Gramineae
㉢ Iridaceae　　㉣ Ephedraceae

① ㉠, ㉡, ㉢　　② ㉠, ㉢
③ ㉡, ㉣　　④ ㉣
⑤ ㉠, ㉡, ㉢, ㉣

140 다음 중 단자엽식물에 속하는 과는?

㉠ Theaceae　　㉡ Araceae
㉢ Cruciferae　　㉣ Liliaceae

① ㉠, ㉡, ㉢　　② ㉠, ㉢
③ ㉡, ㉣　　④ ㉣
⑤ ㉠, ㉡, ㉢, ㉣

141 다음 중 Zingiberaceae에 속하는 생약으로 짝지어진 것은?

① 자소 - 등피 - 백두구　　② 아출 - 사인 - 소두구
③ 건강 - 육두구 - 지모　　④ 익지인 - 백출 - 황백
⑤ 시호 - 후추 - 지유

142 모두 Gentianaceae속에 속하는 것은?

① Chenopodii Herba, Sophorae Rhizoma
② Picrasmae Lignum, Cinchonae Cortex
③ Calumbae Radix, Phellodendri Cortex
④ Rehmaniae Radix, Sinapis semen
⑤ Gentianae Scabrae Radix, Swertiae Herba

143 다음 중 쌍자엽식물에 속하는 생약명은?

① 패모　　② 사프란
③ 호프　　④ 강황
⑤ 알로에

139. ①　140. ③　141. ②　142. ⑤　143. ③

144 다음 중 단자엽식물에 속하는 생약명은?

㉠ 황정
㉡ 향부자
㉢ 백두구
㉣ 천마

① ㉠, ㉡, ㉢
② ㉠, ㉢
③ ㉡, ㉣
④ ㉣
⑤ ㉠, ㉡, ㉢, ㉣

145 다음 중 쌍자엽식물에 속하는 과는?

① Alismataceae
② Polygonaceae
③ Liliaceae
④ Zingiberaceae
⑤ Dioscoreaceae

146 다음 중 쌍자엽식물에 속하는 과는?

① Pinaceae
② Cupressaceae
③ Chenopodiaceae
④ Palmae
⑤ Iridaceae

147 다음 중 물푸레나무과에 속하는 짝은?

① Coicis Semen - Oleum Cocos
② Forsythiae Fructus - Oleum Olivae
③ Gambir - Lini Semen
④ Corni Fructus - Myrrha
⑤ Cassiae Semen - Oleum Auranti

148 다음 중 쌍자엽식물에 속하는 과는?

① Illiciaceae
② Liliaceae
③ Amaryllidaceae
④ Alismataceae
⑤ Taxaceae

144. ⑤ 145. ② 146. ③ 147. ② 148. ①

149 다음 중 쌍자엽식물에 속하는 과는?

① Ginkgoaceae
② Araceae
③ Cyperaceae
④ Lardizabalaceae
⑤ Cyperaceae

150 다음 중 쌍자엽식물에 속하는 과는?

① Araceae
② Palmae
③ Iridaceae
④ Cyperaceae
⑤ Geraniaceae

151 다음 중 쌍자엽식물에 속하는 과는?

① Zingiberaceae
② Cucurbitaceae
③ Araceae
④ Liliaceae
⑤ Iridaceae

152 다음 중 쌍자엽식물에 속하는 과는?

① Alismataceae
② Cupressaceae
③ Apocynaceae
④ Palmae
⑤ Cyperaceae

153 다음 중 쌍자엽식물에 속하는 생약은?

① 사프란
② 석곡
③ 후박
④ 패모
⑤ 맥문동

154 다음 중 쌍자엽식물에 속하는 생약은?

① 강황
② 익지
③ 백두구
④ 울금
⑤ 방기

149. ④ 150. ⑤ 151. ② 152. ③ 153. ③ 154. ⑤

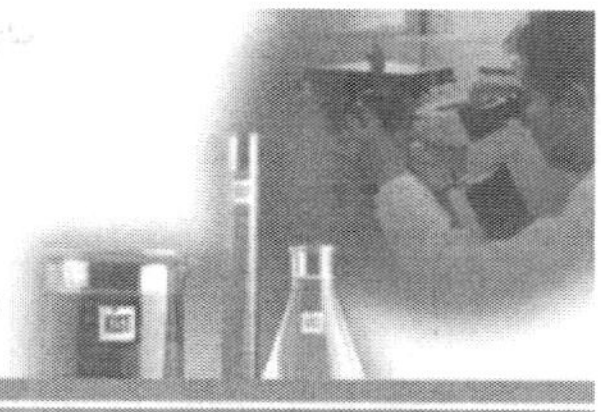

제3장 본 초 학

1 송나라에서 국가가 주관하여 수정한 첫 본초서의 이름은 무엇인가?

① 가우보조본초　② 개보본초
③ 소흥본초　④ 도경본초
⑤ 경사증류비급본초

2 본초강목은 몇 개의 강(綱)으로 나누었는가?

① 7　② 10
③ 16　④ 11
⑤ 3

3 본초경집주에 수재된 약물의 수는?

① 365종　② 800종
③ 100종　④ 730종
⑤ 1892종

1. ②　2. ③　3. ④

4 중국 최초의 본초서는?

① 신농본초경 ② 본초경집주
③ 신수본초 ④ 본초습유
⑤ 탁본초

5 본초경집주의 저자는?

① 장우석 ② 한보승
③ 진장기 ④ 소경
⑤ 도홍경

6 중국 또는 세계에서 최초의 약전이라 할 수 있는 것은?

① 신농본초경 ② 신수본초
③ 중국약전 ④ 본초강목
⑤ 본초경집주

7 송나라 및 송나라 이전의 본초서중 그 때까지의 내용이 가장 완전하게 쓰여진 본초서는?

① 개보본초 ② 가우본초
③ 본초도경 ④ 본초연의
⑤ 경사증류비급본초

8 한약의 포자법에 대하여 최초로 언급한 서적은?

① 뇌공포자론 ② 포자대법
③ 신수본초 ④ 본초습유
⑤ 본초연의

9 본초경집주의 몇 개로 분류되었는가?

① 3 ② 10
③ 11 ④ 16
⑤ 7

4. ① 5. ⑤ 6. ② 7. ⑤ 8. ① 9. ⑤

10 원서는 이미 유실되었지만 그 초본중 일부가 현재 돈황석실에 소장되어 있는 본초서는?

① 신농본초경 ② 본초경집주
③ 본초습유 ④ 탁본초
⑤ 신수본초

11 1892종의 약을 60류로 나누어 수재한 본초서는?

① 본초강목 ② 본초경집주
③ 본초습유 ④ 증류본초
⑤ 중약대사전

12 본초강목의 저자는?

① 이제마 ② 이시진
③ 허준 ④ 소경
⑤ 도홍경

13 칠정배합중 부작용이 나타나는 것은?

① 상외 – 상쇄 ② 상악 – 상반
③ 상사 – 상수 ④ 상사 – 상외
⑤ 단행 – 상반

14 토(土), 사(砂), 잡물(雜物)을 씻어 내는 것은?

① 세(洗) ② 표(漂)
③ 포(泡, 浸) ④ 지(漬, 潤)
⑤ 수비(水飛)

10. ② 11. ① 12. ② 13. ② 14. ①

15 물에 담갔다가 씻어내기를 여러 차례 함으로써 냄새, 독성 등을 제거하고 감소시키는 것은?

① 세(洗) ② 표(漂)
③ 포(泡, 浸) ④ 지(漬, 潤)
⑤ 수비(水飛)

16 약액에 담구어 극성이나 자극성을 완화시키는 것은?

① 세(洗) ② 표(漂)
③ 포(泡, 浸) ④ 지(漬, 潤)
⑤ 수비(水飛)

17 소량의 물을 뿌려 부드럽게 함으로써 절편하기 쉽게 하는 것은?

① 세(洗) ② 표(漂)
③ 포(泡, 浸) ④ 지(漬, 潤)
⑤ 수비(水飛)

18 물에 녹지 않는 광석, 패각류를 고운가루로 하는 방법은?

① 세(洗) ② 표(漂)
③ 포(泡, 浸) ④ 지(漬, 潤)
⑤ 수비(水飛)

19 강한 불로 직접 또는 간접으로 소(燒)하여 부서지기 쉽게 하는 것은?

① 단(煅) ② 표(漂)
③ 포(泡, 浸) ④ 지(漬, 潤)
⑤ 수비(水飛)

20 보료(輔料)를 넣지 않고 초하는 방법은?

① 청초(淸炒) ② 부초(麩炒)
③ 미초(米炒) ④ 토초(土炒)
⑤ 사초(砂炒)

15. ② 16. ③ 17. ④ 18. ⑤ 19. ① 20. ①

21 밀기울(麩)과 함께 약이 황색이 될 정도로 초(炒)하는 것은?

① 청초(淸炒)
② 부초(麩炒)
③ 미초(米炒)
④ 토초(土炒)
⑤ 사초(砂炒)

22 약물의 조성(燥性)을 저하시켜 보중익기하는 효력을 높이는 것은?

① 청초(淸炒)
② 부초(麩炒)
③ 미초(米炒)
④ 토초(土炒)
⑤ 사초(砂炒)

23 보비(補脾), 화위(和胃), 지구(止嘔), 지사(止瀉)효과가 증가시키는 것은?

① 청초(淸炒)
② 부초(麩炒)
③ 미초(米炒)
④ 토초(土炒)
⑤ 사초(砂炒)

24 이 방법을 쓰면 약물이 잘 부서져 탕용(湯用), 연분(硏粉), 제환(製丸)하기 쉬워지는 것은?

① 청초(淸炒)
② 부초(麩炒)
③ 미초(米炒)
④ 토초(土炒)
⑤ 사초(砂炒)

25 화력이 센 불로 빨리 조작하여 약물의 체적을 팽창시켜 부서지기 쉽게 하는 것은?

① 포(炮)
② 외(煨)
③ 자(炙)
④ 홍(烘)
⑤ 배(焙)

21. ② 22. ③ 23. ④ 24. ⑤ 25. ①

26 약물을 직접 회(灰)에 묻거나 반죽한 밀가루에 싸서 회에 묻어 굽는 것은?

① 포(炮) ② 외(煨)
③ 자(炙) ④ 홍(烘)
⑤ 배(焙)

27 초하면서 액체보료를 약물내에 삼입시키는 것은?

① 포(炮) ② 외(煨)
③ 자(炙) ④ 홍(烘)
⑤ 배(焙)

28 약물을 약한 불로 건조시키거나 건조기에서 가열 건조하는 것은?

① 포(炮) ② 외(煨)
③ 자(炙) ④ 홍(烘)
⑤ 배(焙)

29 종이를 깔아 놓은 냄비에 약물을 넣고 약한 불에 쬐는 것은?

① 포(炮) ② 외(煨)
③ 자(炙) ④ 홍(烘)
⑤ 배(焙)

30 보료를 넣거나 또는 넣지 않고 수증기로 찌는 것은?

① 증(蒸) ② 전(煎)
③ 쉬(淬) ④ 홍(烘)
⑤ 배(焙)

31 물이나 보료를 넣은 물을 가하여 약물이 충분히 삶아질 때까지 달이는 방법은?

① 증(蒸) ② 전(煎)
③ 쉬(淬) ④ 홍(烘)
⑤ 배(焙)

26. ② 27. ③ 28. ④ 29. ⑤ 30. ① 31. ②

32 단소(煅燒)한 약물을 뜨거울 때 초나 약액속에 넣어 충분히 액체가 침투되도록 하는 방법은?

① 증(蒸)
② 전(煎)
③ 쉬(淬)
④ 홍(烘)
⑤ 제상(製霜)

33 극성이나 독성이 있는 유지(油脂)를 제거하는 방법은?

① 증(蒸)
② 전(煎)
③ 쉬(淬)
④ 홍(烘)
⑤ 제상(製霜)

34 한량한 약의 작용은?

① 회양구역(回陽救逆)
② 온리산한(溫裏散寒)
③ 청열해독(淸熱解毒)
④ 온경통락(溫經通絡)
⑤ 보화조양(補火助陽)

35 산(散), 행(行)하는 성질이 있어 발산(發散), 행기(行氣), 행혈(行血)하는 것은?

① 신미약
② 고미약
③ 감미약
④ 산미약
⑤ 함미약

36 보(補), 화(和), 완(緩)하는 성질이 있어 보익(補益), 화중(和中), 완급(緩急)하는 것은?

① 신미약
② 고미약
③ 감미약
④ 산미약
⑤ 함미약

32. ③ 33. ⑤ 34. ③ 35. ① 36. ③

37 수(收), 삽(澁)하는 성질이 있어 수렴, 고삽(固澁)하는 것은?

① 신미약 ② 고미약
③ 감미약 ④ 산미약
⑤ 함미약

38 청(淸), 조(燥), 견(堅)하는 성질이 있어 청열, 사화, 사하, 조습, 강역하는 것은?

① 신미약 ② 고미약
③ 감미약 ④ 산미약
⑤ 함미약

39 하(下), 연(軟)하는 성질이 있어 연견(軟堅), 산결(散結), 사하(瀉下)하는 것은?

① 신미약 ② 고미약
③ 감미약 ④ 산미약
⑤ 함미약

40 삼(滲), 이(利)하는 성질이 있어 삼리수습(滲利水濕), 통리소변(通利小便)하는 것은?

① 신미약 ② 고미약
③ 담미약 ④ 산미약
⑤ 함미약

41 담미는 오미중 어느 맛에 속하는가?

① 신 ② 감
③ 산 ④ 함
⑤ 고

37. ④ 38. ② 39. ⑤ 40. ③ 41. ②

42 **삽미는 오미중 어느 맛에 속하는가?**

① 신 ② 감
③ 함 ④ 고
⑤ 산

43 **칠정배합에서 협동작용이 있는 것은?**

① 상수상사 ② 상수상반
③ 상사상외 ④ 상오상반
⑤ 상쇄상사

44 **마황의 효능은?**

㉠ 발한해표 ㉡ 선폐평천
㉢ 이수소종 ㉣ 삽장지사

① ㉠, ㉡, ㉢ ② ㉠, ㉢
③ ㉡, ㉣ ④ ㉣
⑤ ㉠, ㉡, ㉢, ㉣

45 **세신의 효능은?**

① 산한지통 ② 청열조습
③ 청열양혈 ④ 방향화습
⑤ 이수삼습

46 **인후종통, 나력 등 음허화왕에 쓰는 약은?**

① 현삼 ② 금은화
③ 노회 ④ 센나엽
⑤ 독활

42. ⑤ 43. ① 44. ① 45. ① 46. ①

47 황련이 이용되는 적응증은?

① 위장습열 ② 구안와사
③ 두운목현 ④ 옹폐천해
⑤ 음양구허

48 다음 중 건강의 효능은?

① 온중산한 ② 청열조습
③ 이수삼습 ④ 윤장통변
⑤ 청열화담

49 택사의 주 적응증은?

① 수종, 소변불리 ② 위한구토
③ 망양궐탈 ④ 청열양혈
⑤ 청열해독

50 목단피의 효능은?

① 사하축수 ② 청열양혈
③ 발한해표 ④ 이수삼습
⑤ 방향화습

51 적작약의 효능은?

① 청열양혈 ② 사하축수
③ 발한해표 ④ 이수삼습
⑤ 방향화습

52 금은화의 효능은?

① 청열해독 ② 발한해표
③ 이수삼습 ④ 지해평천
⑤ 사하축수

47. ① 48. ① 49. ① 50. ② 51. ① 52. ①

53 금은화의 적응증이 아닌 것은?

① 옹종 ② 정창(疔瘡)
③ 열독 ④ 화독
⑤ 풍습비통

54 망초의 효능은?

① 통변, 사열 ② 산한지통
③ 활혈통경 ④ 조양지사
⑤ 행기지통

55 파두는 신열(辛熱)한 약으로 그 효능은?

① 이수삼습 ② 소종산결
③ 사하축수 ④ 해독거어
⑤ 청열사하

56 독활은 어떤 약인가?

① 거풍습약 ② 이수삼습약
③ 윤장통변약 ④ 중진안신약
⑤ 보기약

57 청간명목, 윤장통변 작용이 있는 약은?

① 당귀 ② 백자인
③ 결명자 ④ 마자인
⑤ 진피

58 하고초와 같이 쓰면 청간명목 작용이 강해지는 것은?

① 목단피 ② 노근
③ 결명자 ④ 고삼
⑤ 용담

53. ⑤ 54. ① 55. ③ 56. ① 57. ③ 58. ③

59 상기생의 효능이 아닌 것은?

① 거풍습 ② 견비지통
③ 보간신 ④ 안신
⑤ 강근골

60 곽향은 어디에 속하는 약인가?

① 윤장통변 ② 방향화습약
③ 이수삼습약 ④ 사하축수약
⑤ 온리약

61 신온하며 폐·방광으로 귀경하는 본초는?

① 맥문동 ② 구기자
③ 산수유 ④ 마황
⑤ 오미자

62 표한허증에 발한해기.온통경맥의 목적으로 이용되는 본초는?

① 계지 ② 용골
③ 산조인 ④ 원지
⑤ 패모

63 성미는 신온하고 폐·경에 들어가며 거풍산한작용이 있는 약은?

① 빈랑자 ② 건강
③ 오수유 ④ 세신
⑤ 후박

64 신감하고 치풍, 승습의 목적으로 이용되는 약은?

① 인삼 ② 방풍
③ 석류피 ④ 오미자
⑤ 용골

59. ④ 60. ② 61. ④ 62. ① 63. ④ 64. ②

65 발한해표, 거풍지통에 이용되는 약은?

① 오미자 ② 산수유
③ 모려 ④ 강활
⑤ 애엽

66 다음 중 신량해표약은?

① 부자 ② 건강
③ 육계 ④ 국화
⑤ 당귀

67 투진해표작용이 있는 약은?

① 오미자 ② 석류피
③ 오배자 ④ 박하
⑤ 산수유

68 청열사화약이 아닌 것은?

① 죽엽 ② 석고
③ 지모 ④ 치자
⑤ 건강

69 열병, 번갈, 구창에 이용되는 약은?

① 복령 ② 죽엽
③ 저령 ④ 택사
⑤ 차전자

70 자음윤조의 작용이 있는 약은?

① 지모 ② 맥아
③ 신국 ④ 산사자
⑤ 빈랑자

65. ④ 66. ④ 67. ④ 68. ⑤ 69. ② 70. ①

71 청열조습, 사화해독약이 아닌 것은?

① 황금 ② 황련
③ 황백 ④ 용담
⑤ 정향

72 신온하므로 풍한, 풍습에 이용되는 약은?

① 석고 ② 대황
③ 활석 ④ 백지
⑤ 모려

73 위한구토에 이용되는 약은?

① 생지황 ② 연교
③ 금은화 ④ 생강
⑤ 망초

74 한사발표의 작용이 있는 것은?

① 소엽 ② 고삼
③ 용담 ④ 황련
⑤ 황백

75 코에 불어 넣어 재채기를 일으켜 비폐를 개선하는데 이용되는 약은?

① 부자 ② 택사
③ 육계 ④ 신이
⑤ 맥아

76 과실류 본초중 승부하므로 비연두통, 풍습비통을 치하는 약은?

① 오미자 ② 창이자
③ 천련자 ④ 내복자
⑤ 산사자

71. ⑤ 72. ④ 73. ④ 74. ① 75. ④ 76. ②

77 신산온통에 의해 상하선통하고 표리통달하는 약은?

① 용담 ② 황련
③ 대황 ④ 황금
⑤ 총백

78 거풍소산의 작용이 있고 초탄하면 지혈작용을 나타내며 탕제로 할 때는 오래 끓이지 말아야 하는 것은?

① 망초 ② 형개
③ 용골 ④ 모려
⑤ 황금

79 다음 중 이수삼습작용이 있는 약물은?

① 국화 ② 삼릉
③ 복령 ④ 애엽
⑤ 홍화

80 다음 중 이수삼습작용이 있는 약물은?

① 행인 ② 곽향
③ 황금 ④ 의이인
⑤ 지골피

81 다음 중 이수삼습작용이 있는 약물은?

① 황금 ② 저령
③ 파두 ④ 석고
⑤ 방풍

82 다음 중 이수삼습 작용이 있는 약물은?

① 생지황 ② 택사
③ 산조인 ④ 대황
⑤ 천궁

77. ⑤ 78. ② 79. ③ 80. ④ 81. ② 82. ②

83 다음 중 회양구역, 산한지통 효능이 있는 약물은?

① 택사 ② 대황
③ 부자 ④ 석고
⑤ 적작약

84 성미가 신고이고 산한지통 작용이 있어 궐음두통에 쓰는 것은?

① 봉출 ② 도인
③ 복령 ④ 오수유
⑤ 금은화

85 성미가 대열하고 회양구역의 효능이 있는 것은?

① 후박 ② 우슬
③ 부자 ④ 박하
⑤ 진피

86 이기건비, 조습화담의 작용이 있는 약물은?

① 황련 ② 진피
③ 산사자 ④ 대황
⑤ 부자

87 파기소적의 효능이 있는 약물은?

① 황금 ② 죽엽
③ 지실 ④ 복령
⑤ 건강

88 행기지통, 건비소식의 효능을 가진 약물은?

① 목단피 ② 황련
③ 목향 ④ 연교
⑤ 용골

83. ③ 84. ④ 85. ③ 86. ② 87. ② 88. ③

89 이수삼습, 건비보중의 효능을 가진 담미약은?

① 황련 ② 황금
③ 복령 ④ 금은화
⑤ 육계

90 습열기체, 협통구고에 쓰는 약은?

① 육계 ② 목향
③ 건강 ④ 반하
⑤ 길경

91 화열이 옹성하여 일어나는 열독을 제거하는 약은?

① 청열해독약 ② 방향화습약
③ 온리약 ④ 신량해표약
⑤ 개규약

92 청열해독작용이 있는 약중에서 온병초기의 상초풍열증에 쓰는 약은?

① 어성초 ② 백출
③ 금은화 ④ 청대
⑤ 감초

93 다음에서 한성인 약은?

① 세신 ② 계지
③ 연교 ④ 부자
⑤ 육계

94 허열을 없애고 보음작용이 있는 약은?

① 자근 ② 마자인
③ 지골피 ④ 후박
⑤ 사인

89. ③ 90. ② 91. ① 92. ③ 93. ③ 94. ③

95 다음 중 윤장통변약은?

① 황련 ② 현초
③ 마자인 ④ 석류피
⑤ 가자

96 다음 중 마약이 아닌 것은?

① 아편 ② 몰핀
③ 앵속 ④ 코카엽
⑤ 마자인

97 한적변비에 쓰는 준하축수약은?

① 파두 ② 부자
③ 건강 ④ 소자
⑤ 진피

98 각기, 부종에 상용되는 약은?

① 황련 ② 황금
③ 황백 ④ 방기
⑤ 당귀

99 행기, 소적, 조습작용을 갖고 있는 약은?

① 지골피 ② 후박
③ 호황련 ④ 당귀
⑤ 천궁

100 다음 중 조습건비약은?

① 해동피 ② 황련
③ 창출 ④ 마황
⑤ 모과

95. ③ 96. ⑤ 97. ① 98. ④ 99. ② 100. ③

101 다음 중 하월마황(夏月麻黃)은?

① 향유 ② 자소
③ 갈근 ④ 방풍
⑤ 생강

102 다음 중 구가성약(嘔家聖藥)은?

① 향유 ② 자소
③ 갈근 ④ 방풍
⑤ 생강

103 다음 중 지사성약(止瀉聖藥)은?

① 향유 ② 자소
③ 갈근 ④ 방풍
⑤ 생강

104 유행성이하선염, 일본뇌염, 바이라스성폐염, 유행성간염의 간종대에 쓰는 것은?

① 청호 ② 대청엽
③ 백두옹 ④ 사간
⑤ 금은화

105 열독에 의한 혈리, 발열, 복통, 농혈이 섞이는 설사에 쓰는 것은?

① 청호 ② 대청엽
③ 백두옹 ④ 사간
⑤ 금은화

106 인후종통, 담열해천, 후비인통에 쓰는 것은?

① 청호 ② 대청엽
③ 백두옹 ④ 사간
⑤ 금은화

101. ① 102. ⑤ 103. ③ 104. ① 105. ③ 106. ④

107 청열해독, 소옹산결, 소산풍열 작용이 있어 창가의 성약이라 하는 것은?

① 청호 ② 대청엽
③ 백두옹 ④ 사간
⑤ 금은화

108 열병후기, 저열불퇴, 학질한열에 쓰는 것은?

① 청호 ② 대청엽
③ 백두옹 ④ 사간
⑤ 금은화

109 청열, 조습, 해독 작용이 있으면서 허열을 없애는 약은?

① 황련 ② 황금
③ 황백 ④ 진교
⑤ 용담

110 다음 중 소산풍열, 투진, 지경, 명목작용이 있고 벙어리를 치료하는 약은?

① 박하 ② 선의
③ 노근 ④ 우방자
⑤ 우황

111 소음경의 풍한을 제거하고, 양허외감, 맥침에 일차로 선택되는 약은?

① 세신 ② 독활
③ 방풍 ④ 오수유
⑤ 현삼

112 폐에 울열이 있을 때 석고와 같이 배합하여 쓰는 약은?

① 지모 ② 황금
③ 마황 ④ 산치자
⑤ 황련

107. ⑤ 108. ① 109. ③ 110. ② 111. ② 112. ①

113 청간명목, 윤장통변하는 약은?

① 당귀　② 백자인
③ 결명자　④ 마자인
⑤ 진피(秦皮)

114 다음 중 백지의 효능이 아닌 것은?

① 해표　② 거풍조습
③ 소종배농　④ 지통
⑤ 행기

115 다음 중 박하의 효능이 아닌 것은?

① 활혈　② 소산풍열
③ 청리두목　④ 이인
⑤ 투진

116 다음 중 황금의 효능이 아닌 것은?

① 청열조습　② 안태
③ 보양　④ 지혈
⑤ 사화해독

117 독활 효능의 특징은?

① 상초의 풍한습사를 제거한다.
② 하초의 풍한습사를 제거한다.
③ 표에 있는 풍한습사를 제거한다.
④ 이에 있는 한습사를 제거한다.
⑤ 모두 틀리다.

113. ③　114. ⑤　115. ①　116. ③　117. ②

118 다음중 위령선의 효능으로 맞는 것은?

㉠ 거풍습　　㉡ 통경락
㉢ 소골경　　㉣ 퇴허열

① ㉠, ㉡, ㉢　　② ㉠, ㉢
③ ㉡, ㉣　　④ ㉣
⑤ ㉠, ㉡, ㉢, ㉣

119 천오는 거풍습작용 외에 다음 중 어떤 효능이 더 있는가?

① 통경락　　② 산한지통
③ 강근골　　④ 보간신
⑤ 퇴허열

120 토사, 전근의 요약은?

① 황련　　② 오수유
③ 목과　　④ 의이인
⑤ 반하

121 서근활락 작용이 있으면서 화위화습(和胃化濕) 작용이 있는 약은?

① 낙석등　　② 편두
③ 상지　　④ 모과
⑤ 귤피

122 해풍등은 거풍습 작용외에 어떤 효능이 있는가?

① 청습열　　② 통경락
③ 이수습　　④ 지비통(止痺痛)
⑤ 지사리(止瀉痢)

118. ① 119. ② 120. ③ 121. ④ 122. ②

123 **거풍습약의 주 작용은?**

① 거풍산한지통
② 거풍산한활락
③ 거풍산한건근골
④ 거풍산한제습
⑤ 이상 모두 틀림

124 **진교는 거풍습하는 작용이외에 어떤 효능이 있는가?**

① 소골경
② 보간신
③ 이수
④ 안태
⑤ 퇴허열

125 **거풍습하고 퇴허열하는 효능이 있는 약은?**

① 황백
② 지골피
③ 호황련
④ 진교
⑤ 모과

126 **비증(痺證)으로 발열과 관절이 붉게 부을 때 쓰는 약은?**

① 강활
② 세신
③ 독활
④ 진교
⑤ 위령선

127 **거풍습, 청습열하는 작용이 있어 습열황달에 쓰는 약은?**

① 방기
② 진교
③ 인진호
④ 금전초
⑤ 치자

128 **방기가 가장 잘 적용되는 병증은?**

① 습열비통
② 한습비통
③ 풍습비통
④ 신허요통
⑤ 각기종통

123. ④ 124. ⑤ 125. ④ 126. ④ 127. ① 128. ②

129 거풍습, 통경락하는 효능이 있어 팔의 풍습열비에 쓰는 약은?

① 강활 ② 독활
③ 상지 ④ 방기
⑤ 진교

130 거풍습, 통경락하는 작용이외에 청열해독작용이 있는 약은?

① 방기 ② 진교
③ 잠사 ④ 희렴초
⑤ 취오동

131 거풍통락, 양혈소종(凉血消腫) 작용이 있는 약은?

① 인동등 ② 낙석등
③ 계혈등 ④ 조구등
⑤ 홍등

132 오가피의 주효능인 것은?

① 거풍습, 지비통 ② 거풍습, 통경락
③ 거풍습, 화위화습 ④ 거풍습, 강근골
⑤ 거풍습, 조습건비

133 거풍습, 강근골, 이뇨작용이 있는 약은?

① 방기 ② 상기생
③ 구척 ④ 천년건
⑤ 오가피

134 희렴초의 효능은?

① 토사전근 ② 요슬연약
③ 골증조열 ④ 수종·담음
⑤ 창옹종독

129. ③ 130. ④ 131. ② 132. ④ 133. ⑤ 134. ⑤

135 방향화습, 발표해서, 화중지구하는 작용이 있고 화습성비에 좋은 약은?

① 곽향 ② 백두구
③ 오가피 ④ 사인
⑤ 소엽

136 조습하는 작용이외에 행기, 제만, 소적, 평천작용도 있는 약은?

① 패란 ② 사인
③ 후박 ④ 곽향
⑤ 백두구

137 조습산한, 제담절학하는 작용이 있어 학질, 온역에 쓰는 약은?

① 창출 ② 초과
③ 사인 ④ 후박
⑤ 백두구

138 화습행기, 온중지구, 이기안태 작용이 있는 약은?

① 창출 ② 사인
③ 후박 ④ 패란
⑤ 백두구

139 이수삼습, 건비보중, 영심안신 작용이 있는 약은?

① 인진호 ② 금전초
③ 복령 ④ 차전자
⑤ 활석

140 이수삼습하는 작용이 있고 청열배농하는 약은?

① 복령 ② 의이인
③ 택사 ④ 저령
⑤ 차전자

135. ① 136. ③ 137. ② 138. ② 139. ③ 140. ②

141 이수통림, 청열명목, 청폐화담 작용이 있는 약은?

① 차전자 ② 택가
③ 활석 ④ 의이인
⑤ 익모초

142 청리습열, 이담퇴황하는 작용이 있어 습열황달에 쓰는 약은?

① 목통 ② 의이인
③ 택사 ④ 인진호
⑤ 차전자

143 온중지통, 조습살충, 익화평천 작용이 있는 약은?

① 건강 ② 육계
③ 산초 ④ 오수유
⑤ 회향

144 양위궁냉, 심복내통, 허한설사, 음한수종, 양허외감에 쓰는 약은?

① 회향 ② 고량강
③ 산초 ④ 오수유
⑤ 부자

145 행기지통, 방향주찬하는 작용이 있어 조경지통에 쓰는 약은?

① 목향 ② 향부자
③ 천련자 ④ 고량강
⑤ 진피

146 다음 중 기체식적에 의한 흉복창통, 구토, 사리, 후중 및 음식불사에 쓰는 약은?

① 향부자 ② 목향
③ 오약 ④ 지실
⑤ 진피

141. ① 142. ④ 143. ③ 144. ⑤ 145. ② 146. ②

147 이기건비, 조습화담하는 작용이 있어 담습옹체, 해수담다에 쓰는 약은?

① 향부자 ② 목향
③ 오약 ④ 오수유
⑤ 진피

148 다음 중 사폐화(瀉肺火), 해기열(解肌熱)하는 약물은?

① 황백 ② 황금
③ 황련 ④ 당귀
⑤ 천궁

149 다음 중 사심화(瀉心火), 제번열(除煩熱)하는 약물은?

① 황백 ② 황금
③ 황련 ④ 당귀
⑤ 천궁

150 다음 중 사폐화(瀉腎火), 청습열(淸濕熱)하는 약물은?

① 황백 ② 황
③ 황련 ④ 당귀
⑤ 천궁

151 다음 중 우방자의 효능은?

㉠ 소산풍열 ㉡ 선폐투진
㉢ 이인해독 ㉣ 윤조이뇨

① ㉠, ㉡, ㉢ ② ㉠, ㉢
③ ㉡, ㉣ ④ ㉣
⑤ ㉠, ㉡, ㉢, ㉣

147. ⑤ 148. ② 149. ③ 150. ① 151. ①

152 다음 중 노근의 효능은?

㉠ 청열　　㉡ 생진
㉢ 지구(止嘔)　　㉣ 제번

① ㉠, ㉡, ㉢　　② ㉠, ㉢
③ ㉡, ㉣　　④ ㉣
⑤ ㉠, ㉡, ㉢, ㉣

153 다음 중 치자의 효능은?

㉠ 사화제빈　　㉡ 청열이습
㉢ 양혈해독　　㉣ 조습화담

① ㉠, ㉡, ㉢　　② ㉠, ㉢
③ ㉡, ㉣　　④ ㉣
⑤ ㉠, ㉡, ㉢, ㉣

154 다음 중 고삼의 효능은?

㉠ 청열조습　　㉡ 이뇨
㉢ 거풍살충　　㉣ 사폐화

① ㉠, ㉡, ㉢　　② ㉠, ㉢
③ ㉡, ㉣　　④ ㉣
⑤ ㉠, ㉡, ㉢, ㉣

155 다음 중 형개의 효능은?

㉠ 거풍해표　　㉡ 투진
㉢ 지혈　　㉣ 지사

① ㉠, ㉡, ㉢　　② ㉠, ㉢
③ ㉡, ㉣　　④ ㉣
⑤ ㉠, ㉡, ㉢, ㉣

152. ⑤　153. ①　154. ①　155. ①

156 다음 중 소산풍열, 청폐윤조하는 약은?

① 담죽엽 ② 상엽
③ 생지황 ④ 청상자
⑤ 결명자

157 다음 중 청열제번, 통리소변하는 약은?

① 담죽엽 ② 상엽
③ 생지황 ④ 청상자
⑤ 결명자

158 다음 중 청설간화, 명목퇴예하는 약은?

① 담죽엽 ② 상엽
③ 생지황 ④ 청상자
⑤ 결명자

159 다음 중 청열양혈, 양음생진하는 약은?

① 담죽엽 ② 상엽
③ 생지황 ④ 청상자
⑤ 결명자

160 다음 중 목적동통, 나력, 갑상선종에 적용하는 약은?

① 용담 ② 하고초
③ 감초 ④ 목단피
⑤ 자근

161 다음 중 음종음양, 대하습진, 황달요적에 적용하는 약은?

① 용담 ② 하고초
③ 감초 ④ 목단피
⑤ 자근

156. ② 157. ① 158. ④ 159. ③ 160. ② 161. ①

162 다음 중 옹양종독, 혈체경폐, 통경징하에 적용하는 약은?

① 용담 ② 하고초
③ 감초 ④ 목단피
⑤ 자근

163 다음 중 옹저창양, 습진음양, 수화탕상에 적용하는 약은?

① 용담 ② 하고초
③ 감초 ④ 목단피
⑤ 자근

164 두정통에 쓰는 것은?

① 천궁 ② 고본
③ 강활 ④ 백지
⑤ 신이

165 후두통에 쓰는 것은?

① 천궁 ② 고본
③ 강활 ④ 백지
⑤ 신이

166 측두통에 쓰는 것은?

① 천궁 ② 고본
③ 강활 ④ 백지
⑤ 신이

167 전액통에 쓰는 것은?

① 천궁 ② 고본
③ 강활 ④ 백지
⑤ 신이

162. ④ 163. ⑤ 164. ② 165. ③ 166. ① 167. ④

168 비연두통에 쓰는 것은?

① 천궁 ② 고본
③ 강활 ④ 백지
⑤ 신이

169 소식약 중에서 강기화담 작용이 있는 것은?

① 신곡 ② 산사자
③ 내복자 ④ 계내금
⑤ 맥아

170 성온하고, 보혈활혈, 지통윤장 작용이 있는 약은?

① 흑지마 ② 아교
③ 숙지황 ④ 당귀
⑤ 백작약

171 보기, 고표지한 작용이 있는 약은?

① 백작약 ② 황기
③ 계지 ④ 당삼
⑤ 산약

172 맛이 시고, 안회 작용이 있는 약은?

① 모과 ② 오매
③ 천화분 ④ 가자
⑤ 금앵자

173 청열, 이수습 작용이 있고, 해서작용이 있는 약은?

① 차전자 ② 택사
③ 구맥 ④ 목통
⑤ 활석

168. ⑤ 169. ③ 170. ④ 171. ② 172. ② 173. ⑤

174 화어지혈 작용이 강하고, 고운가루로 하여 복용하면 즉시 효력이 나타나는 것은?

① 혈갈 ② 현호색
③ 삼칠 ④ 오적골
⑤ 선학초

175 삽장지사, 온중행기 작용이 있는 약은?

① 익지인 ② 목향
③ 백두구 ④ 육두구
⑤ 가자

176 윤폐청심, 양위생진 작용이 있는 약은?

① 사삼 ② 맥문동
③ 천화분 ④ 천문동
⑤ 백합

177 평보 작용이 있는 약은?

① 산약 ② 감초
③ 대추 ④ 용안육
⑤ 토사자

178 잠양, 자음 작용이 있는 약은?

① 별갑 ② 용골
③ 주사 ④ 대자석
⑤ 백작약

179 열폐신혼(熱閉神昏)도 치료하고, 한폐신혼(寒閉神昏)도 치료하는 약은?

① 안식향 ② 소합향
③ 우황 ④ 사향
⑤ 부자

174. ③ 175. ④ 176. ② 177. ⑤ 178. ① 179. ④

180 성이 윤하고 조하지 않으며 평간식풍 작용이 있는 약은?

① 천마 ② 오공
③ 세신 ④ 오수유
⑤ 청피

181 파상풍으로 경련하고 추휵하는 중증을 치료하려면 오공에 어떤 약을 배합하는가?

① 독활 ② 백질려
③ 전갈 ④ 석결명
⑤ 자석

182 진경안신, 평간잠양 작용이 있고, 수렴작용은 우수하지만 익음작용이 없는 약은?

① 별갑 ② 구판
③ 생모려 ④ 용골
⑤ 적석지

183 익기양음하고, 삼음을 평보하며, 수렴 작용도 겸하는 약은?

① 백출 ② 옥죽
③ 산약 ④ 편두
⑤ 당삼

184 안태작용이 있으면서, 보기건비 및 조습 작용이 있는 약은?

① 황금 ② 저마근
③ 소경 ④ 백출
⑤ 상기생

180. ① 181. ③ 182. ④ 183. ③ 184. ④

185 온열병의 초기에 투여하지 않아야 하고, 습온이 아직 조하지 않았을 경우에 금기인 약은?

① 옥죽 ② 석곡
③ 석고 ④ 노근
⑤ 연교

186 난신, 고정, 축뇨하는 작용이 있고, 온비, 개위섭타(開胃攝唾)하는 작용이 있는 약은?

① 익지인 ② 보골지
③ 상표소 ④ 산약
⑤ 금앵자

187 숙지황의 제조시에 위기를 보호하기 위하여 같이 배합하는 약은?

① 향부자 ② 생강
③ 후박 ④ 사인
⑤ 육두구

188 완급지통을 목적으로 백작약과 함께 배합하는 약은?

① 당귀 ② 숙지황
③ 감초 ④ 제수오
⑤ 대추

189 살충거적, 사하축수 작용이 있는 약은?

① 사군자 ② 견우자
③ 석류피 ④ 관중
⑤ 뇌환

185. ② 186. ① 187. ④ 188. ③ 189. ②

190 화습행기, 온중안태 작용이 있는 약은?

① 사인 ② 백두구
③ 곽향 ④ 백출
⑤ 소경

191 사하통장 작용이 있으면서 청간사화 작용이 있는 약은?

① 노회 ② 망초
③ 화마인 ④ 견우자
⑤ 상륙

192 부자의 회양구역 작용에 보조적으로 배합되는 약은?

① 육계 ② 오수유
③ 건강 ④ 양강
⑤ 생강

193 부자의 보화조양 작용에 보조적으로 배합되는 약은?

① 육계 ② 오수유
③ 세신 ④ 초두구
⑤ 육두구

194 간경풍열, 안적종통을 치료하는 약의 조합은?

① 시호 - 부평 ② 우방자 - 갈근
③ 만형자 - 목적 ④ 선의 - 승마
⑤ 박하 - 두시

195 식적 겸 풍한표증에 가장 좋은 약은?

① 맥아 ② 내복자
③ 건곡 ④ 신곡
⑤ 곡아

190. ① 191. ① 192. ③ 193. ① 194. ③ 195. ③

196 윤폐, 화담, 지해 작용이 있으면서 살충멸슬(殺蟲滅虱) 작용도 있는 약은?

① 비자 ② 백부
③ 관중 ④ 학슬
⑤ 천초

197 윤폐지해 작용이 있으면서 구충작용도 있는 약은?

① 비자 ② 관중
③ 무이 ④ 뇌환
⑤ 남과자

198 소적, 행수, 행기 작용이 있으면서 구충작용도 있는 약은?

① 비자 ② 사군자
③ 고련피 ④ 빈랑자
⑤ 학슬

199 다음 조합 중 활혈, 행기 작용이 있는 것은?

① 도인 – 홍화 ② 삼릉 – 아출
③ 유향 – 몰약 ④ 백급 – 백렴
⑤ 오령지 – 포황

200 생강과 약물로서 활혈행기 작용이 있는 약의 조합은?

① 도인 – 홍화 ② 울금 – 아출
③ 유향 – 몰약 ④ 강황 – 삼릉
⑤ 현호색 – 降香

201 습탁이 청규를 막아 정신이 혼란할 때, 석창포와 같이 상용되는 약은?

① 비해 ② 주사
③ 울금 ④ 죽엽
⑤ 택사

196. ② 197. ① 198. ④ 199. ② 200. ② 201. ③

202 소식약중 약한 불로 건조하고 고운가루로 하여 복용하는 것은?

① 계내금 ② 산사자
③ 맥아 ④ 신곡
⑤ 곡아

203 결석도 치료하고 소식 작용도 있는 약은?

① 석이 ② 해금사
③ 계내금 ④ 울금
⑤ 금전초

204 소식약 중 강기화담 작용이 특징인 것은?

① 내복자 ② 산사자
③ 신곡 ④ 소자
⑤ 맥아

205 소식약 중 활혈화어 작용이 특징인 약은?

① 신곡 ② 계내금
③ 산사자 ④ 청피
⑤ 건곡

206 생으로 쓰면 발표해기, 투진생진 작용이 있고, 외하여 쓰면 승양지사 작용이 있는 약은?

① 목향 ② 방풍
③ 계지 ④ 갈근
⑤ 가자

202. ① 203. ③ 204. ① 205. ③ 206. ④

207 생으로 쓰면 염폐, 청화, 개음 작용이 있고, 외하여 쓰면 삽장지사 작용이 있는 것은?

① 갈근 ② 육두구
③ 목향 ④ 가자
⑤ 오매

208 생으로 쓰면 염폐, 생진, 안회 작용이 있고, 외하여 쓰면 삽장, 지사, 지혈 작용이 있는 약은?

① 오매 ② 육두구
③ 목향 ④ 가자
⑤ 갈근

209 온중행기, 삽장지사 작용이 있는 약으로 외하면 수렴작용이 강해지는 약은?

① 오매 ② 육두구
③ 목향 ④ 가자
⑤ 갈근

210 임신기, 수유기 및 월경기의 부녀에게 조심해서 할 약은?

① 통초 ② 자소
③ 마자인 ④ 대황
⑤ 당귀

211 준하축수약 중 유효성분이 물에 용해되지 않기 때문에 고운 가루로 하여 복용해야 하는 것은?

① 원화 ② 대극
③ 상륙 ④ 견우자
⑤ 감수

207. ④ 208. ① 209. ② 210. ④ 211. ⑤

212 다음 중 승양 작용이 가장 강한 것은?

① 갈근 ② 시호
③ 승마 ④ 하엽
⑤ 방풍

213 구충약은 언제 복용하는 것이 좋은가?

① 식전 ② 식간
③ 식후 ④ 잠자기 전
⑤ 아침 식전 공복시

214 작용이 모려와 비슷하면서 수삽(收澁), 진잠(鎭潛), 안신(安神) 작용이 강한 것은?

① 주사 ② 산조인
③ 진주 ④ 자석
⑤ 용골

215 작용이 용골과 비슷하나 생으로 쓰면 자음, 연견, 산결 작용이 특징인 약은?

① 구판 ② 별갑
③ 모려 ④ 자석
⑤ 석결명

216 작용이 생지황과 비슷하고 삼음을 보하고 조양 작용도 조금은 겸하고 있는 약은?

① 산약 ② 구기자
③ 옥죽 ④ 석곡
⑤ 맥문동

212. ③ 213. ⑤ 214. ⑤ 215. ③ 216. ②

217 조습화담, 강역지구, 소비산결 작용이 있는 약은?

① 천남성 ② 대자석
③ 진피 ④ 반하
⑤ 선복화

218 패모 중 윤폐화담 작용이 가장 우수한 것은?

① 절패모 ② 상패모
③ 천패모 ④ 토패모
⑤ 대패모

219 안신약 중 거담개규 작용이 있고, 옹종을 삭혀 없애는 작용이 있는 약은?

① 산조인 ② 원지
③ 백자인 ④ 주사
⑤ 단삼

220 허열을 없애고 감열(疳熱)을 없애는 약은?

① 은시호 ② 호황련
③ 시호 ④ 황백
⑤ 사군자

221 습양거함에 승마와 함께 쓰는 약은?

① 시호 ② 갈근
③ 방풍 ④ 강활
⑤ 계지

222 청열, 이수, 삼습작용이 있으면서 담을 삭이고 눈을 밝게 하는 약은?

① 구맥자 ② 차전자
③ 편축 ④ 택사
⑤ 활석

217. ④ 218. ③ 219. ② 220. ① 221. ① 222. ②

223 활혈, 행기, 지통 작용이 강하고 가루로 복용하면 즉시 효력이 나타나는 약은?

① 삼칠
② 혈갈
③ 현호색
④ 오적골
⑤ 선학초

224 청열, 이수, 삼습작용이 있으면서 해서 작용이 있는 약은?

① 차전자
② 택사
③ 활석
④ 의이인
⑤ 목통

225 보기, 고표, 지한 작용이 있고 겸하여 조습 작용도 있는 약은?

① 계지
② 백출
③ 창출
④ 방풍
⑤ 황기

226 간신을 보하고 정혈을 키우며 또한 지혈 작용도 좋은 약은?

① 녹용
② 녹각
③ 녹각교
④ 녹각상
⑤ 황구신

227 간신을 보하고, 또한 염한고탈(斂汗固脫) 작용이 있는 약은?

① 인삼
② 숙지황
③ 산수유
④ 황기
⑤ 백출

228 담열에 의한 천해와 전간을 치료하는 약은?

① 천남성
② 담남성
③ 반하
④ 백개자
⑤ 울금

223. ③ 224. ③ 225. ② 226. ③ 227. ③ 228. ②

229 회충구제 작용이 있고, 또한 개선치료에도 효과가 좋은 약은?

① 사군자 ② 고련피
③ 뇌환 ④ 비자
⑤ 남과자

230 자음보혈 작용이 있으면서 지혈효과도 좋은 약은?

① 한련초 ② 아교
③ 구기자 ④ 숙지황
⑤ 선학초

231 신허 양위에 가장 좋은 약은?

① 녹용 ② 녹각
③ 녹각교 ④ 녹각상
⑤ 천속단

232 신선한 것은 청열생진하고, 양건한 것은 자음양혈하며, 찐 것은 양혈자음하는 약은?

① 석곡 ② 하수오
③ 사삼 ④ 지황
⑤ 우슬

233 오래된 설사와 이질을 치료하고 회충에 의한 복통에도 쓰는 약은?

① 가자 ② 앵속각
③ 오매 ④ 현호색
⑤ 천초

234 오한발열, 완복창만에 가장 잘 쓰는 약은?

① 형개 ② 방풍
③ 자소 ④ 마황
⑤ 후박

229. ② 230. ② 231. ① 232. ④ 233. ③ 234. ③

235 오래된 설사와 이질을 치료하고 완복창만이 겸했을 때 일차로 선택되는 약은?

① 목향 ② 가자
③ 육두구(외) ④ 오매탄
⑤ 적석지

236 내상외감에 의한 천해와 가래가 많은 것을 치료하는 약은?

① 선복화 ② 행인
③ 도인 ④ 소자
⑤ 백개자

237 비허, 간울, 기결에 의한 흉협창통, 두훈목현, 기단탈항에 잘 쓰는 약은?

① 향부자 ② 시호
③ 청피 ④ 천련자
⑤ 승마

238 강기거담 작용이 있고, 풍열을 선산시키는 약은?

① 전호 ② 백전
③ 길경 ④ 형개
⑤ 행인

239 개규영신, 화습화위하는 약은?

① 우황 ② 석창포
③ 섬수 ④ 자소
⑤ 곽향

240 행기, 산결, 지통하는 작용이 있어 고환편추, 산기통을 치료하는 약은?

① 진피 ② 귤엽
③ 귤백 ④ 지각
⑤ 귤핵

235. ③ 236. ② 237. ② 238. ① 239. ② 240. ⑤

241 양허에 의한 오경사의 치료에 일차로 선택되는 약은?

① 오매 ② 煨가자
③ 건강 ④ 총백
⑤ 보골지

242 육식을 하거나 기름지고 느끼한 것을 먹어 생긴 적체에 일차로 선택되는 약은?

① 산사자 ② 신곡
③ 내복자 ④ 곡아
⑤ 맥아

243 조구등은 전제에 넣을 때 어떻게 해야 하는가?

① 선하 ② 후하
③ 포전 ④ 양화복
⑤ 포복

244 폐허구해, 외감에 의한 해수 및 창옹, 나력을 치료하는 약은?

① 패모 ② 연교
③ 행인 ④ 길경
⑤ 하고초

245 이기혈하며 자궁을 따뜻하게 하고 한습을 발산시키며 냉통을 멎게 하고 지혈작용이 있는 약은?

① 애엽 ② 조심토
③ 선학초 ④ 건강
⑤ 소회향

241. ⑤ 242. ① 243. ② 244. ① 245. ①

246 이습작용은 강하지만 청열작용은 미약하며 매독습창의 치료에 일차로 선택되는 약은?

① 토복령
② 백복령
③ 방기
④ 저령
⑤ 택사

247 양혈활혈, 해독투진 작용이 있는 약은?

① 생지황
② 목단피
③ 적작약
④ 자초
⑤ 홍등

248 모든 내외의 옹에 효과가 좋고 겸하여 이습 작용도 있는 약은?

① 지정
② 포공영
③ 청대
④ 천심련
⑤ 대청엽

249 청열해독, 양혈소반 작용이 있는 약은?

① 대청엽
② 포공영
③ 권삼
④ 토복령
⑤ 산자고

250 위한의 발산에 대한 일차 선택약이고 온중지통 작용이 있는 약은?

① 건강
② 포강
③ 생강
④ 양강
⑤ 세신

246. ① 247. ④ 248. ② 249. ① 250. ④

251 상, 중, 하의 삼초에 작용하여 행기지통, 온신산한하는 작용이 있는 이기약은?

① 목향
② 오약
③ 향부자
④ 청피
⑤ 지각

252 활혈, 행기, 지통 작용이 있고, 초제하면 그 효과가 강화되는 약은?

① 현호색
② 아출
③ 울금
④ 천궁
⑤ 오령지

253 다음 중 황기의 효능이 아닌 것은?

① 보기승양
② 익위고표
③ 탁독생기
④ 안신양혈
⑤ 이수퇴종

254 다음 중 감초의 효능이 아닌 것은?

① 보비익기
② 윤폐지해
③ 완급지통
④ 완하약성
⑤ 이수양혈

255 다음 중 오미자의 효능이 아닌 것은?

① 염폐자신
② 생진렴한
③ 삽정지사
④ 영심안신
⑤ 제담윤장

256 다음 중 명반의 효능이 아닌 것은?

① 해독조충
② 청열소담
③ 양혈정경
④ 지혈지사
⑤ 조습지양

251. ② 252. ① 253. ④ 254. ⑤ 255. ⑤ 256. ③

257 다음 중 천련자의 효능이 아닌 것은?

① 행기 ② 지통
③ 살충 ④ 개선치료
⑤ 산한

258 다음 중 우슬의 효능이 아닌 것은?

① 활혈거어 ② 보간신, 강근골
③ 이뇨통림 ④ 사하통변
⑤ 인혈하행

259 다음 중 지룡의 효능이 아닌 것은?

① 청열식풍 ② 개규
③ 평천 ④ 통락
⑤ 이뇨

260 다음 중 사향의 효능이 아닌 것은?

① 개규성신 ② 활혈산결
③ 지통 ④ 청심
⑤ 최산

261 다음 중 인삼의 효능이 아닌 것은?

① 대보원기 ② 조습산한
③ 보비익폐 ④ 생진지갈
⑤ 안신증지

262 다음 중 백출의 효능이 아닌 것은?

① 보기건비 ② 조습이수
③ 윤폐 ④ 지한
⑤ 안태

257. ⑤ 258. ④ 259. ② 260. ④ 261. ② 262. ③

263 다음 중 골쇄보의 효능이 아닌 것은?

① 보신 ② 활혈
③ 지혈 ④ 해표
⑤ 골절치료

264 양혈지혈, 청열이뇨의 약물이 아닌 것은?

① 지유 ② 백모근
③ 노근 ④ 대계
⑤ 측백엽

265 다음 중 어느 것을 제외하면 모두 경간추휵을 치료할 수 있는가?

① 천마 ② 구등
③ 지룡 ④ 결명자
⑤ 우황

266 탕약으로 하지 않고 고운가루로 하여 물에 타먹는 약은?

① 호박 ② 죽력
③ 석결명 ④ 진주모
⑤ 차전자

267 다음 중 어느 것을 제외하면 모두 허풍내동에 사용되는가?

① 구판 ② 생모려
③ 별갑 ④ 용골
⑤ 백작

268 다음 중 어느 것을 제외하면 모두 중국 하남의 사대회약에 속하는가?

① 지황 ② 금은화
③ 우슬 ④ 산약
⑤ 국화

263. ④ 264. ② 265. ④ 266. ② 267. ④ 268. ②

269 다음 중 어느 것을 제외하면 모두 지실의 효능에 속하는가?

① 파기 ② 소적
③ 설사 ④ 화담
⑤ 제비

269. ③

생약학문제집

2007년 3월 8일 초판발행
2012년 2월 5일 6 쇄 발 행

• 저 자 한국생약학교수협의회
• 발행인 최 국 주
• 발행처 동 명 사

경기도 파주시 교하읍 문발리 535-10 파주출판단지 30블록 4롯트
전 화 : 031) 955-7200(代), 955-7201~4, 7203 (편집부)
팩시밀리 : 031) 955-7205
출판등록 : 1950년 11월 1일(제1-76호)
E-mail : dms723@chol.com
홈페이지 : www.dmsbook.com

정가 21,000원

ISBN 978-89-411-3358-2 93510